全国卫生职业院校学习笔记系列丛书

营养与膳食学习笔记

主　编　乌建平　胡会群

副主编　刘媛洁　晏志勇　周慧云

　　　　赵　宏　蔡灵卿

参　编　（按姓氏汉语拼音排序）

　　　　蔡灵卿　胡会群　李湘华　刘媛洁

　　　　乌建平　晏志勇　赵　宏　周慧云

科 学 出 版 社

北 京

内 容 简 介

本书是以《营养与膳食》教材为蓝本编写的配套的辅导教材,根据高等职业教育培养目标的要求和学生的学情特点进行适当的删减。全书共分为8章,内容包括绪论、基础营养学、各类食物的营养价值、公共营养、不同人群的营养与膳食、临床营养、与营养相关的疾病、食源性疾病及预防。每章又分为学习要点剖析和学习评价两部分,学习要点剖析是教材内容的提炼,涵盖学习的重点和考点,学习评价习题类型包括名词解释、填空题、选择题和简答题。本着"在教材中提炼精华,从零散中挖掘规律,到习题中练就高分,从成长中迈向成功"的宗旨,以教学内容为基础,结合考试内容,整合执业考试考点考题。

图书在版编目(CIP)数据

营养与膳食学习笔记／乌建平,胡会群主编.—北京:科学出版社,2015.2

全国卫生职业院校学习笔记系列丛书

ISBN 978-7-03-042679-6

Ⅰ.营… Ⅱ.①乌… ②胡… Ⅲ.①营养学-高等职业教育-教学参考资料②膳食-食物营养-高等职业教育-教学参考资料 Ⅳ.R151

中国版本图书馆 CIP 数据核字(2014)第 284551 号

责任编辑:许贵强／责任校对:刘亚琦

责任印制:李 利／封面设计:范璧合

科学出版社 出版

北京东黄城根北街 16 号

邮政编码:100717

http://www.sciencep.com

安泰印刷厂 印刷

科学出版社发行 各地新华书店经销

*

2015 年 2 月第 一 版 开本:787×1092 1/16

2015 年 2 月第一次印刷 印张:13 1/4

字数:204 000

定价:32.00 元

(如有印装质量问题,我社负责调换)

前　　言

随着医学教育改革的不断发展，医学高等职业教育越来越受关注，为适应我国卫生职业教育教学发展的需要，根据教育部颁布的有关指导性文件，我们组织编写了本教材，主要供高职护理、涉外护理、助产、药学等相关医学专业使用。

本教材强调"必须、够用、精练、实用"，注重技能培养，突出实用性，真正体现以学生为中心的编写理念，方便学生掌握教材内容、巩固所学知识、应对考试和技能考核。本书结合教学实践，将教材内容分为"学习内容提炼"和"模拟试题测试"两部分。"学习内容提炼"部分包括了各章的主要内容，准确、简练地阐述了各章的主要知识点，涵盖重点考点，掌握内容用"★"加以标注，方便学生使用。"模拟试题测试"部分，以各类考试为准，题型种类丰富（包括单项选择题、多项选择题、名词解释、问答题、案例题)，内容紧扣相应知识点，学生在记忆和理解教材知识点的基础上，可以以模拟试题测试的形式进一步的总结和掌握教材内容，提高对知识的综合应用能力。同时，本书后附有参考答案，方便学生自评。

由于时间和编者水平有限，本书中难免存在错误和不足之处，恳请各位师生和读者给予批评指正，并将您的宝贵意见及时反馈给我们，以便今后进一步修改和完善。

乌建平　　胡会群
2014 年 7 月 7 日

目　　录

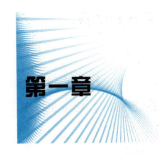

第一章

绪 论

第一节 营养、营养素、膳食的含义

★(一) 营养、营养学的定义

营养是指机体从外界摄取食物，经过体内的消化、吸收和（或）代谢后，或参与构建组织器官，或满足生理功能和体力活动必需的生物学过程。

营养学是指研究机体营养规律以及改善措施的科学，即研究食物中对人体有益的成分及人体摄取和利用这些成分以维持、促进健康的规律和机制，在此基础上采取具体的、宏观的、社会性措施改善人类健康、提高生命质量。

内容主要涉及基础营养、食物营养、公共营养、特殊人群营养和临床营养五大领域。

★(二) 营养素的定义

营养素是指食物中含有的、能维持生命、促进机体生长发育和健康的化学物质。可分为六大类：蛋白质、脂类、碳水化合物、维生素、矿物质和水。

★(三) 膳食的定义

膳食是指经过加工烹调处理后的食物，即把食物加工成人们进食的饭食。

第二节　营养与健康的关系及在医学中的地位

(一) 营养与健康

1. 营养素缺乏　缺乏维生素 A 引起的干眼病、缺乏维生素 C 引起的坏血病、缺乏铁元素引起的缺铁性贫血等。
2. 营养素过多　肥胖症、高血压、高脂血症、冠心病等

(二) 营养学在医学中的地位

它是预防医学的重要组成部分，是预防某些疾病的重要手段；同时，又是临床医学、康复医学领域里不可或缺的一部分，通过对患者进行营养支持和调整，可以提高患者机体的抗病能力和病后的康复能力，减少并发症的发生，提高疾病的治疗效果。

第三节　营养学的历史、现状及发展

(一) 营养学的历史

古代营养学发展：我国对食物营养对于人体健康影响的认识历史悠久，形成了祖国传统医学中的"药食同源学说"、"药膳学说"等理论体系。国外于营养方面的记载始见于公元前 400 多年前的著作中。但这些认识多是表面的、感知的积累，缺乏对事物全面和本质的认识。

★(二) 现代营养学的发展

现代营养学的发展：1785 年法国发生"化学革命"，标志着现代营养学的开端。现代营养学大致分为以下三个时期。

1. 营养学的萌芽与形成期（1785~1945 年）　此期的特点是：①在认识到食物基本化学元素组成基础上，逐渐形成了营养学的基本概念、理论；②建立了食物化学分析方法和动物实验方法；③明确了一些营养缺乏病的病因；④1912~1944 年鉴定了食物中绝大多数营养素；⑤1934 年美国营养学会

成立，标志着营养学框架已经形成。

这一时期是营养学历史上突破最大、最多的时期。

2. 营养学的全面发展与成熟期（1945～1985 年） 此期的特点是：①继续发些新的营养素并系统研究了这些营养素的消化、吸收、代谢及生理功能，营养素缺的疾病及其机制；②不仅关注营养缺乏问题，还开始关注营养过剩对人类健康的影响；③公共营养学兴起。

3. 营养学发展的新的突破与孕育期（1985 年至今） 此期的特点是营养学研究加广泛，研究内容更加深入、宏观。2005 年发布的吉森宣言和第 18 届国际营养学会均提出了营养学的新定义，更加关注全球的营养问题和未来持续发展的问题。

（三）营养学的未来发展

营养学的未来发展趋势：①进一步加强营养学的基础研究；②植物化学研究；③分子营养学的研究；④营养相关疾病的研究；⑤新营养学的研究；⑥现代祖国传统医学的融合研究。

第四节 学习内容和方法

*（一）学习内容

1. 基础营养学 介绍各类营养素的生理功能、食物来源、参考摄入量、与其相关的疾病；介绍食物中的活性成分；介绍能量的来源、消耗以及相关疾病。

2. 各类食物的营养价值 主要阐述谷类、豆类、蔬菜水果类、鱼类、蛋类、肉类等食物的营养组成、功能及为保持、改善、弥补食物的营养缺陷所采取的各种措施。

3. 公共营养 主要介绍公共的营养问题，以及造成和决定这些营养问题的条件。研究内容主要包括膳食营养素参考摄入量；膳食结构与膳食指南；营养调查与评价；营养监测；营养教育；食物营养规划与营养改善；社区营养等。

4. 不同人群营养 主要介绍不同生理、不同年龄条件和特殊环境条件下人群的营养需求等。

5. 临床营养　主要介绍病人营养状况评价、肠内肠外营养、各营养相关疾病的膳食要点等。

6. 食源性疾病　主要介绍各类食源性疾病、食物中毒的处理等。

★(二) 学习方法

与生物化学、生理学、护理学、药理学、临床学科等学科知识相联系。主动获取知识，与生活工作实际相联系。

模拟试题测试，提升应试能力

一、选择题

1. 标志着现代营养学开端的事件为（　　）

A.《本草纲目》的撰写　　　　B. 美国营养学会成立

C. 法国化学革命　　　　　　D. 维生素的发现

E. 公共营养的兴起

2. 提出营养学新定义的吉森宣言发布年代为（　　）

A. 2002　　　B. 2003　　　C. 2004　　　D. 2005　　　E. 2006

3. 我国历史上第一个营养素供给量建议提出的年代为（　　）

A. 1937　　　B. 1939　　　C. 1945　　　D. 1978　　　E. 1988

4. 食物营养的研究内容包括（　　）

A. 食物的营养组成、功能　　B. 膳食营养素参考摄入量

C. 食品强化　　　　　　　　D. 植物化学物的功能

E. 食物新资源的开发和利用

二、名词解释

1. 营养　　　2. 营养素　　　3. 营养学　　　4. 膳食

三、问答题

1. 现代营养学可分为哪几个时期，各有何特点？

2. 营养学的未来发展趋势有哪些？

3. 营养与健康的关系是什么？

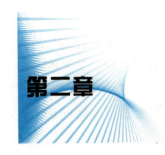

第二章

基础营养学

第一节　能　　量

★(一)　能量的单位及产能营养素的能量系数

1. 能量单位　国际上通用的能量单位是焦耳（J）、千焦耳（kJ）或兆焦耳（MJ）。营养学中常用的能量单位是千卡（kcal），1kcal 等于 4.184kJ。

2. 产能营养素及其能量系数　食物来源的碳水化合物、脂肪和蛋白质在体内转化后可释放能量，又称之为"产能营养素"。

每克产能营养素体内氧化产生的能量值称之为能量系数。

碳水化合物、脂肪和蛋白质的能量系数分别为 16.81kJ（4kcal）、37.56kJ（9kcal）、16.74kJ（4kcal）。

★(二)　人体能量消耗

人体的能量消耗主要包括维持基础代谢、体力活动和食物热效应三方面。

1. 基础代谢　是指维持机体最基本的生命活动所需要的能量消耗，即人体在安静和恒温条件下（一般 18~25℃），禁食 12 小时后，静卧、放松而又清醒时的能量消耗。每小时每平方米体表面积（或每千克体重）人体基础代谢消耗的能量称为基础代谢率。基础代谢消耗的能量可根据体表面积或体重和基础代谢率来计算。影响人体基础代谢的因素包括以下方面。

（1）体型与体质：体表面积越大，基础代谢亦越高；体重相同情况下，瘦高且肌肉发达者的基础代谢高于矮胖者。

（2）生理与病理状况：婴幼儿和青少年基础代谢相对较高，成年后随年龄增长基础代谢水平不断下降；孕妇和乳母的基础代谢也较高。年龄和体表面积相同的情况下，男性瘦体组织所占比例高于女性，因而基础代谢水平比女性高。甲状腺激素、肾上腺素和去甲肾上腺素等分泌异常时，直接或间接影响人体的基础代谢水平。

（3）生活和作业环境：寒冷、大量摄食、体力过度消耗以及精神紧张均可增高基础代谢水平。而禁食、饥饿或少食时，基础代谢水平相应降低。尼古丁和咖啡因可以刺激基础代谢水平增高。

2. 体力活动　日常的体力活动是影响人体能量消耗的主要因素，也是人体控制能量消耗、保持能量平衡和维持健康的重要部分。各种体力活动所消耗的能量占人体总能量消耗的 15%～30%。影响体力活动所消耗能量的因素主要包括体重、瘦体重含量、劳动强度和持续时间等。

3. 食物热效应（TEF）　是指人体摄食过程所引起的额外能量消耗，是摄食后发生的一系列消化、吸收活动以及营养素和营养素代谢产物之间相互转化过程所消耗的能量，又称食物特殊动力作用（SDA）。食物热效应的高低与食物营养成分、进食量和进食频率有关。食物中不同产能营养素的食物热效应不同，其中蛋白质的食物热效应作用最大，为本身产生能量的 30%～40%，脂肪为 4%～5%，碳水化合物为 5%～6%。

4. 生长发育等其他消耗　婴幼儿、儿童、孕妇、乳母泌乳等在上述能量消耗之外，均需额外增加能量的消耗，以维持生长发育、组织生成、泌乳等的需要。

（三）人体一日能量需要量的确定

人体一日能量需要量的确定：人体能量的摄入和消耗需要保持平衡，否则对机体健康将产生不利的影响。常用的确定人体能量需要量的方法有计算法和测量法。

1. 计算方法

（1）能量消耗的计算：由于基础代谢占总能量消耗的 60%～70%，将其作为估计成人能量需要量的重要基础，结合体力活动水平（PAL），将基础代谢与体力活动系数的乘积用作估算成年人能量需要量。中国居民劳动强度分为三级，即轻、中和重体力活动水平。

（2）膳食调查：健康者在食物供应充足、体重不发生明显变化时，其能量摄入量基本上可反映出能量需要量。因此，要详细记录调查对象在一段时间（一般是5~7天）内摄入食物的种类和数量，借助《食物成分表》或食物成分分析软件等工具计算出平均每日膳食中碳水化合物、脂肪和蛋白质摄入量，结合调查对象的营养状况，间接估算出人群每日的能量需要量。

2. 测量法　包括直接测热法、间接测热法、双标水法、生活观察法、能量平衡法等方法。

（四）能量摄入的调节

能量摄入的调节：主要涉及摄食的神经生理调节、营养素及其代谢产物对摄食的调解、中枢系统中肽类信号因子对摄食的调节、激素和神经递质信号因子等对摄食的长期调节；同时体内还存在和分泌影响能量消耗的蛋白因子（如解偶联蛋白、β_3肾上腺素受体等），另外非生理因素也对能量摄入具有调节作用，如进食环境和食物特性、饮食习惯（食物喜好、选择等）、食物信念和态度（食物的益处、食物消耗量等）以及社会文化因素等。

所以，维持机体能量平衡是通过调节有关的各种生理信号（感觉器官、胃肠道感受器、肽类因子、激素和神经递质等）、环境与社会因素之间相互作用和协调膳食摄取和能量消耗来实现的。

*（五）能量的推荐摄入量

人体能量的需要量受到年龄、性别、生理状态和劳动强度等因素的影响而有所不同。健康成人能量摄入量与消耗量之间的平衡状态是保持健康的基本要素。中国营养学会修订的中国居民膳食营养素参考摄入量建议，碳水化合物提供的能量占总能量的55%~65%，脂肪占20%~30%，蛋白质占10%~12%为宜。年龄越小，蛋白质供能占总能量的比重应适当增加，但成年人脂肪摄入量不宜超过总能量的30%。

第二节　蛋　白　质

*（一）相关概念

1. 必需氨基酸　人体不能合成或合成速度很慢不能满足机体需要，必须从食物中直接获得的氨基酸，称为必需氨基酸；构成人体蛋白质的20种氨基酸中，有9种必需氨基酸，包括异亮氨酸、亮氨酸、赖氨酸、蛋氨酸、苯丙氨酸、苏氨酸、色氨酸、缬氨酸和组氨酸（婴儿必需氨基酸）。

2. 氨基酸模式　即蛋白质中各种必需氨基酸的构成比例。用来反映人体蛋白质以及各种食物蛋白质在必需氨基酸种类和含量上的差异。食物蛋白质氨基酸模式与人体蛋白质氨基酸模式越接近，必需氨基酸被机体利用的程度就越高，食物蛋白质的营养价值也相对较高。

3. 优质蛋白质　必需氨基酸种类齐全，氨基酸模式与人体蛋白质氨基酸模式接近，不仅可维持成人体健康，也可促进儿童生长、发育的蛋白质被称为优质蛋白质（或称完全蛋白质），如蛋、奶、肉、鱼蛋白质以及大豆蛋白等。其中鸡蛋蛋白质与人体蛋白质氨基酸模式最接近，在实验中常以它作为参考蛋白。

4. 限制氨基酸　有些食物蛋白质中虽然必需氨基酸种类齐全，但氨基酸模式与人体蛋白质氨基酸模式差异较大，其中一种或几种必需氨基酸相对含量较低，导致其他的必需氨基酸在体内不能被充分利用而浪费，造成其蛋白质营养价值降低，这些含量相对较低的必需氨基酸称为限制氨基酸，其中含量最低的称为第一限制氨基酸。此种蛋白可维持生命，但不能促进生长发育，这类蛋白质被称为半完全蛋白。大多数植物蛋白都是半完全蛋白。

5. 蛋白质的互补作用　两种或两种以上的不同食物混合食用，食物间相互补充其必需氨基酸不足，从而达到提高膳食蛋白质营养价值的目的。这种作用称为蛋白质互补作用。

（二）蛋白质的生理功能

（1）人体组织的构成成分。
（2）构成体内各种重要的生理活性物质。
（3）供给能量，1g食物蛋白质在体内燃烧约产生16.7kJ的能量。
（4）提供功能性肽类。

（三）蛋白质的消化、吸收和代谢

1. 蛋白质的消化、吸收　食物蛋白质的消化吸收过程从胃开始，在胃酸及蛋白酶的作用下，蛋白质被分解为氨基酸、二肽及三肽，由小肠黏膜细胞中的氨基酸主动运输系统来进行运输，通过肝门静脉被运送到肝脏和其他组织或器官被利用，其余通过粪便排泄。

每天通过肠道消化吸收的蛋白质约为70g，除来自于食物外，还来自于肠道脱落的黏膜细胞和消化液等。其中大部分可被消化和吸收，未被吸收的由粪便排出体外，这种蛋白质中的氮称内源性氮或粪代谢氮。

2. 蛋白质代谢　吸收的氨基酸先储存于人体各组织、器官和体液外，这些游离氨基酸统称为氨基酸池。氨基酸池中游离氨基酸除了来自食物外，大部分来自体内蛋白质分解。氨基酸通过钠依赖型和非钠依赖型载体实现细胞内外的转运，进入细胞的氨基酸主要被用来重新合成人体蛋白质，以达到机体蛋白质的不断更新和修复，只有少数用于合成含氮物质，未被利用的氨基酸则经代谢转变成尿素、氨、尿酸和肌酐等，由尿和其他途径排出体外或转化为糖原和脂肪。同样由尿排出的氮也包括来自食物中的氮和内源性氮。尿素占总排出氮的80%以上。机体每天由于皮肤、毛发和黏膜的脱落，妇女月经期的失血及肠道菌体死亡排出约2g以上的蛋白质，这种氮排出是机体不可避免的氮消耗，称为必要的氮损失，只要从膳食中获得相当于必要的氮损失量的蛋白质，即可满足人体对蛋白质的需要。

3. 氮平衡　营养学上将摄入蛋白质的量和排出蛋白质的量之间的关系称为氮平氮平衡关系式如下：

$$B = I - (U + F + S)$$

式中：B 为氮平衡，I 为摄入量，U 为尿素氮，F 为粪氮，S 为皮肤等氮损失。$B = 0$ 时为零氮平衡，$B > O$ 时为正氮平衡，$B < O$ 时为负氮平衡。

健康的成人应该在零氮平衡并富裕5%，儿童、孕妇、恢复期病人以及运动和劳动需要增加肌肉时等，保证适当的正氮平衡，人在饥饿、疾病及老年时往往处于负氮平衡。

★（四）食物蛋白质营养学评价

食物蛋白质营养学评价：营养学上，主要是从食物的蛋白质含量、消化吸收和被人体利用程度来全面地评价食品蛋白质的营养价值。

1. 蛋白质的含量　食物蛋白质含量的测定方法是凯氏定氮法。食物蛋白质含量等于食物氮含量乘以换算系数（6.25）。

2. 蛋白质消化率　蛋白质消化率不仅反映了蛋白质在消化道内被分解的程度，同时还反映消化后的氨基酸和肽被吸收的程度。动物性食物中蛋白质的消化率一般高于植物蛋白。

氨基酸评分：又叫蛋白质化学评分，是最简单的评估蛋白质质量的方法。要确定某一食物蛋白质的氨基酸评分，首先需要计算被测蛋白质每种必需氨基酸的评分值；然后找出最低的必需氨基酸评分值，即为该蛋白质的氨基酸评分。

$$氨基酸评分值=\frac{被测蛋白质每克氮（或蛋白质）中氨基酸量（mg）}{理想模式或参考蛋白质中每克氮（或蛋白质）中氨基酸量（mg）}$$

★(五) 蛋白质的食物来源及参考摄入量

1. 食物来源　蛋白质广泛存在于动植物性食物中。动物性蛋白质质量好、利用率高，但同时富含饱和脂肪酸和胆固醇，而植物性蛋白利用率较低，因此，要注意蛋白质互补。

2. 参考摄入量　理论上成人每天摄入约 30g 蛋白质就可满足零氮平衡，但从安全性和消化吸收等其他因素考虑，成人按 0.8g/（kg·d）摄入蛋白质为宜。我国由于以植物性食物为主，所以成人蛋白质推荐量为 1.16g/（kg·d）。按能量计算，我国成人蛋白质摄入占膳食总能量的 10%~12%，儿童青少年为 12%~14%。蛋白质营养正常时，人体内有关反映蛋白质营养水平的指标也应处于正常水平。

★(六) 蛋白质营养不良及营养状况评价

1. 蛋白质营养不良

(1) 蛋白质缺乏：在成人和儿童中都有发生，但处于生长阶段的儿童更为敏感。蛋白质缺乏病又称蛋白质-热量营养不良（PEM），分为两种类型。

一种称 Kwashiorkor 症：主要表现为腹、腿部水肿、虚弱、表情淡漠、生长滞缓、头发变色、变脆和易脱落、易感染其他疾病等，该种类型患者的蛋白质摄入严重不足，而能量摄入基本满足需要；

另一种为 Marasmus 症，即"消瘦"，属于蛋白质和能量摄入均严重不足的儿童营养性疾病，患儿消瘦无力，因易感染其他疾病而死亡。对成人来说，蛋白质摄入不足，同样可引起体力下降、水肿、抗病力减弱等症状。

（2）蛋白质过多：尤其是动物性蛋白摄入过多，对人体同样有害。首先过多的动物性蛋白质的摄入，就可能伴有较多的动物脂肪和胆固醇摄入。其次，过多的蛋白质脱氨分解、由尿排出体外这一过程加重了肾脏的负荷。另外，过多的动物性蛋白摄入，也造成含硫氨基酸摄入过多，可加速骨骼中钙丢失。

2. 蛋白质营养状况评价　主要指标有血清蛋白质含量（包括白蛋白、运铁蛋白、前白蛋白）、上臂肌围和上臂肌区、血清氨基酸比值等。这些评价指标，虽然种类很多，但各有不足之处，实际应用还须结合膳食史和临床观察进行综合评价。

第三节　脂　类

（一）脂类的分类

脂类包括脂肪和类脂。

脂肪又称甘油三酯，是一分子的甘油与三分子脂肪酸所形成的酯，约占全身脂类总量的95%，膳食中的甘油三酯通常分为两类，即来源于动物性食物的脂和来源于植物性食物的油。

类脂主要包括磷脂和固醇类，约占全身脂类总量的5%，是细胞膜、机体组织器官尤其是大脑神经组织的重要组成成分。

（二）脂肪的生理功能

（1）贮存和提供能量（1g脂肪在体内燃烧约产生9kcal的能量）。

（2）隔热保温及润滑作用。

（3）节约蛋白质作用。

（4）构成机体成分。

（5）增加饱腹感、改善食物的感官性状。

（6）促进脂溶性维生素吸收利用的营养学作用。

*(三) 脂肪酸的分类及生理功能

1. 脂肪酸的分类　目前已知存在于自然界中的脂肪酸有40多种，是具有甲基端（CH_3—）和羧基端（—COOH）的碳氢链，脂肪酸的基本分子式为：

$$CH_3 [CH_2]_n COOH$$

（1）根据碳链的长短：将脂肪酸分为长链脂肪酸、中链脂肪酸和短链脂肪酸。食物中主要以18碳脂肪酸为主。

（2）按饱和程度：可将脂肪酸分为饱和脂肪酸和不饱和脂肪酸，含有一个不饱和双键的脂肪酸称为单不饱和脂肪酸，含有两个及以上不饱和双键的脂肪酸称为多不饱和脂肪酸。膳食中最主要的多不饱和脂肪酸为亚油酸和 α-亚麻酸，主要存在于植物油中。

（3）按空间结构：可将脂肪分为顺式脂肪酸和反式脂肪酸；自然界中的脂肪酸以顺式为主，反式脂肪酸是植物油氢化反应过程中产生的。世界卫生组织和联合国粮农组织建议为了增进心血管健康，反式脂肪酸的摄取量不超过总能量的1%。

（4）从甲基端开始，根据不饱和键所在的位置不同：可将脂肪酸分为 n-3（ω-3）、n-6（ω-6）、n-9（ω-9）等。

2. 必需脂肪酸与其他多不饱和脂肪酸

（1）必需脂肪酸：人体不可缺少且自身不能合成，必须通过食物供给的脂肪酸称为必需脂肪酸，包括亚油酸（C18：2，n-3）和亚麻酸（C18：3，n-3）。

生理功能：必需脂肪酸参与磷脂构成、胆固醇代谢、前列腺素合成等生物学过程。

必需脂肪酸缺乏：可以引起生长迟缓、生殖障碍、皮肤损伤（出现皮疹）以及肾脏、肝脏、神经和视觉疾病；多不饱和脂肪酸摄入过多可造成体内有害的氧化物、过氧化物、能量等增加，对机体也可产生多种慢性危害。

（2）其他多不饱和脂肪酸：包括 n-6 系列的花生四烯酸、n-3 系列的二十碳五烯酸（EPA）和二十二碳六烯酸（DHA）。这些脂肪酸在体内可分别由亚油酸和 α-亚麻酸转化而来，但合成的速度缓慢。因此，直接从食物中获取这些多不饱和脂肪酸是最有效的途径。

3. 中、短链脂肪酸

（1）中链脂肪酸：指链长在 8～12 个碳原子数之间的脂肪酸。中链脂肪酸可直接与甘油酯化形成甘油三酯，不需要胆汁乳化而直接在小肠吸收，吸收后由门静脉直接进入肝脏快速氧化产生能量。

（2）短链脂肪酸：指碳原子数在 6 个以下的脂肪酸。人体内短链脂肪酸主要来源于食物中膳食纤维、抗性淀粉、低聚糖和糖醇等在结肠被肠道微生物发酵的产物。

生理功能：主要包括提供机体能量，促进细胞膜脂类物质合成，预防和治疗溃疡性结肠炎，可预防结肠肿瘤，对内源性胆固醇的合成有抑制作用。

（四）类脂及其生理功能

1. 磷脂　指甘油三酯中一个或两个脂肪酸被磷脂酸或含磷酸的其他基团所取代的一类脂类物质，具有亲水性和亲脂性的双重特性，包括磷酸甘油酯和神经鞘脂。

生理功能：磷脂的功能主要包括提供能量、构成细胞膜成分、乳化作用、改善心血管作用等。含磷脂较多的食物主要有鸡蛋、肝脏、大豆、麦胚和花生等。人体除了可以从食物中获得卵磷脂外，肝脏可以通过其他底物合成机体所需的卵磷脂。

2. 固醇类　是一类含有多个环状结构的脂类化合物，广泛存在于动物和植物食物中。

生理功能：胆固醇是最重要的一种固醇，是细胞膜的重要成分，也是人体内许多重要活性物质的合成材料。胆固醇通常不存在缺乏的危险性，过量则增加高脂血症、动脉粥样硬化、冠心病等的患病率。

（五）脂类的消化、吸收和转运

1. 消化、吸收　脂肪的主要消化场所是小肠，在消化过程中，食糜间歇地从胃送入十二指肠，同时食糜刺激肠道胆囊收缩素（CCK）等激素的释放，刺激胰液和胆汁的合成和分泌及脂肪酶的活性，将甘油三酯水解成游离脂肪酸和甘油单酯，然后被小肠细胞吸收直接进入血液循环。

2. 转运　甘油单酯和长链脂肪酸被吸收后，先在小肠细胞中重新合成甘油三酯，并和磷脂、胆固醇和蛋白质形成乳糜微粒，由淋巴系统进入血液循环，满足机体对脂肪和能量的需要，最终被肝脏吸收。肝脏将膳食脂肪和内源性脂肪及蛋白质等合成极低密度脂蛋白（VLDL），并随血流供应机体对甘油三酯的需要，最终形成低密度脂蛋白（LDL），体内还可合成高密度脂蛋白（HDL）。磷脂的消化吸收和甘油三酯相似。

（六）膳食脂肪的营养学评价

膳食脂肪的营养价值可从脂肪消化率、必需脂肪酸含量、各种脂肪酸比例、脂溶性维生素含量等四个方面进行评价。

★（七）类的参考摄入量及食物来源

1. 食物来源　人类膳食脂肪主要来源于动物脂肪组织、肉类及植物的种子。动物脂肪含饱和脂肪酸、单不饱和脂肪酸、胆固醇较多，而多不饱和脂肪酸含量较少。植物油主要含不饱和脂肪酸。亚油酸普遍存在于植物油中，亚麻酸在豆油和紫苏籽油、亚麻籽油中较多，而鱼（深海鱼）、贝类食物含二十碳五烯酸（EPA）和二十二碳六烯酸（DHA）相对较多。含磷脂丰富的食物为蛋黄、肝脏、大豆、麦胚和花生等。含胆固醇丰富的食物是动物脑、肝、肾等内脏和蛋类，肉类和奶类也含有一定量的胆固醇。

2. 参考摄入量　中国营养学会推荐成人脂肪摄入量应占总能量的20%~30%，其中必需脂肪酸的摄入量一般应不少于总能量的3%；一般情况下，只要注意摄入一定量的植物油，便不会造成必需脂肪酸的缺乏。

第四节　碳水化合物

★（一）碳水化合物的分类及相关术语

1. 根据化学结构和生理作用分类　将碳水化合物分为糖、寡糖和多糖。
（1）糖类包括单糖、双糖和糖醇。
食物中的单糖主要有葡萄糖、果糖和半乳糖。葡萄糖是构成食物中各种糖类的最基本单位；果糖主要存在于水果和蜂蜜中，是最甜的糖类；半乳糖很少以单糖形式存在，是乳糖的重要组成成分。食物中除了这三种重要的单糖外，还有核糖、脱氧核糖、阿拉伯糖和木糖等。

双糖是由两分子单糖缩合而成，天然食品中的双糖通常有蔗糖、乳糖和麦芽糖。蔗糖由一分子果糖和一分子葡萄糖组成；乳糖由分子葡萄糖和分子半乳糖组成；而麦芽糖由两分子葡萄糖组成。

糖醇是单糖还原后的产物，广泛存在于植物中。因为糖醇的代谢不需要胰岛素，常用于糖尿病病人膳食。

（2）寡糖是指由 3~9 个单糖组成的一类小分子糖，比较重要的有棉籽糖和水苏糖、低聚果糖和异麦芽低聚糖，多数低聚糖不能或只能部分被吸收，能被结肠益生菌利用，产生短链脂肪酸。

（3）多糖是由 10 个以上单糖组成的一类大分子碳水化合物的总称，包括淀粉和膳食纤维。

1）淀粉：存在于谷类、根茎类等植物中，由葡萄糖聚合而成，因聚合方式不同分为直链淀粉和支链淀粉。直链淀粉是 D-葡萄糖残基以 1，4-糖苷键连接而成的线性结构，遇碘产生蓝色反应，且易"老化"，形成难消化的抗性淀粉。支链淀粉是枝杈状结构，遇碘产生棕色反应，易使食物糊化，从而提高消化率。

2）抗性淀粉（RS）：是人类小肠内不能吸收、在肠内被发酵的淀粉及其分解产物。RS 可以分为以下 3 类：RS_1 淀粉的颗粒被食物的一些成分包裹，影响消化酶直接接触，消化较慢，如全谷粒、部分碾碎的谷粒、种子、豆粒；RS_2 即生淀粉粒，如马铃薯、青香蕉所含的淀粉，只有糊化后才可以被 α-淀粉酶消耗；RS_3 是变性淀粉，是直链和支链淀粉在经过烹煮或熟化处理时变性而成，也不能被 α-淀粉酶消化。

2. 其他术语

（1）可消化的和不可消化的碳水化合物：按照人类对碳水化合物的消化性，碳水化合物分为可消化的和不可消化的碳水化合物。可消化碳水化合物被消化吸收后提供能量；不可消化碳水化合物部分经过结肠细菌发酵，产生短链脂肪酸（乙酸、丁酸等）等，可在结肠被吸收。

（2）益生元：是指不被人体消化系统消化和吸收，能够选择性地促进宿主肠道内原有的一种或几种有益细菌（益生菌）生长繁殖的物质，通过有益菌的繁殖增多，抑制有害细菌生长，从而达到调整肠道菌群，促进机体健康的目的，如乳果糖、异麦芽低聚糖等。

（3）食物血糖生成指数（glycemic index，*GI*）：简称生糖指数，指餐后不同食物血糖耐量曲线在基线内面积与标准糖（葡萄糖）耐量面积之比。

$$GI = \frac{某食物在食后2小时血糖曲线下面积}{相等含量葡萄糖在食后2小时血糖曲线下面积} \times 100$$

血糖生成指数高的食物或膳食，表示进入胃肠后消化快、吸收完全，葡萄糖迅速进入血液；反之，则表示在胃肠内停留时间长，释放缓慢，葡萄糖进入血液后峰值低，下降速度慢。一般 *GI*>75 为高生糖指数，75～55 之间为中生糖指数，≤55 为低生糖指数。食物血糖生成指数可作为糖尿病病人选择糖类食物的参考依据，也可广泛用于高血压病人和肥胖者的膳食管理、居民营养教育等。

（二）碳水化合物的消化、吸收及功能

1. 消化和吸收　碳水化合物的消化吸收分为小肠消化和结肠发酵两个主要形式。消化吸收主要在小肠中完成，吸收的方式为主动吸收、被动吸收和通过细胞间隙直接吸收三种。单糖直接在小肠消化吸收；双糖经酶水解后再吸收；一部分寡糖和多糖水解成葡萄糖后吸收。在小肠不能消化的部分，到结肠经细菌发酵后再吸收。

2. 功能

（1）提供能量，每克碳水化合物在体内氧化可以产生 16.7kJ（4kcal）的能量。

（2）构成组织结构及生理活性物质。

（3）血糖调节作用。

（4）节约蛋白质作用和抗生酮作用。

★（三）碳水化合物的食物来源及参考摄入量

1. 食物来源　碳水化合物含量丰富的食物主要有面粉、大米、玉米、土豆、红薯等。粮谷类碳水化合物含量一般为 60%～80%，薯类为 15%～29%，豆类为 40%～60%。单糖和双糖的来源主要是白糖、糖果、甜食、糕点、水果、含糖饮料和蜂蜜等。

2. 参考摄入量　中国营养学会建议除 2 岁以下的婴幼儿外，碳水化合物

应提供 55%~65% 的膳食总能量，应含有多种不同种类的碳水化合物。同时建议限制纯热能食物如糖的摄入量，以保障人体能量充足和营养素的需要。

第五节 膳 食 纤 维

(一) 膳食纤维的概念及分类

膳食纤维是植物性食物中不被人体消化吸收的多糖类物质，包括不可溶性和可溶性膳食纤维两类，前者主要有纤维素、木质素，后者有果胶、树胶、抗性淀粉、抗性低聚糖以及其他。

★(二) 膳食纤维的营养学意义

(1) 增加饱腹感。
(2) 促进排便。
(3) 降低血糖和血胆固醇。
(4) 改变肠道菌群。

★(三) 膳食纤维的食物来源与参考摄入量

全谷类、蔬菜水果等富含膳食纤维。一般含量在 3% 以上。一般认为，成人每日摄入 30g 为宜。

第六节 矿 物 质

(一) 概述

1. 概述 人类与其所生存的环境关系密切。人体的元素组成，与地球表层的元素组成及膳食摄入状况有关。生命必需元素中，除了碳、氢、氧、氮主要以有机物质形式存在外，其余元素统称为矿物质或无机盐。按照化学元素在机体内的含量多少，通常将其分为常量元素和微量元素两类。凡人体内含量大于体重 0.01% 的矿物质称为常量元素或宏量元素，包括钙、磷、钠、钾、氯、镁、硫；凡体内含量小于体重 0.01% 的矿物质称为微量元素。目前认为，铁、铜、锌、硒、铬、碘、钴、钼为必需微量元素；锰、硅、镍、硼、钒为可能必需微量元素；氟、铅、镉、汞、砷、铝、锡和锂具有潜在毒性但低剂量可能具有一定功能作用。

2. 矿物质的特点

（1）矿物质在体内不能合成，必须从食物和饮水中摄取。

（2）矿物质在体内分布极不均匀。

（3）矿物质相互之间存在协同或拮抗作用，一种元素可影响另一种元素的吸收或改变另一种元素在体内的分布。

（4）某些微量元素在体内的生理剂量与中毒剂量范围较窄，摄入过多易产生毒性作用。

3. 人体矿物质缺乏与过量的原因　包括地球环境因素、食物成分及加工因素、人体自身因素。

★（二）钙

钙是人体含量最多的无机元素，其中约 99% 的钙集中在骨骼和牙齿中；其余 1% 的钙分布于软组织、细胞外液和血液中，统称为混溶钙池（miscible calcium pool）。混溶钙池与骨钙维持着不断更新的动态平衡，为维持体内细胞正常生理状态所必需。机体具有调控钙平衡的机制，主要通过甲状旁腺素、降钙素、1，25-$(OH)_2$-D 的相互作用。

1. 生理功能

（1）骨骼和牙齿的构成成分。

（2）维持神经与肌肉的正常活动。

（3）调节机体某些酶的活性。

（4）参与血凝过程。

（5）促进细胞信息传递。

（6）维持细胞膜的稳定性。

（7）其他功能，包括参与激素的分泌、维持体液酸碱平衡及调节细胞的正常生理功能等。

2. 吸收与代谢　钙的吸收因摄入量多少与需要量高低而有所不同。当机体对钙的需要量较高或摄入量较低时，肠道主要通过主动吸收过程吸收钙；当摄入量较高时，大部分钙经由离子扩散方式而被动吸收：钙的吸收部位在小肠上段。

（1）影响钙吸收的因素：主要包括机体与膳食两个方面。钙的吸收与机体的需要程度密切相关，故而生命周期的各个阶段钙的吸收情况不同。婴儿钙吸收率大于50%，儿童约40%，成年人为20%左右，老年人仅15%左右。在钙需要量增高的特殊生理时期，钙的主动和被动吸收均增加，如在孕期和哺乳期，钙的吸收率可达30%~60%。钙吸收率随年龄增加而渐减。

（2）影响肠内钙吸收的膳食因素：谷类、蔬菜等植物性食物中含有较多的草酸、植酸、磷酸，均可与钙形成难溶的盐类，阻碍钙的吸收；膳食纤维中的糖醛酸残基可与钙结合，以及未被消化的脂肪酸与钙形成钙皂均影响钙的吸收。

（3）促进肠内钙吸收的膳食因素：维生素D是影响钙吸收最重要的因素之一，维生素D促进小肠对钙的吸收；蛋白质消化过程中释放的某些氨基酸，如赖氨酸、色氨酸、组氨酸、精氨酸、亮氨酸等可与钙形成可溶性钙盐而促进钙的吸收；乳糖经肠道菌发酵产酸，降低肠内pH，与钙形成乳酸钙复合物可增强钙的吸收。

（4）与钙吸收有关的其他因素：一些碱性药物，如苏打、小檗碱、四环素等影响钙的吸收；一些抗生素如青霉素、氯霉素、新霉素有促进钙吸收的作用。

3. 排泄和储存　体内钙排泄主要通过肠道和泌尿系统。人体每日摄入钙的10%~20%从肾脏排出，80%~90%经肠道排出，后者包括食物中未被吸收的钙、肠道上皮细胞脱落释放出及消化液中未被吸收的钙。钙还可由汗液、皮肤、头发和指甲等排出。哺乳期妇女有部分钙由乳汁排出。

影响钙排泄的因素包括机体和膳食两个方面。

（1）机体因素中，血钙浓度低时，钙重吸收率增加；血钙升高时，则尿钙排出增加。绝经期尿钙排泄量增加。补液、酸中毒、甲状腺素和肾上腺皮质激素等均可使钙排出增加。

（2）膳食因素中，主要是钠和蛋白质的摄入量可影响尿钙的排泄。钠和钙在肾小管重吸收过程中存在竞争，当钠摄入增加，会相应减少钙的重吸收，而增加尿钙排泄。膳食蛋白质能够增加尿钙的排出，但因其尿钙排出和钙吸收增加相抵，蛋白质不会降低净钙贮留。

4. 缺乏与过量　体内钙缺乏到一定程度，可引起缺乏症。儿童长期缺钙和维生素 D 可导致生长迟缓，骨钙化不良、骨骼变形，发生维生素 D 缺乏病（佝偻病）。成人骨骼逐渐脱钙，可发生骨软化症。随着年龄增加，钙质丢失愈加严重和明显，尤其绝经妇女因雌激素分泌减少，钙丢失加快，易引起骨质疏松症。缺钙者易患龋齿，影响牙齿质量。过量摄入钙可能产生一些不良作用。

5. 机体营养状况评价　一般通过流行病学调查，结合生化指标、临床体征、骨密度和骨强度测定等了解机体钙的水平及其满足程度，来判定钙的营养状况。

6. 参考摄入量　2000 年中国营养学会推荐成人钙的 AI 为 800mg/d。根据不同生理条件，孕妇、乳母、老人应适当增加钙的摄入量。钙的 UL 为 2000mg/d。

7. 食物来源　奶和奶制品含钙丰富且吸收率高，是食物中钙的良好来源。小虾皮、大豆、海带、芝麻、黑木耳、绿色蔬菜、坚果类等含钙也较丰富。

★（三）铁

铁是人体重要的必需微量元素。正常人体内含铁总量为 4~5g，其中 65%~70% 的铁存在于血红蛋白，3% 在肌红蛋白，1% 在含铁酶类、辅助因子及运铁载体中，称之为功能性铁。剩余 25%~30% 的铁为贮存铁，主要以铁蛋白和含铁血黄素形式存在于肝、脾和骨髓中。

1. 生理功能

（1）参与体内氧的运送和组织呼吸过程。

（2）维持正常的造血功能。

（3）参与其他重要功能：参与维持正常的免疫功能，催化 β-胡萝卜素转化为维生素 A、嘌呤与胶原的合成、脂类在血液中转运以及药物在肝脏解毒，与抗脂质过氧化有关。

2. 吸收与代谢

（1）吸收：食物中的铁吸收主要在十二指肠和空肠上端黏膜。食物中的铁分血红素铁和非血红素铁。非血红素铁主要以 Fe^{2+} 形式被吸收；血红素铁以金属卟啉的形式整体吸收进入肠黏膜上皮细胞。运铁蛋白能可逆地结合铁，从小肠、肝脏和网状细胞等处转运铁到需铁的组织。影响铁吸收的因素：血红素铁的生物利用率高，有效吸收率接近 40%，而非血红素铁则需先被还原成二价铁才能被吸收，其有效吸收率仅为 5%～10%；机体铁营养状况、生理与病理改变都可以影响铁的吸收；其他膳食成分主要影响非血红素铁的吸收，如蛋白质类食物、氨基酸、维生素 C、维生素 A、叶酸、维生素 B_1、维生素 B_2 等营养素、枸橼酸、乳酸、丙酮酸、琥珀酸以及酒石酸等可促进铁的吸收，铅、铬、锰等矿物质、EDTA 等金属络合物、植酸、丹宁、多酚等非营养素成分和肠道微生物的某些分解产物可抑制铁的吸收。

（2）铁的贮存：体内剩余的铁以铁蛋白和含铁血黄素形式储存。

（3）铁的排泄：人体铁的日排出量为 0.95～1.02mg，女性每天铁的流失大约为 1.5mg。

3. 缺乏与过量

（1）铁缺乏：长期膳食铁供给不足，可引起体内铁缺乏或导致缺铁性贫血，第一阶段为铁减少期，该阶段体内储存铁减少，血清铁蛋白浓度下降，无临床症状；第二阶段为红细胞生成缺铁期，此时除血清铁蛋白下降外，血清铁降低，铁结合力上升，游离原卟啉浓度上升；第三阶段为缺铁性贫血期，血红蛋白和红细胞比容下降。

（2）铁过量：原因主要有原发性铁过量，如遗传性血红蛋白沉积症，以及铁剂治疗、反复输血等继发性铁过量。铁过量损伤的主要靶器官是肝脏，可引起肝纤维化，诱发突变，与肝脏、结肠、直肠、肺、食管、膀胱等多种器官的肿瘤有关，还会增加心血管疾病和动脉粥样硬化的风险。

4. 营养学评价

（1）实验室指标：血清铁蛋白是反映人体内铁贮存的指标，是诊断隐性缺铁性贫血最好、最可靠的方法；血清运铁蛋白受体反映了未成熟红细胞中受体的数量和红细胞生成水平，为精确反映铁营养状态的指标，早期缺铁即可诊断；红细胞游离原卟啉与铁结合形成血红素，在铁缺乏的情况下，因不能与铁结合，会导致红细胞游离原卟啉浓度增加；血红蛋白低于正常参考值即是贫血，是缺铁的晚期指标；血清铁不能全面反映体内铁贮存与代谢情况，临床价值有限。

（2）临床表现：皮肤黏膜逐渐苍白，以唇、口腔黏膜、甲床最明显。头发枯黄、倦怠乏力、不爱活动或烦躁、注意力不集中、记忆力减退、智能多较同龄儿低。常有食欲缺乏、少数有异食癖。重者出现口腔炎、舌乳头萎缩、吸收不良综合征、反甲、心脏扩大或心力衰竭等。患儿易患呼吸道感染、中耳炎等。

5. 参考摄入量　膳食中铁的平均吸收率为 10% ~ 20%。中国营养学会推荐铁的 AI：成年男子 15mg/d，成年女子 20mg/d，孕早期 20mg/d，孕中期 25mg/d，孕晚期 35mg/d，哺乳期 25mg/d。

6. 食物来源　动物性食物含有丰富且易吸收的血红素铁，蔬菜和牛奶及奶制品中含铁量不高且生物利用率低。

★（四）锌

成人体内含锌量 2~3g，分布于全身各部。

1. 生理功能

（1）金属酶的组成成分或酶的激活剂。

（2）促进生长发育。

（3）促进机体免疫功能。

（4）维持细胞膜结构。

2. 吸收与代谢　锌的吸收主要在十二指肠和空肠，吸收率为 30% 左右。

影响锌吸收因素：高蛋白、中等磷酸、维生素 D、葡萄糖、某些药物如碘喹啉、苯妥英钠可促进锌的吸收；膳食纤维、植酸、铜、钙、亚铁离子可减少锌的吸收。动物性食物中锌的生物利用率较高。

3. 缺乏与过量

（1）引起锌缺乏的因素有：①长期膳食锌摄入不足；②特殊生理需要量增加；③机体吸收利用减少；④锌的排出量增加。

（2）锌缺乏可影响细胞核酸蛋白的合成、味蕾细胞更新、黏膜增生、角化不全、唾液中磷酸酶减少，从而导致食欲减退、异食癖、生长发育停滞等症状，儿童长期缺乏锌可导致侏儒症。成人长期缺锌可导致性功能减退、精子数减少、胎儿畸形、皮肤粗糙、免疫力降低等症状。

（3）过量的锌可干扰铜、铁和其他微量元素的吸收和利用，影响中性粒细胞和巨噬细胞活力。盲目过量补锌或食用污染锌的食物和饮料可引起锌过量或锌中毒。成人摄入 2g 以上锌可发生锌中毒，引起急性腹痛、腹泻、恶心呕吐等临床症状。

4. 营养学评价

（1）临床症状：生长缓慢、皮肤伤口愈合不良、味觉障碍、胃肠道疾患、免疫功能减退等。

（2）生化指标：血清锌、白细胞锌、红细胞锌、发锌和唾液锌等仅作为参考指标。

（3）功能指标：酶活性、味觉、暗适应能力等。

（4）膳食调查。

5. 参考摄入量 中国营养学会推荐锌的 RNI 为成年男子 15mg/d，女子 11.5mg/d；锌的 UL 男性 45mg/d，女性 37mg/d。

6. 食物来源 锌的来源较广泛，贝壳类海产品、红色肉类及其内脏均为锌的良好来源。蛋类、豆类、谷类胚芽、燕麦、花生等也富含锌。

★（五）硒

人体硒总量为 14~20mg。硒存在于所有细胞与组织器官中，主要以硒蛋氨酸和硒半胱氨酸两种形式存在。

1. 生理功能

（1）抗氧化功能。

（2）保护心血管和心肌的健康。

（3）增强免疫功能。

（4）有毒重金属的解毒作用。

（5）促进生长、抗肿瘤的作用等。

2. 吸收与代谢 硒主要在小肠吸收，吸收率达 50%~100%。大部分硒经尿排出，少量从肠道排出。

3. 缺乏与过量

（1）缺硒是发生克山病和大骨节病的重要原因。硒的缺乏还可使 GSH-Px 的活力下降，直接影响机体抗氧化系统和免疫功能。

（2）过量的硒可引起中毒，出现头发和指甲脱落、皮肤损伤及神经系统异常、肢端麻木、抽搐等，严重者可致死亡。

4. 营养学评价

（1）测定全血、血浆、红细胞、发、尿、指（趾）甲等组织的硒含量。

（2）测定红细胞中的 GSH-Px 活力；③血浆硒蛋白酶-P、红细胞 GSH-Px

的 mRNA 以及某些组织中的抗氧化酶活性和硒蛋白酶-W。

5. 参考摄入量及食物来源　中国营养学会建议成人硒的 RNI 为 50μg/d，孕妇 50μg/d，乳母 65μg/d，硒的 UL 为 400μg/d。

6. 食物来源　海产品和动物内脏是硒的良好食物来源，如鱼子酱、海参、牡蛎、蛤蛎和猪肾等。

★(六) 碘

健康成人体内含碘为 15~20mg，其中 70%~80% 存在甲状腺组织内。

1. 生理功能　碘在体内主要参与甲状腺激素的合成，其生理功能主要通过甲状腺激素的生理作用显示出来。

(1) 促进生物氧化，调节能量转换。

(2) 促进蛋白质合成和神经系统发育。

(3) 促进糖和脂肪代谢。

(4) 激活体内细胞色素酶系、琥珀酸氧化酶系等多种酶。

(5) 调节组织中的水盐代谢。

(6) 促进烟酸的吸收利用及 β-胡萝卜素向维生素 A 的转化。

2. 吸收与代谢　食物中的碘有两种形式，无机碘和有机碘。无机碘（碘化物）在胃和小肠几乎 100% 被迅速吸收，有机碘在消化道被消化、脱碘后，以无机碘形式被吸收。与氨基酸结合的碘可直接被吸收。进入血液中的碘分布于各组织中，但只有甲状腺组织能利用碘合成甲状腺激素。甲状腺是贮存碘化物的唯一组织。体内的碘主要经肾脏排泄，约 90% 随尿排出，10% 由粪便排出。此外，哺乳期妇女还通过乳汁排出碘。

3. 缺乏与过量

(1) 碘缺乏的典型症状为甲状腺肿大。孕妇严重缺碘可影响胎儿神经、肌肉的发育及引起胚胎期和围生期死亡率上升。婴幼儿缺碘可引起生长发育迟缓、智力低下，严重者发生呆小症。

(2) 长期高碘摄入可导致高碘性甲状腺肿、碘性甲状腺功能亢进、甲状腺功能减退、桥本甲状腺炎等。

4. 营养学评价

(1) 垂体-甲状腺轴系激素：T_3 及 T_4 或 FT_4 下降，TSH 升高提示碘缺乏。

(2) 尿碘：是评价碘摄入量的良好指标，儿童尿碘< 100g/L，孕妇、乳

母尿碘<150μg/L提示该人群碘营养不良。

（3）儿童甲状腺肿大率：甲状腺肿大率>5%提示该人群碘营养不良。

（4）其他：儿童生长发育指标如身高、体重、性发育，骨龄等，可反映过去与现在的甲状腺功能。通过检测智商及其他神经系统功能，了解碘缺乏对脑发育的影响。

5. 参考摄入量　中国营养学会推荐碘的 RNI 为成年人 150μg/d，孕妇和乳母 200μg/d，UL 为 700μg/d。

6. 食物来源　海产品中含碘较丰富，如海带、紫菜、淡菜、海参、虾皮等是碘良好的食物来源。

（七）其他矿物质

1. 铬　人体含铬总量 5~10g。

（1）生理功能：①增强胰岛素作用；②促进葡萄糖的利用及使葡萄糖转化为脂肪；③促进蛋白质代谢和生长发育；④明显降低大鼠肥胖基因表达产物瘦素的水平。

（2）吸收与代谢：铬可与有机物结合成具有生物活性的复合物而提高吸收率，可达 10%~25%。草酸盐和植酸盐可干扰铬的吸收。铬在小肠被吸收，摄入体内的铬约 95% 以上从水中排出，少量从胆汁、毛发和皮肤排出。

（3）缺乏与过量：长期铬摄入不足可出现生长停滞、血脂增高、葡萄糖耐量异常，并伴有高血糖及糖尿病等症状、尚未见膳食摄入过量铬而引起中毒的报道。

（4）营养学评价：尚缺乏可靠的指标，仅参考铬的摄入量调查和病史及临床表现。

（5）参考摄入量及食物来源：中国营养学会推荐成人铬的 AI 为 50μg/d，UL 为 500μg/d；铬广泛分布在食物中。动物性食物以肉类和海产品含铬较丰富。植物性食物如谷物、豆类、坚果类、黑木耳、紫菜等含铬也较丰富。啤酒酵母和动物肝脏中的铬因以具有生物活性的糖耐量因子形式存在，其吸收利用率较高。

2. 铜　人体含铜量为 100~150mg。

（1）生理功能：维持正常的造血功能；维护中枢神经系统的完整性；促

进骨骼、血管和皮肤的健康；抗氧化作用；铜还与胆固醇代谢、心脏功能、机体免疫功能及激素分泌等有关。

（2）吸收与代谢：主要在十二指肠被吸收，吸收率约为40%。食物中大量的铁、锌、植酸盐均可干扰铜的吸收和利用。铜很少在体内储存，进入体内的铜约80%经胆汁由肠道粪便排出。

（3）缺乏与过量：铜缺乏多见于早产儿、长期腹泻、长期完全肠外营养、铜代谢障碍等情况。机体缺铜可引起贫血、白细胞减少、血浆铜蓝蛋白和红细胞Cu-SOD下降、高胆固醇血症、心律不齐、骨质疏松、厌食、肝脾肿大等症状。过量铜可引起急、慢性中毒，表现为恶心呕吐、上腹部疼痛、腹泻、头痛、眩晕及口中有金属味等临床症状，重者可出现黄疸、溶血性贫血、血尿、尿毒症甚至死亡。

（4）营养学评价：血清中铜浓度，血清铜蓝蛋白，红细胞超氧化物歧化酶（SOD）和细胞色素C氧化酶活性下降。

（5）参考摄入量与食物来源：中国营养学会推荐成人铜的AI为2.0mg/d，UL为8mg/d。铜广泛存在于各种食物中，贝类食物中铜含量较高，动物肝、肾及坚果类、谷类胚芽、豆类等含铜量也较丰富，一般奶和蔬菜中铜含量较低。

3. 氟　正常人体内含氟总量为2.6g。

（1）生理功能：维持骨骼和牙齿结构稳定，防治龋齿。

（2）吸收与代谢：从膳食摄入的氟有75%~90%由胃肠道迅速吸收。氟在骨骼中的沉积与年龄呈反比关系。肾脏为无机氟的主要排泄途径，每天摄入的氟有50%~80%从尿中排出。

（3）缺乏与过量：尚未发现有确切或特异的氟缺乏症。但在水源性低氟地区，龋齿的发病率增高。氟缺乏还可能影响骨的形成。过量氟可引起中毒，急性中毒多见于特殊职业环境，慢性中毒主要为高氟地区居民长期摄入含氟高的饮水而引起。氟中毒引起氟骨症和氟斑牙。氟过量可能会引起神经系统的损害，儿童可能会出现智力发育障碍等情况。

（4）营养学评价：氟的膳食摄入量一般在1~3mg/d；正常成年人血氟约0.28μg/g；尿氟一般情况下约为1mg/L。

（5）参考摄入量与食物来源：中国营养学会推荐成人氟的AI为1.5mg/d，UL为3.0mg/d。除茶叶、海鱼、海带、紫菜等少数食物中氟含量较高外，一般食物中含氟量较低。饮水是氟的主要来源，饮水中氟含量取决于地理环境中氟元素水平。

第七节 维 生 素

*(一) 概述（概念、分类、特点、缺乏原因）

1. 概念 维生素是维持机体生命活动过程所必需的一类微量的低分子有机化合物。

2. 共同特点 维生素的化学结构与性质各异，但有共同特点。

（1）以维生素本身或可被机体利用的前体化合物（维生素原）的形式存在于天然食物中。

（2）不是构成各种组织的主要原料，不提供能量，但在调节物质代谢中起重要作用。

（3）大多数维生素不能在体内合成或合成量不能满足机体的需要，也不能大量储存于机体组织中，必须由食物提供。

（4）人体只需少量既可满足需要，但不可缺少，否则缺乏至一定程度，可引起维生素缺乏病。

3. 命名及分类 维生素的命名分为三个系统，一是按其发现顺序，以字母命名，如维生素 A、B、C、D、E 等；二是按其生理功能命名，如抗眼干燥症维生素和抗凝血维生素；三是按其化学结构命名，如视黄醇、硫胺素和核黄素。

按其溶解性质，将维生素分为脂溶性和水溶性两大类。

脂溶性维生素有维生素 A、D、E、K。

水溶性维生素包括 B 族维生素和维生素 C，B 族维生素包括维生素 B_1、B_2、B_6、B_{12}、烟酸、叶酸、泛酸、胆碱、生物素等。

两类维生素的溶解性不同，吸收、排泄、体内储存、缺乏症状出现快慢以及毒性大小也有差异（表 2-1）。

表 2-1　脂溶性维生素和水溶性维生素的特点

	脂溶性维生素	水溶性维生素
溶解性	溶于脂肪及有机溶剂	溶于水
吸收排泄	吸收后主要经淋巴转运，不易排出体外（维生素 K 除外）	吸收后人血，主要经尿排泄
蓄积性	易蓄积	仅少量储存
缺乏症状出现	缓慢	较快
营养状况评价	主要采用血液生化指标	可采用血、尿（负荷试验等）生化指标
毒性	维生素 A、D 长期大剂量摄入易引起中毒	一般无毒性，极大量可能出现毒性

4. 缺乏原因　机体缺乏维生素的原因主要包括摄入不足、吸收利用率降低和需要量相对增高等三个方面。按其缺乏原因可分为原发性和继发性维生素缺乏，按其缺乏程度又可分为临床和亚临床缺乏。人体维生素轻度缺乏常无明显、特异的症状，但一般常有如工作效率下降、对疾病抵抗力降低等表现，称为亚临床维生素缺乏或不足，也称维生素边缘缺乏。

正常生理条件下，各种营养素在体内相互依存、相互影响，共同完成机体的营养作用。由于维生素之间、维生素与其他营养素之间可以相互影响，一种维生素摄入不足或过多，亦可引起或加剧其他维生素或营养素的代谢紊乱，故临床所见的缺乏症常表现为多种维生素以及与其他营养素混合型缺乏。

★(二) 脂溶性维生素

1. 维生素 A　包括所有具有视黄醇结构及其生物活性的一类物质。维生素 A 类包括已形成的维生素 A 和维生素 A 原。机体内的维生素 A 活性形式有视黄醇、视黄醛、视黄酸。植物中不含已形成的维生素 A。某些有色（黄、橙和红色）植物中含有类胡萝卜素，其中一小部分可在小肠和肝细胞内转化生成维生素 A，称为维生素 A 前体或维生素 A 原。目前已经发现的类胡萝卜素约 600 种，仅有约十分之一是维生素 A 原，其中最重要的为 β-胡萝卜素。相当一部分类胡萝卜素，如玉米黄素、辣椒红素、叶黄素和番茄红素不能转变成维生素 A。

（1）生理功能：构成视觉细胞内感光物质的成分，维持暗光下的视觉功能；调节细胞生长和分化；维持上皮组织细胞的健康；调节机体免疫功能；类胡萝卜素具有抗氧化作用；天然或合成的类维生素 A 具有一定的抑制肿瘤作用。

（2）缺乏与过量

1）维生素 A 缺乏：临床表现包括眼干燥症、角膜软化症、毛囊角化症、夜盲症等。早期表现为暗适应能力下降，严重时致夜盲。上皮最早受影响的是眼睛的结膜和角膜。眼干燥症表现为结膜和角膜干燥、软化、溃疡、角质化等一系列变化，进一步发展可致失明。毕脱斑是儿童维生素 A 缺乏最重要的临床诊断体征。皮肤改变如皮脂腺及汗腺角化导致皮肤干燥，毛囊角化过度致毛囊丘疹与毛发脱落。因影响免疫功能，导致对疾病易感性增加，同时各种感染性疾病又能加重维生素 A 缺乏。对于儿童，生长发育迟缓也是常见体征。

2）维生素 A 过量：可引起急性、慢性及致畸性毒性，多因过量服用维生素 A 浓缩制剂引起，曾有大量食用鲨鱼肝、狗肝引起中毒的报道，普通膳食一般不会发生维生素 A 过多。孕妇妊娠早期每天大剂量摄入维生素 A，娩出畸形儿的相对危险度明显增高。大量摄入食物中的类胡萝卜素可出现胡萝卜素血症及皮肤黄染，未发现其他毒性。

（3）机体营养状况评价：根据血液生化指标、临床表现，结合生理功能、膳食摄入情况综合判定。常用方法有：①血清维生素 A 水平；②相对剂量反应试验；③视觉暗适应功能测定；④血浆视黄醇结合蛋白；⑤稳定同位素测定；⑥眼结膜印迹细胞学法；⑦眼部症状检查：WHO 将维生素 A 缺乏的眼部症状予以分类，其中角膜干燥、溃疡、角化定为诊断维生素 A 缺乏有效的体征，毕脱斑用于儿童维生素 A 缺乏的诊断。

（4）参考摄入量及食物来源：维生素 A 的推荐摄入量用视黄醇当量（RE）表示。视黄醇当量是指膳食中具有视黄醇活性物质（包括维生素 A 和维生素 A 原）按其活性折算成视黄醇的总量。换算关系为

$$1\mu gRE = 1\mu g\ 视黄醇 = 6\mu g\ \beta\text{-胡萝卜素} = 12\mu g\ 其他类胡萝卜素$$

$$1U = 0.3\mu gRE$$

总视黄醇当量（μgRE）= 视黄醇（μg）+β-胡萝卜素（μg）×0.167+其他维生素 A 原（μg）×0.084

我国成人的维生素 A 推荐摄入量（RNI），男性为 $800\mu gRE/d$，女性为

700μgRE/d，UL 为 3000μgRE/d。维生素 A 最好的来源是各种动物肝脏、鱼肝油、鱼卵、全奶、奶油、禽蛋等。植物性食物可提供类胡萝卜素，主要存在于深绿色或红黄色蔬菜和水果中。

2. 维生素 D　为具有含环戊氢烯菲环结构、并具有钙化醇生物活性的一大类物质，以维生素 D_2（麦角钙化醇）和维生素 D_3（胆钙化醇）最为常见。维生素 D_2 由紫外线照射植物中的麦角固醇产生，维生素 D_3 可由食物摄入或由存在于皮下的 7-脱氢胆固醇经日光中紫外线照射转变生成。

（1）生理功能：维生素 D 经肝、肾转化为活性形式的 1,25-$(OH)_2$-D_3，作用于小肠、肾、骨等靶器官，促进小肠对钙的吸收、转运，在促进钙吸收的同时也促进磷的吸收；促进肾小管对钙和磷的重吸收，使尿钙和尿磷排出减少；对骨钙动员和骨盐沉积均有作用，一方面刺激成骨细胞的活动，促进骨盐沉积和骨的形成；另一方面，当血钙浓度降低时，又能提高破骨细胞的活性，动员骨钙入血，以维持正常的血钙浓度。维生素 D 还可通过维生素 D 内分泌系统调节血钙平衡。此外，维生素 D 参与生长发育、细胞分化、免疫等多种功能的调节。

（2）缺乏与过量：维生素 D 是钙、磷代谢最重要的调节因子之一。

1）维生素 D 缺乏对婴幼儿将引起佝偻病。佝偻病是以骨骼病变为主的全身性疾病，以钙、磷代谢障碍和骨样组织钙化障碍为特征，同时影响神经、肌肉、造血、免疫等器官组织的功能，影响儿童的正常生长发育。对于成人，尤其是孕妇、乳母和老年人，可使已成熟的骨骼脱钙而发生骨质软化症和骨质疏松症。此外，还可因血清钙水平降低，使神经肌肉兴奋性增强，引起手足痉挛症。

2）通过膳食来源的维生素 D 一般认为不会引起中毒，但长期过量摄入维生素 D 补充剂可引起维生素 D 过多症，主要表现为高钙血症及由比引起的肾功能损害及软组织钙化等。婴幼儿易发生维生素 D 中毒。

（3）机体营养状况评价：25-(OH)-D_3 是维生素 D 在血液中的主要存在形式，可作为维生素 D 营养状况评价的良好指标。此外，血清 1,25-$(OH)_2$-D_3 也可用竞争性受体结合试验进行测定。

（4）参考摄入量及来源：维生素 D 可来源于食物和自身合成。在钙、磷摄入量充足的条件下，儿童、孕妇、乳母、老年人维生素 D 的 RNI 为 10μg/d，成人为 5μg/d，UL 为 50μg/d。

维生素 D 的量可用 U 或 μg 表示，其换算关系是：

$$1U \text{ 维生素 } D = 0.025\mu g \text{ 维生素 } D_3$$

即 1μg 维生素 D_3 = 40U 维生素 D_3。

经常接受充足的日光照射是人体廉价获得充足有效的维生素 D_3 的最好途径。脂肪含量高的海鱼、鱼卵、动物肝脏、蛋黄中维生素 D 含量相对较高；瘦肉和奶类只含有少量。蔬菜、水果、谷类只含有很少量的维生素 D 或几乎没有维生素 D 的活性。鱼肝油制剂可作为维生素 D 的补充剂。

3. 维生素 E 是指含苯并二氢吡喃结构、具有 α-生育酚生物活性的一类物质，包括生育酚和三烯生育酚两类共 8 种化合物，即 α、β、γ、δ 生育酚和 α、β、γ、δ 三烯生育酚，其中 α-生育酚是自然界分布最广泛、含量最丰富、生物活性最高的维生素 E 的形式。

(1) 生理功能：包括抗氧化，与动物的生殖功能和精子生成有关，调节血小板的黏附力和聚集，参与脂质代谢，还有抑制肿瘤细胞增殖的作用。

(2) 缺乏与过量：维生素 E 容易被人体吸收且能贮存，人体一般不易缺乏，但可出现在低体重的早产儿、脂肪吸收障碍的患者。多不饱和脂肪酸摄入较多时，维生素 E 的消耗增多，也可引起维生素 E 相对不足。

1) 缺乏：维生素 E 缺乏，可使机体的抗氧化能力下降。长期缺乏维生素 E 可引起溶血性贫血、视网膜蜕变、蜡样质色素积聚、溶血性贫血、肌无力、神经退行性病变、小脑共济失调等。

2) 过量：在脂溶性维生素中，维生素 E 的毒性相对较小。人体长期大剂量摄入维生素 E 有可能出现中毒症状，如肌无力、视觉模糊、复视、恶心、腹泻以及维生素 K 的吸收和利用障碍。

(3) 机体营养状况评价：主要为血清（浆）中的维生素 E 水平测定和依据其抗氧化特性的红细胞溶血试验。前者可直接反映人体维生素 E 的储存状况。

(4) 参考摄入量及食物来源：α-生育酚有两个来源，即天然的生育酚和人工合成生育酚，人工合成生育酚的活性相当于天然生育酚活性的 74%。

维生素 E 的活性可用 α-生育酚当量（α-TE）和国际单位（U）表示。

$$1U \text{ 维生素 } E = 0.67mg/d\text{-}\alpha\text{-生育酚} = 0.74mg/d\text{-}\alpha\text{-生育酚乙酸酯}$$

我国推荐成人维生素 E 的 AI 为 14mg α-TE，UL 为 800mg α-TE。维生素 E 含量丰富的食物有各种油料种子和植物油、坚果、麦胚、豆类，蛋类、肉类、鱼类、水果及蔬菜中含量甚少。食物加工、储存和制备过程可损失部分维生素 E。

★(三) 水溶性维生素

1. 维生素 B_1（硫胺素）

（1）生理功能：维生素 B_1 的生理功能包括辅酶功能和非辅酶功能两方面。焦磷酸硫胺素（TPP）是维生素 B_1 的活性形式，在体内构成碳水化合物代谢中氧化脱羧酶的辅酶，与能量及三大营养素代谢密切相关。当维生素 B_1 严重缺乏时，ATP 生成障碍，丙酮酸和乳酸在机体内堆积，会对机体造成损伤；TPP 还作为转酮醇酶的辅酶参与转酮醇作用，这是磷酸戊糖通路中的重要反应，是核酸合成中所需的戊糖以及脂肪酸和类固醇合成中还原型辅酶Ⅱ的重要来源。维生素 B_1 缺乏早期，转酮醇酶的活性明显下降，所以测定红细胞中转活性，可作为评价维生素 B_1 营养状况的一种方法。维生素 B_1 在神经组织中可能具有一种特殊的非辅酶作用，并且与胃肠蠕动、消化液分泌以及心脏功能有关。

（2）缺乏与过量

1）缺乏：维生素 B_1 缺乏病又称脚气病，主要损害神经系统和心血管系统，依其典型临床表现分为：①干性脚气病（神经型）：临床表现以多发性神经炎为主，多为上行性周围神经炎，下肢发病早于上肢，感觉异常先于运动障碍。②湿性脚气病（心血管型）：以水肿和心血管系统障碍的症状为主，严重者可发生心力衰竭。③混合型脚气病：同时具有干性和湿性脚气病的两类表现，其特征是既有神经炎又有心力衰竭和水肿。④婴儿脚气病：可因母亲孕期缺乏维生素 B_1，或乳母维生素 B_1 缺乏所致，发病较急，病势危重，以心血管症状为主。

2）过量：维生素 B_1 一般不会引起过量中毒，但超过 RNI100 倍以上有可能产生一些不良反应，如头痛。

（3）机体营养状况评价：红细胞转酮醇酶活力系数、TPP 效应以及尿中维生素 B_1 排出量测定法。尿中维生素 B_1 排出量测定法又有尿负荷试验、尿中维生素 B_1 和肌酐含量比值等方法。

（4）参考摄入量及食物来源：维生素 B_1 的需要量与体内的能量代谢密切

相关，中国营养学会 2000 年推荐成年男性、女性的维生素 B_1 RNI 分别为 1.4mg/d 和 1.3mg/d，UL 为 50mg/d。维生素 B_1 主要存在于种子外皮及胚芽中，豆类、全粒谷物以及动物内脏（肝、心、肾）、瘦肉、干酵母中含量丰富。谷物过分精制加工、烹调时弃汤、加碱、高温等均可造成不同程度的维生素 B_1 损失。

2. 维生素 B_2（核黄素）

（1）生理功能：维生素 B_2 在体内主要以黄素腺嘌呤二核苷酸（FAD）、黄素单核苷酸（FMN）的形式，参与体内生物氧化与能量生成；参与色氨酸转变为烟酸和维生素 B_6 转变为其活性形式磷酸吡哆醛的过程；FAD 作为谷胱甘肽还原酶的辅酶，参与体内抗氧化防御系统，维持还原型谷胱甘肽水平；参与一些药物代谢；提高机体对环境应激适应能力。

（2）缺乏与过量：

1）缺乏：维生素 B_2 缺乏时，体内物质和能量代谢障碍，表现出多种症状体征，但不具有特异的临床特征。可出现舌炎、唇炎、口角炎、脂溢性皮炎、阴囊（阴唇）皮炎、睑缘炎、角膜血管增生、视力疲劳等。维生素 B_2 缺乏影响铁的吸收、贮存及动员，严重时可引起继发性铁营养不良。妊娠期缺乏维生素 B_2，可导致胎儿骨骼畸形。儿童长期缺乏维生素 B_2 可导致生长发育迟缓。

2）过量：维生素 B_2 一般不会引起中毒。

（3）机体营养状况评价：主要采用红细胞谷胱甘肽还原酶活性系数、负荷尿试验、尿中维生素 B_2 和肌酐含量比值进行评价。谷胱甘肽还原酶活性是评价维生素 B_2 营养状况的一个灵敏的功能性指标，间接反映组织中维生素 B_2 的贮存状况。该酶的活性系数（AC）为加入与不加入 FAD 时谷胱甘肽还原酶活性的比值。维生素 B_2 缺乏时 AC 值增高。

（4）参考摄入量及食物来源：维生素 B_2 的需要量与机体能量及蛋白质的摄入量有关。目前我国成年人膳食维生素 B_2 的 RNI 男性为 1.4mg/d，女性为 1.2mg/d。维生素 B_2 的良好食物来源是动物性食物，以肝、心、肾、蛋类及乳类较为丰富，植物性食物以绿叶蔬菜、豆类中含量较高，浅色蔬菜和谷类中维生素 B_2 含量较低。

3. 烟酸　在体内还以烟酰胺形式存在，它们在体内具有相同的生理活性。

（1）生理功能：①参与体内物质和能量代谢；②降低血胆固醇；③参与核酸的合成；④葡萄糖耐量因子的组成成分。

（2）缺乏与过量：

1）缺乏：烟酸缺乏时可引起烟酸缺乏病（癞皮病），主要累及皮肤、消化系统、神经系统，其典型病例可有皮炎（dermatitis）、腹泻（diarrhea）和痴呆（dementia），又称"三D"症状。皮炎多发生在身体暴露部位，呈对称性。消化系统症状主要为口角炎、舌炎、腹泻等。神经系统症状于皮肤和消化系统症状明显时出现，轻者烦躁、抑郁、失眠等，重症则可有躁狂、幻觉、木僵甚至痴呆。

2）过量：过量摄入烟酸的副作用主要表现为血管扩张的症状、胃肠道反应，严重时可导致肝损害、血清尿酸增加。

（3）机体营养状况评价：烟酸营养状况评价的生化指标包括：①尿中2-吡啶酮/N-甲基烟酰胺的比值，烟酸缺乏时该比值降低；②尿负荷试验；③N-甲基烟酰胺与肌酐比值；④红细胞 NAD 含量。

（4）参考摄入量及食物来源：烟酸除了可从食物中摄取外，还可由色氨酸在体内转化，平均约 60mg 色氨酸转化为 1mg 烟酸。因此，膳食中烟酸的参考摄入量应以烟酸当量（NE）表示。

$$烟酸 NE（mg）= 烟酸（mg）+1/60 色氨酸（mg）$$

烟酸广泛存在于食物中，肝、肾、瘦肉、鱼、坚果类、酵母、豆类中含量丰富，乳和蛋中含量虽然不高，但色氨酸较多，在体内可转化为烟酸。玉米中的烟酸为结合型，不易被人体吸收利用，加碱处理能使之游离，易被机体利用。

4. 叶酸

（1）生理功能：叶酸在体内的活性形式四氢叶酸作为一碳单位的载体，在体内许多重要的生物合成中发挥作用，包括：①参与嘌呤和胸腺嘧啶的合成，进一步合成 DNA 和 RNA；②参与氨基酸代谢；③参与血红蛋白及一些甲基化合物如肾上腺素、胆碱、肌酸等的合成。

（2）缺乏与过量

1）缺乏：叶酸缺乏可导致：①巨幼红细胞性贫血；②怀孕早期缺乏叶酸可引起胎儿神经管畸形；③高同型半胱氨酸血症，被认为是动脉粥样硬化产生的危险因素；④其他：叶酸缺乏可使孕妇先兆子痫、胎盘早剥的发生率增高，胎儿宫内发育迟缓、早产儿的发生率增加，结肠癌、前列腺癌及宫颈癌与缺乏叶酸有关。

2）过量：服用大剂量叶酸可产生的副作用有：①可能影响锌的吸收；②干扰抗惊厥药物的作用；③掩盖维生素 B_{12} 缺乏的早期表现。

（3）机体营养状况评价：机体叶酸营养状况评价指标有：①血清和红细胞叶酸含量；②组氨酸负荷试验；③血浆同型半胱氨酸含量。

（4）参考摄入量及食物来源：膳食叶酸和合成的叶酸补充剂的生物利用度不同。食物叶酸的生物利用率为 50%，而叶酸补充剂与膳食混合时的生物利用率为 85%，是单纯膳食叶酸生物利用率的 1.7 倍，因此膳食中叶酸的参考摄入量以叶酸当量（DFE）表示。计算公式为：

$$DFE（\mu g）= 膳食叶酸（\mu g）+1.7×叶酸补充剂（\mu g）$$

我国成年人叶酸的 RNI 为 $400\mu g$ DFE/d，UL 为 $1000\mu g$ DFE/d。妊娠、哺乳期应增加其摄入量。叶酸广泛存在于动、植物食物中，富含叶酸的食物为肝、肾、酵母、豆类、蛋类、麦胚、绿叶蔬菜、多数坚果、某些水果。

5. 维生素 C（抗坏血酸）

（1）生理功能：维生素 C 作为一种较强的还原剂，在体内氧化还原反应中具有重要作用。①参与羟化反应，在体内发挥多种功能，促进胶原合成；②在维护骨骼、牙齿的正常发育和血管壁的正常通透性方面起重要作用；③参与神经递质合成；④促进类固醇的代谢，促进有机物或毒物羟化解毒，促进抗体形成，促进铁吸收，促进四氢叶酸形成，维持巯基酶的活性等；⑤还具有对某些金属离子的解毒作用、清除自由基、阻断致癌物 N-亚硝基化合物合成等作用。

（2）缺乏与过量：

1）缺乏：体内缺乏维生素 C 会导致维生素 C 缺乏病（坏血病），以胶原结构受损害合并毛细血管出血为特征，其典型临床表现为皮肤瘀点和瘀斑、牙龈出血及牙龈炎、毛囊过度角化带有出血性晕轮。由于胶原蛋白合成障碍，导致伤口愈合延迟。

2）过量：维生素 C 毒性很低，但服用量过多可产生胃肠道反应；长期过量摄入可能增加尿中草酸盐的排泄，增加尿路结石的危险。

（3）机体营养状况评价：维生素 C 营养状况评价的生化方法包括尿负荷试验、血浆中维生素 C 含量、白细胞中抗坏血酸浓度。血浆维生素 C 含量仅反映近期维生素 C 的摄入水平；白细胞中维生素 C 含量能反映机体内维生素 C 的储存水平。

（4）参考摄入量及食物来源：我国 18 岁以上成人维生素 C 的 RNI 值为 100mg/d，UL 为 1000mg/d。维生素 C 的主要食物来源是新鲜蔬菜和水果。深色蔬菜如豌豆苗、辣椒、芥蓝、油菜、菜花、西蓝花、香椿、豆瓣菜、苦瓜等含量丰富。水果中以鲜枣、酸枣、刺梨、黑醋栗、沙棘、猕猴桃、山楂、柑橘、草莓等含量丰富，而苹果、梨含量很少。食物在烹饪过程中维生素 C 易遭破坏。

（四）其他维生素

其他维生素的生理功能、缺乏症表现和食物来源（表 2-2）。

表 2-2　其他维生素

维生素	生理功能	缺乏症临床表现	良好食物来源
维生素 K（叶绿醌）	调节凝血因子合成、调节骨代谢	凝血障碍和出血	绿叶蔬菜、大豆、植物油
维生素 B_6（吡哆醇、吡哆醛、吡哆胺）	参与氨基酸、脂质、糖原、核算、一碳单位代谢、烟酸合成、神经递质合成、免疫、造血、内分泌调节	皮炎、食欲缺乏、血管障碍、末梢神经炎	鸡肉、鱼肉、肝脏、豆类、蛋黄、坚果、全谷类
维生素 B_{12}（钴胺素）	参与蛋氨酸代谢、脂肪代谢	巨幼红细胞贫血，神经系统损害、高同型半胱氨酸血症	动物内脏、畜禽肉类、鱼类、贝类、蛋类、
泛酸	参与碳水化合物、脂肪和蛋白质的代谢	缺乏很少见。烦躁、抑郁、头痛、手脚感觉异常、肌肉痉挛、低血糖	肝、肾、酵母、蛋黄、坚果、蘑菇、大豆、肉类
生物素	参与脂类、碳水化合物和蛋白质代谢、细胞生长、DNA 合成、免疫功能	缺乏很少见。皮炎、脱发、抑郁、肌肉痛、高胆固醇血症	肝、肾、酵母、干酪、蛋黄、大豆、肉类

第八节　食物中的生物活性成分

（一）植物化学物概述（概念、分类、生物学作用）

1. 概念　指来自植物性食物的生物活性成分，这类物质不是维持机体生长发育所必需的营养物质，但对维护人体健康、调节生理功能和预防疾病发挥重要的作用。

2. 分类 植物化学物可按照它们的化学结构或者功能特点进行分类，主要有多酚类化合物、类胡萝卜素、单萜类、芥子油苷、有机硫化物、皂苷类化合物、植物雌激素、植酸、植物固醇、蛋白酶抑制剂等。

3. 生物学作用

（1）抗癌作用：多种植物化学物可降低癌症发生发展的风险，如异硫氰酸盐、金雀异黄素、酚酸等。

（2）抗氧化作用：现已发现，多酚、类胡萝卜素、植物雌激素、蛋白酶抑制剂和硫化物等具有明显的抗氧化作用。番茄红素和斑蝥黄与 β-胡萝卜素相比，对单线态氧和氧自由基损伤具有更有效的保护作用；红葡萄酒中的多酚提取物以及黄酮醇（槲皮素）可更有效地保护低密度脂蛋白胆固醇不被氧化。

（3）免疫调节作用：动物试验研究表明，类胡萝卜素对免疫功能有调节作用，部分黄酮类化合物具有免疫抑制作用；而皂苷、有机硫化物和植酸具有增强免疫功能的作用。

（4）抗微生物作用：这方面的研究较早，但目前尚缺乏较深入的研究。一些浆果如树莓和蓝莓被用来预防和治疗感染性疾病。人群研究表明，每日摄入 300ml 树莓汁就能增加具有清除尿道上皮细菌作用的物质。

（5）降胆固醇作用：皂苷、植物固醇、硫化物具有降低血胆固醇水平的作用。其作用机制与抑制肝脏羟甲基戊二酸单酰 CoA 还原有酶有关。

4. 吸收、代谢与排泄 多数植物化学物的吸收率较低，但被肠道细菌代谢的产物可大量被吸收。植物化学物的代谢贯穿整个消化过程，并受消化道微环境的影响。

（二）几种植物化学物介绍

1. 类胡萝卜素

（1）结构与分类：类胡萝卜素是 8 个异戊二烯基本单位组成的多烯链通过共轭双键构成的一类化合物。类胡萝卜素可分为两类，不含氧原子的碳氢族类胡萝卜素称为胡萝卜素类；含氧的类胡萝卜素称为叶黄素类。

（2）生物学作用

1）抗氧化作用：在类胡萝卜素中，以番茄红素的抗氧化活性为最强。番茄红素、β-胡萝卜素和叶黄素与心血管疾病和某些癌症的患病风险之间的负相关性，可能与其抗氧化作用有关。但过高剂量的 β-胡萝卜素可能有促氧化作用。

2）抗癌作用：研究较多的类胡萝卜素是番茄红素和 β-胡萝卜素。

3）增强免疫功能：番茄红素和 β-胡萝卜素能促进 T、B 淋巴细胞增殖、增强巨噬细胞、细胞毒性 T 细胞和天然杀伤（NK）细胞杀伤肿瘤细胞的能力，减少免疫细胞的氧化损伤。

4）保护视觉功能：叶黄素在黄斑区域内高浓度聚集，是视网膜黄斑的主要色素。增加叶黄素摄入量能预防和改善老年性眼部退行性病变。

2. 植物固醇

（1）结构与分类：是一类以环戊烷全氢菲为主架结构的植物性甾体化合物，主要包括：β-谷固醇、豆固醇、采油固醇等机器相应的烷醇。

（2）生物化学作用

1）降低胆固醇作用：是植物固醇的一个主要生物学作用，该作用有利于心血管疾病的预防。植物固醇降低胆固醇的作用受基因、饮食结构、摄入量和倾率、是否同时服用药物等因素的影响。

2）调解免疫功能：植物固醇能选择性地促进辅助性 T 细胞的功能，抑制辅助性 T 细胞分泌 IL-4、IL-6、IL-10；还能激活 NK 细胞对肿瘤细胞的杀伤活性。

3）其他：在调节炎症、生殖系统等方面可能发挥潜在调节作用。

3. 皂苷类化合物

（1）结构域分类：由皂苷元和糖、糖醛酸或其他有机酸组成的一类化合物。根据皂苷元的化学结构，皂苷分为甾体皂苷和三萜皂苷两大类，尤以五环三萜（如大豆皂苷）最为多见。

（2）生物学作用

1）调节脂质代谢，降低胆固醇：现已有多重皂苷提取物作为降血脂药物用于临床。主要机制有：阻止胃肠部外源性胆固醇的吸收；阻断肠肝循环，促进胆固醇的排泄；与血清胆固醇结合形成不溶性复合物；降低 HMG-CoA 还原酶与提高胆固醇 7a-羟化酶的活性；促进非受体途径的胆固醇代谢降解。

2）抗菌与抗病毒作用：大豆皂苷具有广谱抗病毒的能力。对 DNA 病毒和 RNA 病毒均有明显作用。其作用机制为增强吞噬细胞和 NK 细胞的杀伤病毒的能力。

3）抗肿瘤作用：大豆皂苷、葛根总皂苷、绞股蓝总皂苷、人参皂苷、薯蓣皂苷等具有抗肿瘤的作用。可能机制有：抑制 DNA 合成、直接破坏肿瘤细胞膜结构、阻滞细胞周期、诱导细胞凋亡、抑制血管新生、增强机体自身免疫力、抗氧化、抗突变作用等。

4）抗血栓作用：大豆皂苷可激活纤溶系统，促进纤维蛋白溶解；抑制纤维蛋白原向纤维蛋白转化，增强抗凝作用；减少血栓素释放，抑制血小板聚集，从而达到抗血栓的作用。

5）其他生物学作用：皂苷具有免疫调节作用、抗氧化作用、抗突变作用以及抗肝损伤、抗糖尿病等作用。

4. 多酚类化合物

（1）结构与分类：多酚类化合物是所有酚类衍生物的总称，主要指酚酸和黄酮类化合物。黄酮类化合物多以苷类形式存在，泛指两个苯环（A 环与 B 环）通过中央三碳链相互连接而形成一系列化合物。

（2）生物学作用

1）抗氧化作用：黄酮类化合物可通过直接清除自由基和间接清除自由基这两种机制来发挥抗氧化作用。

2）抗肿瘤作用：茶多酚和大豆异黄酮等具有显著的抗肿瘤作用，但两者的抗肿瘤机制并不相同。

3）保护心血管作用：已发现多种黄酮类化合物都具有该作用，如芦丁、葛根素及银杏黄酮等。

4）抑制炎症反应：动物及人群研究均证实了黄酮类化合物的抗炎作用。人群研究发现，槲皮素、山柰酚、锦葵色素、甲基花青素及染料木素等摄入量均与血清高敏 C-反应蛋白水平呈负相关。

5）其他生物学作用：黄酮类化合物还具有抗微生物、抗突变、抗衰老、增强免疫、抗辐射以及雌激素样作用等。

5. 蛋白酶抑制剂

（1）结构与分类：蛋白酶抑制剂包括蛋白质类和其他天然小分子类物质。主要分为四大类：丝氨酸蛋白酶抑制剂、半胱氨酸蛋白酶抑制剂、金属蛋白酶抑制剂和酸性蛋白酶抑制剂。

（2）生物学作用

1）抗病虫害侵袭：蛋白酶抑制剂可与昆虫体内消化道中的蛋白酶作用形成复合物，干扰正常代谢进而导致其死亡。

2）免疫调节与抗炎作用：蛋白酶抑制剂可一直免疫相关蛋白酶、减弱抗原提呈细胞作用、促进抑制性细胞因子分泌、抑制炎症相关因子及蛋白酶活性来发挥作用。

3）抗癌作用：蛋白酶抑制剂具有显著的抗肿瘤转移特性，主要与其抑制基质金属蛋白酶、尿激酶型纤溶酶原激活剂活性、抑制肿瘤的血管新生等有关。

4）其他：蛋白酶抑制剂还能发挥抗氧化及保护心血管疾病的作用。

6. 单萜类

（1）结构与分类：萜类化合物是以异戊二烯为结构单位的一大类化合物。在结构中含有两个异戊二烯单位的为单萜类，是最常见的萜类化合物。根据单萜分子中碳环的数目可分为无环（链状）单萜、单环单萜、双环单萜。

（2）生物化学作用

1）抗癌作用：在多种离体细胞实验汇总发现紫苏醇、柠檬烯、香叶醇可抑制前列腺癌、结肠癌、乳腺癌等细胞的生长。

2）抗菌、抗炎作用：艾蒿精油中单萜醇类、α-松油醇等具有抗真菌和杭细菌作用。对多种致病菌和炎症损伤因子均有一定的抑制作用。

3）抗氧化作用：香茅醛有较强的抗氧化能力。此外，香芹酚、环烯醚、梓醇、芍药苷、紫苏醇等也其有抗氧化作用。

4）镇痛作用：α-松油醇可明显抑制醋酸、甲醛、辣椒素、热板等模型导致的疼痛反应。此外，薄荷醇、杨梅苷、龙脑、香茅醛、香芹酚等单萜类物质也有良好的镇痛作用。

5）神经保护作用：梓醇对星形胶质细胞、多巴胺神经元损伤有保护作用，对实验性缺血再灌注、帕金森病、糖尿病、衰老等模型动物的神经损伤均有保护活性，能改善模型动物的学习与记忆能力。

6）其他：其他方面的生物学活性如镇静、催眠的作用；促进透皮吸收效率，常添加与皮肤外用制剂中。

7. 植物雌激素

（1）结构与分类：植物雌激素主要包括异黄酮类、木脂素类、香豆素类和芪类。可与雌激素受体结合发挥类雌激素或抗雌激素效应，产生双向调节作用。

（2）生物学作用

1）预防骨质疏松：大豆异黄酮通过与骨组织中的雌激素受体结合，抑制破骨细胞的骨吸收作用而起到预防骨质疏松的效果。在去卵巢动物模型实脸中，大豆异黄酮、葛根异黄酮能提高骨密度，预防雌激素缺乏引起的骨质疏松。

2）改善同绝经期症状：异黄酮可减少女性更年期引起的潮热等血管舒缩症状。

3）抗氧化作用：植物雌激素具有较多的酚羟基，具有较强的抗氧化性，能够清除机体内的自由基，防止其对细胞的氧化损伤作用。

4）保护心血管系统的作用：植物雌激素具有降血脂、抗脂质过氧化、抑制血小板聚集、改善血管内皮细胞功能、抗动脉粥样硬化和舒张冠状动脉等作用。

5）抗肿瘤作用：植物雌激素可通过雌激素受体途径和非雌激素受体途径发挥抗肿瘤作用。食物中的大豆异黄酮、木脂素、白藜芦醇等植物雌激素能降低乳腺癌、前列腺癌、子宫内膜癌等肿瘤的发病风险。

6）其他：对神经系统的保护作用。随着对植物雌激素生物学作用研究的深入，其潜在健康风险已经成为一个受关注的问题。

8. 有机硫化物

（1）结构和分类：有机硫化物是主要存在于百合科葱属植物中的一大类含硫化合物，常见的食物来源有大蒜、洋葱、葱等，大蒜含有 30 余种含硫化合物，其中主要为蒜氨酸和 γ-谷氨酰-S 烯丙基半胱氨酸。

（2）生物学作用

1）抗微生物作用：大蒜素对多种革兰阴性菌和阳性菌有抑制或杀灭作用。大蒜素与头孢哌酮等抗生素联合应用还可增强抗生素的抑菌效果，目前已被用于临床治疗感染性疾病。

2）抗氧化作用：大蒜提取液能清除羟自由基、超氧阴离子自由基等活性氧，抑制低密度脂蛋白氧化和脂质过氧化物的形成，增强超氧化物歧化酶、谷胱甘肽过氧化物酶及过氧化氢酶活性，升高谷胱甘肽水平，提高机体的抗氧化能力。

3）调节脂代谢：一方面通过抑制肠道胆固醇的吸收、促进胆固醇转化为胆汁酸、加快胆固醇排泄来降低血清胆固醇水平，另一方面还可减少血管壁的胆固醇沉积和动脉粥样硬化斑块的形成，有助于调节脂代谢、防治动脉粥样硬化。

4）抗血栓作用：大蒜素不仅可通过激活纤溶蛋白酶原、激活纤溶蛋白而促进血栓溶解，还可通过抑制凝血酶的生成和血小板聚集来阻止血栓形成。

5）调节免疫作用：大蒜可提高免疫低下小鼠的细胞免疫、体液免疫和非特异性免疫功能，也可提高人体的细胞免疫功能，对艾滋病的防治有一定效果。

6）抗癌作用：大蒜中的有机硫化物，尤其是脂溶性成分对肿瘤有较强的抑制作用。富含大蒜的膳食可以降低多种癌症的患病风险。

7）其他：大蒜还具有抗突变、保护肝脏、降低血糖、降血压等其他生物学作用。

9. 其他动物性来源的非营养素成分

（1）辅酶 Q（CoQ）：又称泛醌，含有一个由多个异戊二烯单位组成的、与对苯醌本核相连的侧链。CoQ 主要存在于动物的心、肝、肾细胞中以及酵母、植物叶片、种子等。主要生物学作用有：作为呼吸链组分参与 ATP 合成、抗氧化作用、保护心血管作用、提高运动能力、免疫调节、抗炎作用。

（2）硫辛酸：又称 α-硫辛酸，是一种天然的二硫化合物，主要来源与肉类和动物内脏（心、肝、肾），水果和蔬菜也能提供少量硫辛酸，人体每天摄入量 50~600mg。主要生物学功能有：抗氧化作用、抗炎作用、抗糖尿病作用、对心血管的保护作用、神经保护作用。

（3）褪黑素：又称黑素细胞凝集素，是一种主要由哺乳动物和人类松果体产生的胺类激素。动物性食物是褪黑素的良好来源。主要生物学作用有：调节时间生物节律、抗氧化作用、免疫调节作用、调节能量代谢、延缓衰老等。

模拟试题测试，提升应试能力

一、单项选择题

1. 微量营养素包括两大类，即（　　）

A. 维生素和矿物质　　　　　　B. 维生素和胡萝卜素

C. 必需氨基酸和矿物质　　　　D. 蔬菜和水果

E. 蛋白质和微量元素

2. 下列有关食物成分的描述，正确的是（　　）

A. 只有营养素能够促进健康

B. 只有必需营养素能够促进健康

C. 植物性食物中的营养素种类多于动物性食物，因此营养价值更高

D. 动物性食物中不含非营养素成分

E. 食物中的非营养素成分能够促进健康

3. 下列有关营养不良的描述，错误的是（　　）

A. 营养缺乏是营养不良的一种表现形式

B. 中国居民面临宏量营养素缺乏和微量营养素过剩的双重挑战

C. 营养素过量摄入对健康有危害作用

D. 营养不良分可表现为营养缺乏或营养过剩

E. 中国居民面临微量营养素缺乏和能量过剩的双重挑战

4. 下列可以满足人群中 50% 个体对该营养素需要的指标是（　　）

A. 营养素参考摄入量　　　　　B. 平均需要量

C. 推荐摄入量　　　　　　　　D. 适宜摄入量

E. 可耐受最高摄入量

5. 维生素 B_1 最主要的营养作用是（　　）

A. 促进生长发育　　　　　　　B. 调节消化液分泌

C. 影响内分泌功能　　　　　　D. 影响 DNA 合成

E. 调节机体物质代谢和能量代谢

6. 长期缺乏维生素 B_1 导致的疾病是（　　）

A. 脚气病　　　　　　　　　　B. 癞皮病

C. 坏血病　　　　　　　　　　D. 眼干燥症

E. 克山病

7. 慢性氟中毒多见于 （　　）

A. 长期饮用含氟高的水　　　　　B. 长期食用含氟高的食物

C. 长期使用含氟高的牙膏　　　　D. 长期食用海产品

E. 特殊职业环境

8. 参与组成超氧化物歧化酶的矿物质是 （　　）

A. 铁　　　B. 锌　　　C. 硒　　　D. 铬　　　E. 碘

9. 下列选项中，均为必需氨基酸的是 （　　）

A. 苏氨酸、苯丙氨酸、色氨酸、缬氨酸

B. 丙氨酸、苏氨酸、甘氨酸、缬氨酸

C. 蛋氨酸、苯丙氨酸、精氨酸、赖氨酸

D. 异亮氨酸、亮氨酸、蛋氨酸、谷氨酸

E. 苯丙氨酸、精氨酸、蛋氨酸、甘氨酸

10. 蛋氨酸和苯丙氨酸在体内可分别转化为 （　　）

A. 亮氨酸和酪氨酸　　　　　　　B. 苏氨酸和缬氨酸

C. 酪氨酸和赖氨酸　　　　　　　D. 半胱氨酸和酪氨酸

E. 胱氨酸和脯氨酸

11. 下列关于氨基酸模式的描述，错误的是 （　　）

A. 食物蛋白质氨基酸模式与人体氨基酸模式越接近，必需氨基酸被机体利用的程度越高

B. 氨基酸模式实际上就是蛋白质中各种氨基酸的构成比例

C. 一般来说，动物蛋白的氨基酸模式与人体氨基酸模式比较接近

D. 一种蛋白质的氨基酸模式实际上是一系列比值

E. 由蛋白质的氨基酸模式，即可判断出限制性氨基酸

12. 蛋白质互补作用的目的不包括 （　　）

A. 提高膳食蛋白质的营养价值

B. 相互补充必需氨基酸不足的问题

C. 为了使混合食物蛋白质氨基酸模式更接近人体需要

D. 为了提高必需氨基酸的消化率

E. 提高必需氨基酸的利用率

13. 氮平衡的公式为 （　　）

A. 氮平衡=摄入氮-（尿代谢氮+粪代谢氮+皮肤等氮损失）

B. 氮平衡=摄入氮-（尿代谢氮+粪氮+皮肤氮损失）

C. 氮平衡=摄入氮-（尿代谢氮+粪氮+皮肤等氮损失）

D. 氮平衡=摄入氮-（尿氮+粪代谢氮+皮肤等氮损失）

F. 氮平衡=摄入氮-（尿氮+粪氮+皮肤等氮损失）

14. 下列关于 DHA 的描述正确的是 （   ）

A. 属于 n-6 系列脂肪酸　　　　　　B. 是形成二十烷酸的前体

C. 可以由亚油酸转化　　　　　　　D. 可以由 α-亚麻酸转化

E. 属于必需脂肪酸。

15. 下列食物中饱和脂肪酸含量最高的是 （   ）

A. 棕榈油　　　　B. 大豆油　　　　C. 花生油

D. 葵花子油　　　E. 橄榄油

16. 蛋白质表观消化率与蛋白质真消化率相比 （   ）

A. 表观消化率大于真消化率　　　　B. 表观消化率小于真消化率

C. 表观消化率等于真消化率

D. 计算真消化率时不包括粪代谢氮

E. 计算真消化率时包括尿代谢氮

17. 下列对 Kwashiorkor 和 Marasmus 两种 PEM 的描述正确的是 （   ）

A. Kwashiorkor 的典型症状是消瘦，Marasmus 的典型症状是水肿

B. Kwashiorkor 的发病原因主要是缺乏能量，而蛋白质供应充足

C. Marasmus 的发病原因主要是缺乏蛋白质，而能量供应充足

D. Kwashiorkor 的发病原因是由于能量摄入基本满足而蛋白质不足，Marasmus 的发病原因是由于蛋白质和能量均摄入不足

E. 不存在又水肿又消瘦的 PEM 患者

18. C18：2，n-6 表示该脂肪酸 （   ）

A. 含 2 个不饱和双键　　　　　　B. 含 6 个不饱和双键

C. 有 18 个不饱和双键　　　　　　D. 为单不饱和脂肪酸

E. 属于中短链脂肪酸

19. 下列关于 DHA 的描述正确的是 （   ）

A. 属于 n-6 系列脂肪酸　　　　　B. 是形成二十烷酸的前体

C. 可以由亚油酸转化　　　　　　　D. 可以由 α-亚麻酸转化

E. 属于必需脂肪酸。

20. 下列食物中饱和脂肪酸含量最高的是（　　）

A. 棕榈油　　　　　B. 大豆油　　　　　C. 花生油

D. 葵花子油　　　　E. 橄榄油

21. 被广泛用于评价婴幼儿食品蛋白质质量的指标是（　　）

A. 蛋白质表观消化率　　　　　　　B. 蛋白质生物价

C. 蛋白质功效比值　　　　　　　　D. 氨基酸评分

E. 蛋白质净利用率

22. 下列碳水化合物中，能够被肠道有益菌发酵为短链脂肪酸的是（　　）

A. 单糖　　　　　　B. 双糖　　　　　　C. 寡糖

D. 淀粉　　　　　　E. 蔗糖

23. 关于淀粉，下列说法正确的是（　　）

A. 淀粉的基本构成单元是果糖

B. 淀粉的最终水解产物是葡萄糖

C. 淀粉有直链淀粉、支链淀粉和抗性淀粉三种

D. 所有的淀粉均能够被消化吸收

E. 淀粉含量高的食物血糖指数较低

24. 下列不能提供能量的营养素是（　　）

A. 蛋白质　　　　　B. 脂肪　　　　　　C. 淀粉

D. 氨基酸　　　　　E 维生素

25. 某儿童食欲减退、有异食癖、生长发育较其他同龄儿童迟缓，能缺乏的是（　　）

A. 钙　　　　　　　B. 镁　　　　　　　C. 锌

D. 碘　　　　　　　E. 维生素 D

26. 人体内碘缺乏，可引起的病症是（　　）

A. 软骨病　　　　　B. 呆小症　　　　　C. 多发性神经炎

D. 坏血病　　　　　E. 夜盲症

27. 维生素 A 含量最丰富的食物是（　　）

A. 动物肝脏　　　　B. 胡萝卜　　　　　C. 肉类

D. 菠菜　　　　　　E. 鸡蛋

28. 蛋白质、脂肪、碳水化合物产能营养素的生热系数分别是（　　）

A. 4、9、4kcal/g　　B. 4、9、4kJ/g　　C. 16.81、37.56、16.74kcal/g

D. 37.56、16.81、16.74kJ/g　　　　　　E. 9、4、4kJ/g

29. 下列矿物质中. 人体内含最多的是（　　　）

A. 镁　　　　　　　　B. 铁　　　　　　　　C. 磷

D. 钙　　　　　　　　E. 钠

30. 能促进钙吸收的措施是（　　　）

A. 多吃绿叶蔬菜　　　　B. 多吃谷类食物

C. 多喝咖啡　　　　　　D. 多摄入脂肪

E. 经常接受充足的户外日光照射

31. 钙的最好食物来源（　　　）

A，乳类　　　　　　　　B. 绿色蔬菜　　　　　C. 谷类

D. 薯类　　　　　　　　E. 瓜子

32. 摄入量高时，会增加尿钙排泄的膳食因素是（　　　）

A. 维生素 D　　　　　　B. 钾　　　　　　　　C. 钠

D. 植酸　　　　　　　　E. 脂肪酸

33. 婴幼儿长期缺乏钙和维生素 D，可发生的疾病是（　　　）

A. 眼干燥症　　　　　　B. 佝偻病　　　　　　C. 坏血病

D. 脚气病　　　　　　　E. 骨软化症

34. 2000 年中国营养学会推荐成人钙的适宜摄入量（mg/d）是（　　　）

A. 500　　　　　　　　B. 800　　　　　　　　C. 1000

D. 1200　　　　　　　　E. 2000

35. 促进非血红素铁吸收的因素有（　　　）

A. 植酸盐　　　　　　　B. 草酸盐　　　　　　C. 单宁酸

D. 维生素 C　　　　　　E. 维生素 D

36. 根据机体缺铁的进展，体内缺铁的阶段依次为（　　　）

A. 铁减少期、红细胞生成缺铁期、缺铁性贫血期

B. 红细胞生成缺铁期、铁减少期、缺铁性贫血期

C. 铁减少期、肝铁耗竭期、缺铁性贫血期

D. 红细胞生成缺铁期、缺铁性贫血期、肝铁耗竭期

E. 铁减少期、红细胞生成缺铁期、肝铁耗竭期

37. 在 ATP 合成中起主要作用的活性成分为（　　　）

A. 硫辛酸   B. 辅酶 A   C. 槲皮素

D. 金属蛋白酶抑制剂   E. 辅酶 Q

38. 存在于视网膜黄斑中的主要色素是 （　　　）

A. 叶黄素   B. α-胡萝卜素   C. β-胡萝卜素

D. 玉米黄素   E. 番茄红素

39. 铁过量损伤的主要靶器官是 （　　　）

A. 血液   B. 脾脏   C. 肾脏

D. 肝脏   E. 骨骼

40. 我国规定成年男女每日铁的膳食参考摄入量分别是 （　　　）

A. 10mg 和 15mg   B. 15mg 和 20mg

C. 20mg 和 25mg   D. 25mg 和 30mg

E. 30mg 和 35mg

41. 维生素 A 缺乏病最早出现的临床表现是 （　　　）

A. 身体发育障碍   B. 角膜软化   C. 色盲

D. 暗适应迟缓

E. 骨质增生

42. 乳母膳食维生素 A 的 RNI 为 1200μg RE，与之相当的国际单位 （U）数值是 （　　　）

A. 4000   B. 3600   C. 1200

D. 1000   E. 360

43. 长期过量摄入易在肝脏内蓄积，导致毒性作用的维生素是 （　　　）

A. 维生素 B_2 B. 维生素 A   C. 维生素 C

D. 维生素 B_1

E. 叶酸

44. 膳食中的必需脂肪酸包括 （　　　）

A. n-3 系列的亚油酸和 n-6 系列的 α-亚麻酸

B. n-6 系列的亚油酸和 n-3 系列的 α-亚麻酸

C. n-6 系列的 EPA 和 n-3 系列的 DHA

D. n-3 系列的 EPA 和 n-6 系列的 DHA

E. n-3 系列的亚油酸和 n-6 系列的 7-亚麻酸

45. 评价人体维生素 D 营养状况的良好指标是 （　　　）

A. 骨骼 X 线检查　　　　　B. 血浆甲状旁腺素

C. 血清碱性磷酸酶活性　　D. 血清钙磷乘积

E. 血浆 25-（OH）-D_3

46. 人体能通过膳食和皮肤两种途径获得的维生素是（　　）

A. 烟酸　　　　　　　　B. 维生素 D　　　　　　C. 维生素 E

D. 维生素 B_6

E. 维生素 A

47. 下列食物中，含亚麻酸含量丰富的是（　　）

A. 棕榈油　　　　　　　B. 大豆油　　　　　　　C. 紫苏籽油

D. 葵花子油

E. 花生油

48. 下列食物中，血糖生成指数最高的是（　　）

A. 米饭　　　　　　　　B. 猪肝　　　　　　　　C. 芹菜

D. 柚子　　　　　　　　E. 豆腐

49. 维生素 D 含量较少的食物是（　　）

A. 鱼卵　　　　　　　　B. 动物肝脏　　　　　　C. 牛奶

D. 蛋黄　　　　　　　　E. 黄油

50. 可用人体红细胞过氧化氢溶血试验评价其营养状况的维生素是（　　）

A. 维生素 B_1　　　　　B. 维生素 A　　　　　　C. 维生素 E

D. 维生素 B_2

E. 维生素 C

51. 干性脚气病的主要临床表现是（　　）

A. 对称性皮炎　　　　　B. 舌炎、口角炎　　　　C. 心肌炎

D. 多发性神经炎

E. 脂溢性皮炎

52. 下面均属于非营养素活性成分的是（　　）

A. 维生素 D 和褪黑素　　B. 谷蛋白和莱菔硫烷

C. 胆固醇和植物固醇　　D. 辅酶 Q 和植物雌激素

E. 维生素 E 和硫辛酸

53. 与红细胞内谷胱甘肽还原酶活性有关的维生素是（　　）

A. 维生素 B_1　　　　　B. 维生素 B_2　　　　　C. 维生素 B_6

D. 维生素 B_{12}

E. 维生素 E

54. 葡萄糖耐量因子（GTF）的重要成分之一是（   ）

A. 视黄醇   B. 吡哆醇   C. 叶酸

D. 烟酸   E. 抗坏血酸

55. 主要来源于动物性食品的生物活性成分是（   ）

A. 莱菔硫烷   B. 褪黑素   C. 槲皮素

D. 葛根素

E. 大蒜素

56. 烟酸当量是指（   ）

A. 烟酸（μg）+色氨酸（μg）×1/60

B. 烟酸（μg）+色氨酸（μg）×1/6

C. 烟酸（mg）+色氨酸（mg）×1/6

D. 烟酸（mg）×1/6+色氨酸（mg）×1/60

E. 烟酸（mg）+色氨酸（mg）×1/60

57. 反映维生素 C 在组织中贮备水平的生化指标是（   ）

A. 全血抗坏血酸   B. 白细胞抗坏血酸

C. 血浆抗坏血酸   D. 尿中 4-吡哆酸

E. 血乳酸

58. 膳食中长期缺乏新鲜蔬菜与水果，可导致缺乏的营养素是（   ）

A. 蛋氨酸   B. 牛磺酸   C. 抗坏血酸

D. 泛酸

E. 烟酸

59. 具有维生素 A 原活性的类胡萝卜素是（   ）

A. 叶黄素   B. 玉米黄素   C. 番茄红素

D. β-隐黄素

E. 维生素 A

二、多项选择题

1. 关于蛋白质互补作用，下列说法正确的是（   ）

A. 大豆蛋白通常和谷类蛋白互补

B. 适当的蛋白质按比例混合食用，可提高混合蛋白质的生物价

C. 蛋白质互补可提高混合蛋白质的利用率

D. 为达到蛋白质互补作用，各种蛋白质必须同时食用

E. 肉类中的赖氨酸可以补充谷类蛋白中赖氨酸的不足

2. 具有抗氧化作用的营养素是（　　　）

A. 维生素 E　　　　　　　B. 维生素 C　　　　　　C. 硒

D. 番茄红素　　　　　　　E. 叶黄素

3. 下列关于氮平衡的描述正确的是（　　　）

A. 健康的成年人应维持在零氮平衡并富裕 5%

B. 处于生长发育期儿童应保持负氮平衡

C. 消耗性疾病患者一般处于正氮平衡

D. 老年人常处于负氮平衡，因此应注意补充优质蛋白

E. 处于生长发育期儿童应保持正氮平衡

4. 必需脂肪酸缺乏对健康的危害包括（　　　）

A. 生长迟缓　　　　　　　B. 生殖障碍

C. 皮疹　　　　　　　　　D. 肝脏疾病

E. 视觉疾病

5. 下列维生素中，属于 B 族维生素的是（　　　）

A. 泛酸　　　　　　　　　B. 烟酸　　　　　　　C. 抗坏血酸

D. 叶酸　　　　　　　　　E. 硫辛酸

6. 必需脂肪酸在体内可合成的脂肪酸包括（　　　）

A. 花生四烯酸　　　　　　B. 亚油酸

C. 二十二碳六烯酸　　　　D. 二十碳五烯酸

E. α-亚麻酸

7. 关于反式脂肪酸，下列描述正确的是（　　　）

A. 反式脂肪酸是植物油氢化过程中产生的

B. 反式脂肪酸与顺式脂肪酸一样广泛存在于植物油中

C. 反式脂肪酸危害心血管健康

D. 反式脂肪酸对心血管健康有保护作用

E. 反式脂肪酸可以在体内由必需脂肪酸转化合成

8. 能促进钙吸收的膳食因素是（　　　）

A. 泛酸　　　　　　　　　B. 色氨酸　　　　　　　C. 赖氨酸

D. 精氨酸　　　　　　　E. 烟酸

9. 下列关于血糖生成指数的描述，正确的是（　　）

A. 血糖生成指数高的食物，在胃肠消化快

B. 血糖生成指数低的食物，在胃肠消化快

C. 食物血糖生成指数可作为糖尿病人选择食物的依据

D. 高血压病人应多选择血糖生成指数高的食物

E. 高血压病人应多选择血糖生成指数低的食物

10. 关于能量消耗，下列描述正确的是（　　）

A. 基础代谢的能量消耗是人体主要的能量消耗

B. 某 5 岁男孩一日的全部能量消耗包括基础代谢、体力活动、食物热效应

C. 食物热效应消耗的能量与进食速度、膳食构成、进食量等有关

D. 基础代谢的能量消耗受体表面积、生理病理状况和环境的影响

E. 以上都不对

11. 调节人体能量摄入过多的因素包括（　　）

A. 神经生理调节　　　　B. 营养素及其代谢产物的调节

C. 肽类、激素和神经递质信号因子的调节

D. 饮食习惯　　　　　　E. 某些蛋白因子的调节

12. 参与体内钙稳态调控的物质是（　　）

A. 甲状旁腺素　　　　　B. 降钙素　　　　　　C 甲状腺素

D. 血管紧张素　　　　　E. 1，25（OH）$_2$-D$_3$

13. 干扰钙吸收的膳食因素是（　　）

A. 草酸　　　　　　　　B. 精氨酸　　　　　　C. 抗坏血酸

D. 植酸　　　　　　　　E. 磷酸

14. 缺乏时可导致巨幼红细胞贫血的营养素是（　　）

A. 叶酸　　　　　　　　B. 维生素 B$_{12}$　　　　C. 色氨酸

D. 烟酸　　　　　　　　E. 核酸

15. 参与骨骼构成的矿物质是（　　）

A. 镁　　　　　　　　　B. 钙　　　　　　　　C. 氟

D. 钾　　　　　　　　　E. 磷

16. 下列矿物质中，属于必需微量元素的是（　　）

A. 硼 　　　　　　B. 镁 　　　　　　C. 锌

D. 钾 　　　　　　E. 铁

17. 下面关于铁的说法正确的是（ 　）

A. 血红素铁主要存在于动物性食品中

B. 血红素铁在肠内的吸收受膳食因素影响较小

C. 非血红素铁主要存在于动物性食品中

D. 无论血红素铁还是非血红素铁均受植酸盐、草酸盐的影响

E. 铁的吸收与体内铁的需要量有关

18. 能够确定为红细胞生成缺铁期的指标是（ 　）

A. 血清铁浓度降低 　　　B. 血清铁蛋白浓度降低

C. 游离原卟啉浓度升高 　D. 血红蛋白浓度下降

E. 红细胞比容下降

19. 影响人体基础代谢的因素包括（ 　）

A. 体型与体质 　　　　B. 生理与病理状况

C. 生活和作业环境 　　D. 年龄

E. 性别

20. 抑制锌吸收的因素是（ 　）

A. 膳食纤维 　　　　　B. 植酸 　　　　　C. 铜

D. 钙 　　　　　　　　E. 亚铁离子

21. 维生素 B_2 含量较丰富的食物是（ 　）

A. 精白米 　　　　　　B. 乳类 　　　　　C. 玉米淀粉

D. 动物肝脏 　　　　　E. 蛋黄

22. 目前认为，下列疾病中与硒缺乏有关的是（ 　）

A. 佝偻病 　　　　　　B. 甲状腺肿 　　　　C. 脚气病

D. 克山病 　　　　　　E. 大骨节病

23. 提示人体碘缺乏的指标有（ 　）

A. T_3 下降 　　　　　B. T_4 下降 　　　　　C. FT_4 下降

D. TSH 升高

E. 尿碘下降

24. 下列对矿物质说法正确的是（ 　）

A. 铬是体内葡萄糖耐量因子的重要组成部分

B. 硒是谷胱甘肽硫转移酶的组成成分

C. 锌参与蛋白质合成

D. 人乳中的钙磷比例约为 1.5∶1

E. 缺铜可引起缺铁性贫血

25. 必需脂肪酸缺乏症的好发人群为 （   ）

A. 婴儿   B. 低脂膳食喂养的幼儿

C. 长期全肠外营养的病人

D. 慢性肠道疾病患者   E. 以上都不是

26. 可用尿负荷试验结果评价人体营养状况的维生素是 （   ）

A. 维生素 B_1 B. 维生素 C   C. 烟酸

D. 维生素 B_2 E. 生育酚

27. 维生素 A 缺乏引起的疾病是 （   ）

A. 眼干燥症   B. 脂溢性皮炎   C. 夜盲症

D. 癞皮病   E. 角膜软化症

28. 下列是铁的良好来源的食物为 （   ）

A. 猪肝   B. 猪血   C. 鸡血

D. 菠菜   E. 瘦肉

29. 与维生素 D 缺乏有关的疾病是 （   ）

A. 高钙血症   B. 手足痉挛症   C. 佝偻病

D. 骨质软化症   E. 骨质疏松症

30. 叶酸缺乏病的临床表现包括 （   ）

A. 多发性神经炎   B. 巨幼红细胞贫血

C. 呆小症   D. 胎儿神经管畸形

E. 高同型半胱氨酸血症

31. 人体叶酸营养状况的评价方法是 （   ）

A. 血清叶酸含量测定   B. 色氨酸负荷试验

C. 红细胞叶酸含量测定   D. 组氨酸负荷试验

E. 血浆同型半胱氨酸含量

32. 含碘丰富的食品有 （   ）

A. 海带   B. 深绿色蔬菜   C. 干贝

D. 紫菜   E. 淡水鱼

33. 人体烟酸营养状况的评价指标有（　　）

A. 红细胞 NAD 含量　　　　B. 尿中黄尿酸含量

C. 尿负荷试验　　　　　　　D. 尿中 4-吡哆酸含量

E. 尿中 2-吡啶酮/N-甲基烟酰胺比值

34. 维生素 C 的生理功能是（　　）

A. 促进二价铁转变为三价铁

B. 促进胶原蛋白合成

C. 将叶酸还原成四氢叶酸

D. 体内羟化酶的辅因子

E. 抗氧化，清除自由基

35. 维生素 A 参与的生理功能是（　　）

A. 视网膜内视紫红质的合成

B. 调节体液免疫功能

C. 体内生物合成的羟化反应

D. 调节细胞免疫功能

E. 细胞生长和分化

36. 人体维生素 C 营养状况的评价指标是（　　）

A. 血浆中维生素 C 含量

B. 维生素 C 负荷试验

C. 白细胞中维生素 C 含量

D. 红细胞脆性试验

E. 血浆同型半胱氨酸含量

37. 在我国，用"当量"来表示膳食参考摄入量的维生素是（　）

A. 维生素 A　　　　　　B. 维生素 D　　　　　　C. 维生素 E

D. 烟酸　　　　　　　　E. 叶酸

38. 参与脂肪消化吸收过程的酶或蛋白包括（　　）

A. 脂肪酶　　　　　　　B. 胆汁　　　　　　　　C. 胆囊收缩素

D. 胃酸　　　　　　　　E. 肠激酶

39. 与贫血有关的营养素是（　）

A. 果糖　　　　　　　　B. 牛磺酸　　　　　　　C. 叶酸

D. 维生素 B_1　　　　　　E. 铁

40. 植物化学物的生物学作用包括（   ）

A. 抗突变　　　　　　B. 抗氧化　　　　　　　C. 抗癌

D. 免疫调节　　　　　E. 降低胆固醇

三、名词解释

1. 植物化学物　　　　　　　　　12. 生物价

2. EAR　　　　　　　　　　　　13. 蛋白质功效比值

3. RNI　　　　　　　　　　　　14. 必需脂肪酸

4. AI　　　　　　　　　　　　　15. 抗性淀粉

5. UL　　　　　　　　　　　　　16. 血糖生成指数

6. 营养不良　　　　　　　　　　17. 基础代谢

7. 必需氨基酸　　　　　　　　　18. 食物热效应

8. 氨基酸模式　　　　　　　　　19. 微量元素

9. 限制性氨基酸　　　　　　　　20. 混溶钙池

10. 蛋白质互补作用　　　　　　　21. 维生素

11. 蛋白质消化率　　　　　　　　22. "三 D" 症状

四、问答题

1. 简述常见营养不良的种类，并指出其与哪种营养素有关？

2. 简述氮平衡在指导蛋白质消费方面的意义。

3. PEM 的主要表现是什么？

4. 蛋白质摄入过多有什么危害？正常成年人蛋白质的适宜摄入量是多少？

5. 简述短链脂肪酸的生理功能。

6. 简述如何评价膳食脂肪的营养学。

7. 简述血糖生成指数在营养学中的作用。

8. 简述膳食纤维的生理功能。

9. 脂溶性维生素和水溶性维生素各包括哪些？两类维生素各有哪些特点？

10. 何谓宏量元素？包括哪些种类？

11. 简述矿物质的共同特点。

12. 促进及抑制钙吸收的膳食因素有哪些？

13. 影响非血红素铁吸收的主要因素有哪些？

14. 植物化学物的分类? 试举出三类具有抗癌作用的植物化学物的代表物质。

15. 试述植物化学物的生物学作用。

五、案例题

1. 患儿,女,7月龄。出生后后母乳喂养,并于3个月左右添加米糊等流质。大约3个半月前,患儿开始不愿吃奶,食量不断减少,日趋消瘦,哭声变细弱,腹部渐膨隆。近来头发脱落增多。大约15天前,双腋下出现紫黑色斑点,背部、下肢出现皮疹。5天前腋窝周围开始脱屑,但未见患儿搔抓或摩擦皮损部位。体检:体重5kg,神清、表情呆滞,消瘦。全身皮肤皱缩,早老儿外观,头部仅见少量灰白色毳毛状毛发;双足背、踝部凹陷性水肿。实验室检查:血清总蛋白42.76g/L(当地正常值62~80g/L),血清白蛋白16.14g/L(当地正常值40~55g/L)。根据以上资料,判断该患儿的可能发病原因,并提出可行的治疗方案及膳食预防措施。

2. 中国营养学会推荐从事轻体力活动的健康成年人每天摄入的能量约为2400kcal,根据产能营养素的供能比例,如果三大产能营养素分别由米饭(蛋白质6.4%,碳水化合物78.1%,脂肪1.2%)、瘦肉(蛋白质20%,脂肪10.50%,碳水化合物)和食用油提供,则三者每天的摄入量应该是多少?

3. 某女性,35岁,平时月经量多,近3个月来感乏力、头晕、心悸,可见皮肤黏膜苍白,以口唇和甲床最明显。该患者可能为何种疾病?应如何确定诊断和治疗?从营养学的角度考虑,应如何进行防治?

4. 某8岁男童,最近在光线较暗处视物不清,且逐渐加重,眼睛畏光、流泪,全身皮肤干燥,上臂伸侧毛囊丘疹,多次发生呼吸道感染,生长发育迟缓,眼睛的球结膜靠近角膜缘处有泡沫状银灰色斑点。分析其临床表现,并指出可能为哪种营养素缺乏病。该营养素的营养状况评价指标有哪些,其中哪个检测方法一般不适于婴幼儿体检?该营养素的良好食物来源是什么?

5. 某地建筑工人,近2个月主要的食物为精米捞饭、冬瓜汤、黄瓜汤,近日数十人先后出现下肢沉重无力,四肢末端蚁行感,腓肠肌酸痛、痉挛,伴有消化不良、便秘,严重者下肢轻度水肿。分析其临床表现,并指出可能为哪种营养素缺乏病。从膳食的角度考虑,该病如何预防?该营养素的良好食物来源是什么?

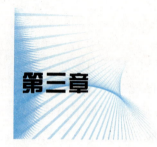

第三章

各类食物的营养价值

学习内容提炼，涵盖重点考点

第一节　食物营养价值概述

★(一) 食物营养价值的概念及评价

1. **食物的营养价值**　是指某种食品所含营养素和能量满足人体营养需要的程度。食物营养价值的高低取决于其所含营养素的种类是否齐全；数量及相互比例是否适宜；是否易被人体消化吸收和利用；是否含有抗氧化成分等。很多因素会影响食品的营养价值，如产地、品种、气候、加工、工艺、烹调方法等。

2. **食物营养价值的评价**　食品营养价值的评价主要从食物所含的营养素种类及含量、营养素的质量、烹调加工的影响、食物的抗氧化能力、食物血糖生成指数及抗营养因子等几个方面考虑。

3. **营养质量指数** (index of nutrition quality, *INQ*)　是常用的评价食物营养价值的指标，其含义是以食物中营养素能满足人体营养需要的程度 (营养素密度) 对同一种食物能满足人体能量需要的程度 (能量密度) 之比值来评定食物的营养价值。

$$INQ = \frac{某营养素密度}{能量密度} = \frac{某营养素含量/该营养素参考摄入量}{所产生能量/能量参考摄入量}$$

INQ = 1，表示该食物营养素与能量的供给能力相当；*INQ* > 1，表示该食

物营养素的供给能力高于能量；$INQ<1$，表示该食物中该营养素的供给能力低于能量；长期摄入 $INQ \neq 1$ 食物会发生该营养素不足或能量过剩。一般认为，属于 $INQ>1$ 和 $INQ=1$ 的食物营养价值高，$INQ<1$ 的食物营养价值低。

（二）食物营养价值的意义

（1）全面了解各种食物的天然组成成分，包括所含营养素种类、非营养素类有益成分、抗营养因子等；发现各种食品的主要缺陷，并指出改造或开发新食品的方向，解决抗营养因子问题，以充分利用食物资源。

（2）了解在食品加工过程中食品营养素的变化和损失，采取相应的有效措施，最大限度保存食品中的营养素。

（3）指导人们科学选购食品及合理配制营养平衡膳食。

第二节　植物性食物

（一）谷、薯类的营养价值

1. 结构　谷粒由谷皮、糊粉层、胚乳和胚四个部分构成。谷皮为谷粒外面的多层被膜，主要由纤维素、半纤维素等组成，含较高的矿物质和脂肪；糊粉层含丰富的蛋白质、脂肪、矿物质和 B 族维生素，但在碾磨加工时，易与谷皮同时混入糠麸中丢失，使营养价值降低；胚乳是谷类的主要部分，占谷粒总重的 83%～87%，含大量淀粉和一定量蛋白质，还含有少量的脂肪、矿物质和维生素；胚位于谷粒的一端，包括盾片、胚芽、胚轴和胚根四部分。胚芽中富含脂肪、蛋白质、矿物质、B 族维生素和维生素 E，精加工谷类常因缺失胚芽造成营养价值降低。

*2. 营养成分特点

（1）蛋白质：谷类蛋白质含量一般在 7.5%～15%，根据溶解度不同，可分为清蛋白、球蛋白、醇溶蛋白和谷蛋白，其中醇溶蛋白和谷蛋白是谷类所特有的蛋白质。谷类蛋白质所含的必需氨基酸组成不合理，赖氨酸为其第一限制氨基酸，有些谷类苏氨酸、色氨酸、苯丙氨酸、蛋氨酸也偏低，故谷类蛋白质的营养价值低于动物性食物。可采用氨基酸强化或利用蛋白质互补原理将谷类与豆类等含赖氨酸丰富的食物混合食用，以弥补谷类食物赖氨酸的不足。

（2）脂肪：谷类食物脂肪含量普遍较低，为 1%～4%，但燕麦为 7%，主要集中在糊粉层和胚芽。

（3）碳水化合物：是谷类的主要成分，主要为淀粉，占 70%～80%。另外谷皮中含有丰富的膳食纤维，加工越精细膳食纤维丢失越多，故全谷类食物是膳食纤维的重要来源。

（4）矿物质：含量为 1.5%～3%。主要是磷和钙，多以植酸盐形式存在，消化吸收较差。主要存在于谷皮和糊粉层中，加工容易损失。

（5）维生素：主要存在于糊粉层和胚芽中，谷类是 B 族维生素的重要来源，如维生素 B_1、维生素 B_2、烟酸、泛酸和吡哆醇等。

3. 植物化学物质　谷类含有多种植物化学物，主要存在于谷皮部位，包括黄酮类化合物、酚酸类物质、植物固醇、类胡萝卜素、植酸、蛋白酶抑制剂等，含量因不同品种有较大差异，在一些杂粮中含量较高。

*4. 加工、烹调、储存影响　谷类通过加工可以生产出各种食品，包括面包、饼干、各类点心等，是加工食品（预包装食品）的重要组成部分，其主要成分是碳水化合物。由于加工过程中选取的原料多数为精加工的面粉或米粉，微量营养素丢失较多。

（1）加工：谷类加工精度越高，糊粉层和胚芽损失越多，营养素损失越大，尤以 B 族维生素损失显著。

（2）烹调：米类食物在烹调前一般需要淘洗，在淘洗过程中一些营养素特别是水溶性维生素和矿物质有部分丢失，致使米类食物营养价值降低。谷类不同的烹调方法引起营养素损失的程度不同，主要是对 B 族维生素的影响。

（3）储存：谷物储藏期间，由于呼吸、氧化、酶的作用可发生许多物理化学变化，其程度大小、快慢与储存条件有关。在正常的储藏条件下，谷物蛋白质、维生素、矿物质含量变化不大。当储藏条件不当，谷粒发生霉变，不仅感观性状发生改变，营养价值降低，而且会完全失去食用价值。

★（二）豆类的营养价值

1. 大豆营养价值

（1）蛋白质：大豆的蛋白质含量高达 35%～40%。大豆蛋白质由球蛋白、清蛋白、谷蛋白和醇溶蛋白组成，其中球蛋白含量最多，大豆蛋白质的氨基酸模式较好，具有较高的营养价值，属于优质蛋白。其赖氨酸含量较多，但蛋氨酸含量较少，与谷类食品混合食用，可以较好地发挥蛋白质互补作用。

（2）脂肪：大豆脂肪含量为15%～20%，以不饱和脂肪酸居多，约占总脂肪量的85%，大豆油中还含有1.64%磷脂。

（3）碳水化合物：大豆含碳水化合物25%～30%，其中一半为可利用的淀粉、阿拉伯糖、半乳聚糖和蔗糖；另一半为人体不能消化吸收的寡糖，存在于大豆细胞壁，如棉籽糖和水苏糖。

（4）矿物质和维生素：大豆含有丰富的钙、铁、维生素 B_1 和维生素 B_2，还富含维生素 E。

2. 其他豆类的营养价值　蛋白质含量低于大豆，一般为20%左右；脂肪含量极少，为1%～2%；碳水化合物占50%～60%，主要以淀粉形式存在。

3. 植物化学物质　大豆中存在众多特殊成分，可分为植物化学物及抗营养因子。大豆低聚糖如水苏糖和棉籽糖，人体不能消化吸收，在肠道微生物作用下可产酸产气，引起胀气，故称之为胀气因子。大豆低聚糖仅被肠道益生菌所利用，具有维持肠道微生态平衡、提高免疫力、降血脂、降血压等作用，故被称为"益生元"。大豆中所含有的大豆异黄酮、大豆皂苷、大豆甾醇、大豆卵磷脂等对人体营养相关慢性病具有一定的预防作用。

*4. 豆制品的营养　豆制品包括非发酵性豆制品和发酵豆制品。豆腐蛋白质含量5%～6%，豆腐干、豆腐丝、豆腐皮、百叶蛋白质含量则更高。豆豉、豆瓣酱、腐乳、酱油等发酵豆制品因发酵使蛋白质部分降解，消化率提高。

大豆经加工后不仅除去了大豆中的纤维素、抗营养因素，而且还使大豆蛋白的结构从密集变成疏松状态，提高了蛋白质的消化率。

（三）蔬菜和水果的营养价值

*1. 营养成分特点

（1）蔬菜

1）蛋白质：大部分蔬菜蛋白质含量很低，一般为1%～2%。

2）脂肪：大多数蔬菜脂肪含量不超过1%。

3）碳水化合物：含量一般为4%左右。蔬菜所含纤维素、半纤维素等是膳食纤维的主要来源，其含量为 1%~3%。

4) 矿物质：蔬菜中含有丰富的矿物质，其中以钾最多，钙、镁含量也较丰富，是我国居民膳食中矿物质的重要来源。

5) 维生素：新鲜蔬菜含丰富的维生素 C、胡萝卜素、维生素 B_2 和叶酸。

（2）水果

1) 蛋白质：新鲜水果含水分多，营养素含量相对较低，蛋白质及脂肪含量均不超过 1%。

2) 碳水化合物：为 6%~28%，主要是果糖、葡萄糖和蔗糖，还富含纤维素、半纤维素和果胶。

3) 矿物质：水果含有人体所需的各种矿物质，以钾、钙、镁、磷含量较多。

4) 维生素：新鲜水果中含维生素 C 和胡萝卜素较多，但维生素 B_1、维生素 B_2 含量不高。鲜枣、草莓、橘、猕猴桃中维生素 C 含量较多，芒果、柑橘、杏等含胡萝卜素较多。

2. 植物化学物质　蔬菜中含有各种植物化学物，如类胡萝卜素、植物固醇、皂苷、芥子油苷、多酚等。蔬菜中也存在影响人体对营养素吸收的抗营养因子，如植物血细胞凝集素、皂苷、蛋白酶抑制剂、草酸等。

水果中含有多种有机酸而呈酸味，其中枸橼酸、苹果酸、酒石酸相对较多，还有少量的苯甲酸、水杨酸、琥珀酸和草酸等。水果中富含各类植物化学物，不同种类的水果含有的植物化学物也不同，如浆果类富含花青素、类胡萝卜素和酚类化学物，仁果类含有黄酮类物质。

*3. 加工、烹调、储存影响

（1）加工：蔬菜、水果加工过程中受损失的主要是维生素和矿物质，特别是维生素 C。

（2）烹调：在烹调中应注意水溶性维生素及矿物质的损失和破坏，特别是维生素 C。先洗后切、急火快炒、现做现吃是降低蔬菜中维生素损失的有效措施。

（3）储存：当保藏条件不当时，蔬菜、水果的鲜度和品质会发生改变，使其营养价值和食用价值降低。蔬菜、水果常用的储藏方法有低温储藏、气调储藏法和辐照储藏法。

第三节　动物性食物

（一）畜、禽、鱼类的营养价值

畜禽肉蛋白质主要存在于肌肉组织中，含量为 10%～20%，属于优质蛋白质。畜禽肉中含有能溶于水的含氮浸出物，使肉汤具有鲜味。禽肉的质地较畜肉细嫩且含氮浸出物多，故禽肉炖汤的味道较畜肉更鲜美。

*1. 营养成分特点　畜禽肉中脂肪含量同样因牲畜的品种、年龄、肥瘦程度以及部位不同有较大差异。畜肉类脂肪以饱和脂肪酸为主，其主要成分是甘油三酯，少量卵磷脂、胆固醇和游离脂肪酸。动物内脏、禽肉含较高胆固醇，如每 100g 猪肝中含胆固醇 288mg。与畜肉不同的是，禽肉类脂肪含量相对较少，而且熔点低（23～40℃），并含有 20% 亚油酸。畜禽肉中的碳水化合物以糖原形式存在于肌肉和肝脏中，含量极少。畜禽肉矿物质含量为 0.8%～1.2%，瘦肉中的含量高于肥肉，内脏高于瘦肉。畜禽肉和动物血铁含量丰富，且主要以血红素铁的形式存在，生物利用率高。畜禽肉可提供多种维生素，其中主要以 B 族维生素和维生素 A 为主，尤其内脏含量较高，其中肝脏的含量最为丰富，特别富含维生素 A 和维生素 B_2。

*2. 加工、烹调、储存影响　肉类制品是以畜禽肉为原料，经加工而成，包括腌腊制品、酱煮制品、熏烧烤制品、干制品、油炸制品、香肠、火腿和肉类罐头等。畜禽肉类制品加工过程中会造成营养素的损失，尤其 B 族维生素损失较严重。另外，有的肉类制品可能含有危害人体健康的因素，如腌腊、熏烤、油炸等制品亚硝胺类或多环芳烃类物质的含量增加，应控制其摄入量，尽量食用鲜畜禽肉类。

（1）加工：在加工过程中对蛋白质、脂肪、矿物质影响不大，但高温制作时会损失部分 B 族维生素。

（2）烹调：畜、禽、鱼等肉类的烹调方法多种多样，在烹调过程中，蛋白质含量的变化不大，而且经烹调后，蛋白质变性更有利于消化吸收。矿物质和维生素在用炖、煮方法时，损失不大。在高温制作过程中，B 族维生素损失较多。蛋类烹调除 B 族维生素损失外，其他营养素损失不大。上浆挂糊、急火快炒可使肉类外部蛋白质迅速凝固，减少营养素的外溢损失。

（3）储存：畜、禽、鱼、蛋等动物性食品一般采用低温储藏，包括冷藏法和冷冻法。"快速冷冻，缓慢融化"是减少冷冻动物性食物营养损失的重要措施。

★3. 水产品的营养价值　鱼类中蛋白质含量一般为 15%～25%。含有人体必需的各种氨基酸。尤其富含亮氨酸和赖氨酸，属于优质蛋白质。鱼类脂肪含量低，一般为 1%～10%，多由不饱和脂肪酸组成（占 80%），熔点低，消化吸收率可达 95%。一些深海鱼类脂肪含长链多不饱和脂肪酸，其中含量较高的有二十碳五烯酸（EPA）和二十二碳六烯酸（DHA）。鱼类碳水化合物的含量低，约为 1.5%，主要以糖原形式存在；其他水产品如海蜇、牡蛎和螺蛳中碳水化合物含量较高，可达 6%～7%。鱼类矿物质含量为 1%～2%，钙的含量较畜、禽肉高，为钙的良好来源。海水鱼类含碘丰富，有的海水鱼含碘 0.05～0.1mg/100g。鱼类肝脏是维生素 A 和维生素 D 的重要来源。鱼类是维生素 B_2 的良好来源，维生素 E、维生素 B_2 和烟酸的含量也较高，但几乎不含维生素 C。

（二）奶类的营养价值

乳类主要是由水、脂肪、蛋白质、乳糖、矿物质、维生素等组成的一种复杂乳胶体，水分含量占 86%～90%，牛乳的比重大小与乳中固体物质含量有关。乳的各种成分除脂肪含量变动相对较大外，其他成分基本上稳定，故比重可作为评定鲜乳质量的简易指标。

★1. 奶类的营养特点

（1）蛋白质：牛乳中蛋白质含量为 2.8%～3.3%，主要由酪蛋白（79.6%）、乳清蛋白（11.5%）和乳球蛋白（3.3%）组成。乳类蛋白质消化吸收率为 87%～89%，属优质蛋白。

（2）脂肪乳中脂肪含量一般为 3.0%～5.0%，主要为甘油三酯，吸收率高达 97%。

（3）碳水化合物：乳中碳水化合物含量为 3.4%～7.4%，主要形式为乳糖，人乳中含乳糖最高，牛乳最少。乳糖有调节胃酸、促进胃肠蠕动和消化液分泌作用，还能促进钙的吸收和肠道乳酸杆菌繁殖，对肠道健康具有重要意义。

（4）矿物质：乳中矿物质含量丰富，牛乳中含钙 104mg/100ml，且吸收率高，是钙的良好来源。乳中铁含量很低，喂养婴儿时应注意铁的补充。

（5）维生素：牛乳中含有人体所需的各种维生素。乳中尚含有多种酶类、有机酸、生理活性物质等。

　　*2. 奶制品的营养价值　乳制品因加工工艺的不同营养素含量有很大差异。

　　（1）巴氏杀菌乳、灭菌乳和调制乳：这三种形式的产品是目，前我国市场上流通的主要液态乳，除维生素 B_1 和维生素 C 有损失外，营养价值与新鲜生牛乳差别不大，但调制乳因其是否进行营养强化而差异较大。

　　（2）发酵乳：发酵乳经过乳酸菌发酵后，乳糖变为乳酸，蛋白质凝固，游离氨基酸和肽增加，脂肪不同程度的水解，形成独特的风味，营养价值更高。

　　（3）炼乳：分淡炼乳、加糖炼乳和调制炼乳三种。加糖炼乳成品中蔗糖含量为 40%～45%，渗透压增大。因糖分过高，食用前需加大量水分冲淡，造成蛋白质等营养素含量相对较低，故不宜用于喂养婴儿。调制炼乳可添加营养强化剂和糖。淡炼乳经高温灭菌后，维生素受到一定破坏，因此常用维生素加以强化，按适当的比例冲稀后，其营养价值基本与炼乳相同，适合于喂养婴儿。

　　（4）乳粉：指以生牛（羊）乳为原料，经加工制成的粉状产品。根据鲜乳是否脱脂又可分为全脂乳粉和脱脂乳粉。一般全脂乳粉的营养素含量约为鲜乳的 8 倍。由于脱脂乳粉脂肪含量仅为 1.3%，损失较多的脂溶性维生素，其他营养成分变化不大，此种乳粉适合于腹泻的婴儿及要求低脂膳食的患者食用。

　　调制乳粉一般是以牛乳为基础，根据不同人群的营养需要特点，对牛乳的营养组成成分加以适当调整和改善调制而成。婴幼儿配方乳粉是使各种营养素的含量、种类和比例接近母乳，更适合婴幼儿的生理特点和营养需要。如改变牛乳中酪蛋白的含量和酪蛋白与乳清蛋白的比例，补充乳糖的不足，以适当比例强化维生素 A、维生素 D、维生素 B_1、维生素 B_2、维生素 C、叶酸和微量元素铁、铜、锌、锰等。

　　（5）奶油：有三种类型，稀奶油为脂肪含量 10.0%～80.0% 的产品；奶油（黄油）为脂肪含量不小于 80.0% 产品；无水奶油为脂肪含量不小于 99.8% 的产品。

　　（6）奶酪：是一种营养价值较高的发酵乳制品，是在原料乳中加入适量的乳酸菌发酵剂或凝乳酶，使蛋白质发生凝固，并加盐、压榨排除乳清之后的产品。

（三）蛋类的营养价值

1. 蛋的结构　蛋类的结构相似，由蛋壳、蛋清、蛋黄三部分组成。

*2. 蛋类的营养价值　蛋类含蛋白质一般在 10% 以上。鸡蛋蛋白的必需氨基酸组成与人体接近，是蛋白质生物学价值最高的食物，常被用作参考蛋白。蛋清中含脂肪极少，98% 的脂肪集中在蛋黄中，蛋黄中胆固醇含量较高，同时也是磷脂的良好食物来源。蛋类含碳水化合物较少，蛋清中主要是甘露糖和半乳糖，蛋黄中主要是葡萄糖，多与蛋白质结合形式存在。蛋类的矿物质主要存在于蛋黄内。蛋类维生素含量较为丰富，主要集中在蛋黄中，维生素种类相对齐全。

*3. 蛋制品的营养价值　新鲜蛋类经特殊加工制成风味特异的蛋制品。宏量营养素与鲜蛋相似，但不同加工方法对一些微量营养素的含量产生影响，一般 B 族维生素损失较大。

模拟试题测试，提升应试能力

一、单项选择题

1. 中国居民膳食中膳食纤维的主要来源是 （　　）

A. 肉类　　　　　　　　B. 蛋类　　　　　　　　C. 乳制品

D. 精制米面　　　　　　E. 水果蔬菜

2. 谷类食品的营养价值特点是 （　　）

A. 含有丰富的蛋白质　　B. 含有丰富的碳水化合物

C. 含有丰富的矿物质　　D. 含有丰富的脂溶性维生素

E. 含有丰富的脂肪

3. 在制作面食时 B 族维生素损失最多的烹调方法是 （　　）

A. 焖　　　　　　　　　B. 煮　　　　　　　　　C. 烙

D. 炸　　　　　　　　　D. 蒸

4. 与大豆相比，豆芽中富含的维生素是 （　　）

A. 维生素 E　　　　　　B. 叶酸　　　　　　　　C. 维生素 B_1

D. 维生素 C　　　　　　E. 维生素 B_{12}

5. 蛋黄中具有降低胆固醇作用的是 （　　）

A. 神经鞘磷脂　　　　　B. 脑磷脂　　　　　　　C. 卵磷脂

D. 脑苷脂　　　　　　　E. 谷醇

6. 畜禽肉类的营养价值包括 （　　）

A. 畜禽肉肌肉组织中蛋白质含量是最高的，是动物蛋白质的重要来源

B. 畜肉的质地较禽肉细嫩且含氮浸出物多，故畜肉炖汤的味道较禽肉更鲜美

C. 动物内脏含丰富的多不饱和脂肪酸

D. 畜禽内脏矿物质含量高于瘦肉

E. 畜禽肝脏营养价值高，特别富含维生素 C 和维生素 B_2

7. 影响谷物中矿物质吸收利用的成分是（　　）

A. 氨基酸　　　　　　　B. 支链淀粉　　　　　　C. 直链淀粉

D. 果糖　　　　　　　　E. 植酸

8. 关于谷类中营养素分布特点，描述正确的是（　　）

A. 维生素 E 在糊粉层中含量丰富

B. 谷皮中含有丰富的蛋白质

C. 淀粉主要集中在胚乳中

D. 脂肪只存在于胚芽中

E. 胚乳中纤维素含量较多

9. 下列含维生素 C 最多的蔬菜是（　　）

A. 大白菜　　　　　　　B. 油菜　　　　　　　　C. 柿子椒

D. 大萝卜　　　　　　　E. 黄瓜

10. 某食物中钙的 INQ 值大于 1 表示（　　）

A. 食物钙的供给量高于能量供给

B. 食物钙的供给量低于能量供给

C. 食物钙的供给量等于能量供给

D. 食物钙的供给量高于机体所需

E. 食物钙的供给量低于机体所需

11. 以生牛（羊）乳或乳粉为原料，经杀菌、接种嗜热链球菌和保加利亚乳杆菌（德氏乳杆菌保加利亚亚种）发酵制成的产品称为（　　）

A. 发酵乳　　　　　　　B. 酸乳　　　　　　　　C. 风味发酵乳

D. 风味酸乳　　　　　　E. 炼乳

12. 下列是钙最佳来源的食物种类为（　　）

A. 乳类　　　　　　　　B. 大豆　　　　　　　　C. 蔬菜类

D. 畜禽肉类　　　　　　E. 坚果类

13. 谷类含维生素 E 最丰富的部位是 (　　)

A. 谷皮　　　　　　　B. 糊粉层　　　　　　C. 胚芽

D. 胚乳　　　　　　　E. 谷壳

14. 坚果的营养特点为 (　　)

A. 蛋白质含量约 12%~25%，属于优质蛋白质

B. 油脂含量较高，以不饱和脂肪酸为主

C. 碳水化合物的含量都很低

D. 含有大量的维生素 C 和硒等具有抗氧化作用的营养成分

E. 可以作为主食食用

15. 天然食物中蛋白质生物学价值最高的是 (　　)

A. 瘦肉　　　　　　　B. 鸡蛋　　　　　　　C. 牛乳

D. 鱼　　　　　　　　E. 大豆制品

16. 目前认为大豆中具有预防骨质疏松的成分是 (　　)

A. 植物红细胞血凝素　B. 植酸　　　　　　　C. 脲酶

D. 黄酮类　　　　　　E. 皂苷

17. 减少冷冻动物性食物营养损失的重要措施是 (　　)

A. 快速冷冻，缓慢融化　B. 缓慢冷冻，快速融化

C. 长时间冷冻　　　　　D. 超低温冷冻，快速融化

E. 急火快炒

18. 海鱼中具有预防心血管疾病的主要成分是 (　　)

A. 多不饱和脂肪酸　　B. 碘　　　　　　　　C. 优质蛋白

D. 维生素 A　　　　　E. 维生素 C

19. 以下对蛋类营养价值描述错误的是 (　　)

A. 蛋类含蛋白质一般都在 10% 以上

B. 蛋清中含脂肪极少，98% 的脂肪在蛋黄内

C. 蛋黄是磷脂的良好食物来源

D. 蛋黄中富含铁，其生物利用率也很高

E. 蛋类维生素含量较为丰富，而且种类较为齐全

20. 烹调蔬菜的合理方法是 (　　)

A. 先切后洗　　　　　B. 长时间浸泡水中，以清除农药

C. 急火快炒　　　　　D. 急火快煮

E. 急火烧烤

21. 蔬菜在烹调时损失最多的营养素是（　　　）

A. 蛋白质　　　　　　　　B. 脂肪　　　　　　　　　C. 维生素 C

D. 维生素 E　　　　　　　E. 矿物质

22. 蔬菜在加工过程中不应该（　　　）

A. 急火快炒　　　　　　　B. 加醋　　　　　　　　　C. 去除黄叶

D. 先切后洗　　　　　　　E. 现吃现炒

23. 谷类食品蛋白质的第一限制氨基酸是（　　　）

A. 蛋氨酸　　　　　　　　B. 苏氨酸　　　　　　　　C. 色氨酸

D. 亮氨酸　　　　　　　　E. 赖氨酸

24. 大豆中含量较少的氨基酸是（　　　）

A. 蛋氨酸　　　　　　　　B. 苏氨酸　　　　　　　　C. 缬氨酸

D. 亮氨酸　　　　　　　　E. 赖氨酸

25. 以下对鱼类的营养价值描述错误的是（　　　）

A. 鱼类蛋白质含量一般为 15%～25%

B. 鱼类含脂肪很少，一般为 1%～10%

C. 鱼类脂肪多由不饱和脂肪酸组成（占 80%），熔点低，常温下呈液态

D. 鱼类含铁、锌、硒较为丰富

E. 鱼类是维生素 A 和维生素 C 的重要来源

二、多项选择题

1. 谷类所特有的蛋白质为（　　　）

A. 谷蛋白　　　　　　　　B. 球蛋白　　　　　　　　C 清蛋白

D. 醇溶蛋白　　　　　　　E. 酪蛋白

2. 降低蔬菜中维生素损失的有效措施（　　　）

A. 先洗后切　　　　　　　B. 急火快炒　　　　　　　C 先切后洗

D. 现做现吃　　　　　　　E 全部生吃

3. 大豆中的植物化学物有（　　　）

A. 大豆异黄酮　　　　　　B. 大豆皂苷　　　　　　　C. 脲酶

D. 豆腥味　　　　　　　　E. 大豆卵磷脂

4. 大豆富含的营养成分有（　　　）

A. 维生素 B　　　　　　　B. 亚油酸　　　　　　　　C. 钙

D. 维生素 C   E. 蛋白质

5. 属于优质蛋白质的食物是 （   ）

A. 大米   B. 牛乳   C. 鱼

D. 黄豆   E. 红薯

6. 畜、禽、鱼等动物性食品即常用又安全的储藏法是 （   ）

A. 冷冻法   B. 干燥法   C. 冷藏法

D. 盐腌法   E. 熏制法

7. 蔬菜水果中含量丰富的成分是 （   ）

A. 蛋白质   B. 脂肪   C. 碳水化合物

D. 矿物质   E. 有机酸

8. 烹调对食物营养价值的影响包括 （   ）

A. 谷类食物烹调中高温油炸时 B 族维生素的损失最大

B. 动物性食物在烹调过程中蛋白质变性降低营养价值

C. 上浆挂糊、急火快炒可减少肉类营养素的损失

D. 蔬菜在烹调中最容易丢失的是维生素 C

E. 蔬菜在烹调中最容易丢失的是维生素 B_1

9. 评价食物的营养价值应考虑的因素包括 （   ）

A. 营养素种类   B. 营养素含量   C. 营养素质量

D. 烹调加工的影响   E. 食物的总抗氧化能力

10. 蔬菜、水果常用的保藏方法有 （   ）

A. 辐照保藏法   B. 干燥储藏   C. 低温储藏

D. 保鲜剂储藏   E. 气调储藏法

三、名词解释

1. 食物的营养价值   2. INQ

四、问答题

1. 如何采用 INQ 值评价食物的营养价值？

2. 论述食物营养价值的影响因素？评定食物营养价值的意义是什么？

3. 谷类食物有哪些营养特点？

4. 大豆有哪些营养特点？

5. 乳的营养特点是什么？

第四章

公 共 营 养

第一节　公共营养概述

*（一）概念和工作内容

1. **概念**　公共营养是通过营养监测、营养调查发现人群中存在的营养问题及其影响因素，并将营养科学理论应用于改善人群中营养问题的综合性学科。公共营养对提高国民体质和预防营养相关疾病具有不可替代的作用。

2. **工作内容**　①开展人群健康和营养状况评估；②分析公众营养问题解决的途径、机遇和制约因素；③研制针对公众营养问题的解决方案，并实施技术指导；④为国家或地区制定营养政策和规划提供咨询；⑤为多部门协调全面解决公众营养问题提供技术咨询；⑥评估营养项目的干预效果；⑦培训营养专业人才；⑧开展膳食营养科普宣教等。

现阶段我国公共营养主要开展了营养调查与评价、制订膳食营养素参考摄入量、研究居民的膳食结构并定期发布膳食指南、实施营养监测与营养改善行动、开展营养教育与宣传以及推动食物与营养相关政策和法规的建立等工作。

（二）特点和目标

1. **公共营养的特点**　实践性、宏观性、社会性和多学科性。

2. 目标   公共营养的核心目标是追求更高的健康水平,包括延长寿命和提高生命质量。公共营养不仅需要关注营养不足或缺乏人群,也应将预防营养过剩和控制慢性病纳入工作目标。

★(三) 公共营养问题的解决途径

(1) 构建营养保健体系。
(2) 建立营养保健制度。
(3) 促进营养立法和推动营养改善。
(4) 建立营养教育与咨询的专业队伍。

第二节   居民营养状况调查

★(一) 概述(概念、目的、内容、组织)

1. 概念   营养调查系指运用各种手段准确地了解某人群或特定个体各种营养指标的水平,以判断其当前的营养和健康状况,是公共营养的基本方法和内容。我国曾于 1959 年、1982 年、1992 年和 2002 年分别进行了四次全国性营养调查。2010 年起,国家建立了营养监测制度,对居民的膳食、营养及慢性病进行动态监测。

2. 目的
(1) 了解不同地区、年龄和性别人群的能量和营养素摄取现况。
(2) 了解与能量和营养素摄入不足、过剩有关的营养问题的分布和严重程度。
(3) 探索营养相关疾病的病因和干预策略。
(4) 预测膳食结构变迁及其发展趋势。
(5) 提供权威性营养与健康状况数据。
(6) 为国家或地区制定营养政策提供信息。

3. 内容
(1) 膳食调查。
(2) 人体营养水平的生化检验。
(3) 营养相关疾病临床体征及症状检查。

（4）人体测量资料分析。

4. 组织

（1）组织和动员调查对象。

（2）根据调查方案科学安排工作流程。

（3）指定专人完成调查内容及生物样品收集、分析。

（4）调查员培训。

（5）现场协调与质量控制等。

★（二）营养调查方法

1. 膳食调查　了解被调查对象在一定时间内通过膳食摄取的能量、各种营养素的数量和质量，据此来评价被调查对象能量和营养素需求获得满足的程度。膳食调查方法有称重法、记账法、膳食回顾法、化学分析法和食物频数法等。

（1）称重法：可用于个人、家庭或集体单位，该方法细致准确，但比较耗费人力、物力。调查期间需要对每餐所吃主副食的生重、熟重及剩余食物称重，并根据实际用餐人数，计算出平均每人用餐的生食物重量。将一天各餐的结果加在一起，得出每人每天摄入的各种生食物重量，查阅食物成分表计算出能量和各种营养素摄入量。一般可调查 3~7 天。如果被调查对象在年龄、性别、劳动强度上差别较大，则必须折算成相应"标准人"的每人每日各种食物的摄入量。

（2）记账法：适用于有详细账目的集体单位，过程相对简便，节省人力物力。该法通过查账或记录被调查单位一定时间内各种食物消耗总量和用餐人日数，计算出平均每人每日的食物消耗量。一般可统计 1 个月，一年四季各进行一次。

（3）膳食回顾法：又称膳食询问法、24 小时回顾法，即对被调查者连续 3 天各种主副食物摄入情况进行回顾调查（包括在外就餐），获得个人每日各种食物摄入量，借助食物成分表计算出能量和营养素。该方法简便易行，但所得资料比较粗略，有时需要借助食物模具或食物图谱来提高其准确性。

（4）化学分析法：收集调查对象一日膳食中所摄入的全部主副食品，通过实验室化学分析方法来测定其营养素含量。根据样品的收集方法不同分为双份饭法和双份原料法两种。

（5）食物频数法：收集被调查对象过去较长时间（数周、数月或数年）内各种食物消费频率及消费量,从而获得个人长期食物和营养素平均摄入量。食物频率法可快速得到平时各种食物摄入的种类和数量,反映长期膳食行为,其结果可作为研究慢性病与膳食模式关系的依据,也可供膳食咨询指导之用。

2. 人体营养水平的生化检验　是借助生化实验,用于发现人体营养不足、营养储备水平低下或营养过剩等状况,以便预防营养相关疾病的发生,可为观察某些因素对人体营养状况的影响提供科学依据。

3. 人体营养状况的临床检查　根据症状和体征判断营养不足或过剩所致营养相关疾病的发生和进展。

人体测量资料可以较好地反映营养状况,身高、体重、上臂围度与皮褶厚度等是营养评价常用指标,若开展专题调查,还可以选用胸围、头围、骨盆径、小腿围、背高、坐高、肩峰距和腕骨 X 线等。

(1) 理想体重:应用于成人,一般用来衡量实测体重是否在适宜范围。我国多采用 Broca 改良公式,即理想体重(kg)= 身高(cm)-105。实际体重位于理想体重的±10% 为正常范围,±10% ~ 20% 为超重/瘦弱,±20% 以上为肥胖/极瘦弱。理想体重的“真值”难以估计,作为判断标准已较少使用。

(2) 体质指数(BMI):是目前评价营养状况最常用的方法之一,BMI= 体重(kg)/ [身高(m)]^2。WHO 建议,BMI< 18.5 为消瘦,18.5 ~ 24.9 为正常,25 ~ 29.9 为超重,≥30 为肥胖;我国成人 BMI 标准 18.5 ~ 23.9 为正常,24.0 ~ 27.9 为超重,≥28.0 为肥胖。

(3) 年龄别体重、年龄别身高和身高别体重:主要应用于儿童生长发育与营养状况评价。其中,年龄别体重主要适用于婴幼儿,年龄别身高反映长期营养状况及其造成的影响,身高别体重反映近期营养状况。一般应先用年龄别身高排除生长迟滞者,再用身高别体重筛查出消瘦者。

(4) 皮褶厚度:通过测量皮下脂肪厚度来估计体脂含量的方法,常采用肩胛下角和上臂肱三头肌腹处的皮褶厚度之和。皮褶厚度一般不单独作为肥胖的标准,通常与身高标准体重结合起来判定。

(5) 上臂围和上臂肌围:上臂围一般测量左上臂肩峰至鹰嘴连线中点的臂围长,我国 1 ~ 5 岁儿童上臂围>13.5cm 为营养良好,12.5 ~ 13.5cm 为中等,< 12.5cm 为营养不良。上臂肌围= 上臂围-3.14×肱三头肌皮褶厚度,成年人正常参考值为男 25.3cm、女 23.2cm。

★(三) 营养调查结果的分析评价

(1) 膳食模式是否合理。

(2) 能量和营养素摄入量满足需要的程度。

(3) 能量、蛋白质的食物来源是否合理。

(4) 各餐能量分配比例是否恰当。一般人群就餐应定时和定量,其能量比约为3∶4∶3,儿童和老人可以在三餐之外适当加餐,应坚持每天吃早餐并保证其营养充足、午餐要吃好、晚餐要适量。

(5) 其他,如通过分析其与营养不足或缺乏、过剩的关系来判断食物来源、储存条件、烹调加工方法及被调查者饮食习惯、就餐方式等是否合理,营养不足或过剩与营养相关疾病的因果关系,优质蛋白质、维生素、钙摄入不足等普遍性问题,方便食品、快餐食品、食品添加剂滥用等。

第三节 公共营养监测

(一) 营养监测概述

营养监测是指长期动态监测人群的营养状况,同时收集影响人群营养状况的有关社会经济等方面的资料,探讨从政策、社会措施上改善营养状况和条件的途径。

营养监测目的是在社会发展过程中了解和掌握食物消费的变化及人民营养状况,分析其发展趋势,为决策提供信息,有针对性地解决营养问题,预防疾病的发生,并在食物生产、流通等方面进行相应的政策调整。以保证社会发展过程中食物生产、健康与环境的平衡发展和优化提高。

(二) 营养监测系统

世界上许多国家都设立了营养监测系统,不同国家由于其营养问题、任务及目的不同,营养监测系统的设计与特征各异,其中美国营养监测系统比较完善。我国的营养监测体系始于1988年,由卫生部制订、实施国家营养监测计划,1995年建立了国家营养监测系统。

（三）营养监测内容

1. 数据收集

（1）人口普查资料。

（2）政府相关部门的统计资料。

（3）卫生部门常规收集的资料。

（4）监测过程中调查获得的资料,如营养素和食物摄入情况,体格检查和生化检查数据等。

2. 数据分析　一般有描述性、趋势性和干预性分析方法。

3. 资料的利用

（1）常规营养监测用来发现高危人群,制定或评价营养目标以及监测食物的生产和销售。

（2）制定营养相关项目。

（3）制定相关法律、政策和指南。

（4）营养科学研究。

4. 目的的确定　营养监测的总目的是为政府有关部门决策、制定干预项目提供信息。

5. 人群和监测点的选取　监测人群选择的原则是既要保证样本有代表性,又要避免过多耗费人力和财力。

6. 指标的确定　应考虑其灵敏性、特异性与可行性。

（1）健康指标:一般健康指标,如世界卫生组织推荐的指标有体重、身高、0~4岁死亡率、婴儿哺乳/喂养方式、某种营养缺乏病的新病例;特殊情况下的附加指标,如上臂围、毕脱斑伴有结膜干燥症、角膜瘢痕、血清维生素 A、血红蛋白、地方性甲状腺肿;肥胖和有退行性疾病人群的指标,如血脂、血压、皮褶厚度、成年人身高别体重及冠心病死亡率。

（2）社会经济指标:常用的指标为经济状况指标、环境指标和各种服务指标。

经济状况指标包括再生产的物质财富、不再生产的自然财富和无形的财富。在反映个人收入方面,常见的指标有 Engel 指数、收入弹性、人均收入及人均收入增长率。

Engel 指数:食物支出占家庭总收入的比重(Engel 指数 = 用于食品的开支/

家庭总收入×100%),它是衡量一个国家或地区居民消费水平的标志,是反映贫困与富裕的指标。该指数在60%以上者为贫困,50%~59%为勉强度日,40%~49%为小康水平,30%~39%为富裕;30%以下为最富裕。

收入弹性=食物购买力增长(%)/收入增长(%),在贫困地区相当于0.7~0.9,在富裕的地区收入弹性值减小。

(3)饮食行为与生活方式指标:常见的监测指标为吸烟、饮酒、体力活动、体育锻炼、生活规律以及知识、态度和行为的改变等。

第四节 营 养 干 预

(一) 营养教育

营养教育是一种改善人群营养状况的有效方法。WHO定义为:"营养教育是通过改变人们的饮食行为而达到改善营养目的的一种有计划活动。"

营养教育方法可大致分为营养信息传播和营养行为干预两类。

★(二) 营养配餐与食谱编制

1. 营养配餐 按人体的需要,根据食物中各种营养成分的含量,设计一天、一周或一段时间的食谱,使人们摄入的营养素比例合理,以达到平衡膳食的要求。配餐时需要以DRIs为依据确定需要量,以能量需要量为基础,再以各营养素的DRIs为参考评价食谱的合理性。膳食指南的原则就是食谱设计的原则,营养食谱的制定需要根据膳食指南考虑食物种类、数量的合理搭配。

2. 营养食谱的制定原则

(1)按照《中国居民膳食指南》的要求,膳食应满足人体需要的能量、蛋白质、脂肪以及各种矿物质和维生素。

(2)各营养素之间的比例要适宜。

(3)食物搭配要合理。

(4)三餐要合理。

(5)注意饮食习惯和饭菜口味。

(6)考虑季节和市场供应情况,也要兼顾经济条件。营养食谱的制定方法包括计算法、食物交换份法等。

(三) 食品强化

食品强化是根据不同人群的营养需要,向食品中添加营养素或天然食物成分,以提高食品的营养价值使之更适合人类营养需要的一种食品深加工。被强化的食品称为载体;所添加的营养素称为营养强化剂,常为必需氨基酸类、维生素类、矿物质与微量元素类等。

(四) 慢性病营养干预

1. 概述　慢性非传染性疾病是一类起病隐匿、病程长且病情迁延不愈、缺乏明确的传染性生物病因证据、病因复杂或病因尚未完全确认的疾病的概括性总称,简称慢性病,主要指心脑血管疾病、恶性肿瘤、慢性呼吸系统疾病和糖尿病等,其发病危险因素与膳食营养、行为和生活方式关系密切。慢性病的营养干预工作要面向一般人群、高危人群和患病人群三类人群,关注危险因素控制、早诊早治和规范化管理三个环节,运用健康促进、健康管理和疾病管理三个手段,掌握合理膳食、身体活动和健康体重三种平衡,监测血压、血糖和血脂三种指标。

2. 慢性病营养干预策略　通常采取高危人群策略或全人群策略,针对致病危险因素,以纠正不合理膳食和行为生活方式为主开展综合性干预。

第五节　居民膳食营养政策措施

(一) 中国居民膳食营养与健康现状

2002年中国居民营养与健康状况调查结果显示,我国居民的营养状况有了明显的改善、营养缺乏病大幅度减少,但同时仍然存在着营养缺乏,且肥胖、高血压、糖尿病、血脂异常等营养相关慢性疾病的患病也不断增加。

(二) 膳食结构及对健康的影响

膳食结构是指膳食中各类食物的数量及其在膳食中所占的比重。根据各类食物所能提供能量及各种营养素的数量和比例来衡量膳食结构的组成是否合理。

1. 世界膳食结构模式

（1）东方膳食模式：该膳食模式以植物性食物为主，动物性食物为辅。大多数发展中国家如印度、巴基斯坦、孟加拉和非洲一些国家等属此类型。这类膳食容易出现蛋白质、能量营养不良，以致体质较弱、健康状况不良、劳动能力降低，但有利于血脂异常和冠心病等慢性病的预防。

（2）经济发达国家膳食模式：该膳食模式以动物性食物为主，是多数欧美发达国家如美国、西欧、北欧诸国的典型膳食结构，属于营养过剩型膳食。食物以提供高能量、高脂肪、高蛋白质、低膳食纤维为主要特点。这种膳食模式容易造成肥胖、高血压、冠心病、糖尿病等营养过剩性慢性病发病率上升。

（3）日本膳食模式：该膳食模式是一种动植物食物较为平衡的膳食结构，以日本为代表。该膳食模式既保留了东方膳食的特点，又吸取了西方膳食的长处，少油、少盐、多海产品，蛋白质、脂肪和碳水化合物的供能比合适，有利于避免营养缺乏病和营养过剩性疾病，膳食结构基本合理。

（4）地中海膳食模式：该膳食模式是居住在地中海地区的居民所特有的，以意大利、希腊为代表。此膳食结构的突出特点是饱和脂肪摄入量低，不饱和脂肪摄入量高，膳食含大量复合碳水化合物，蔬菜、水果摄入量较高。地中海地区居民心脑血管疾病发生率很低。

2. 我国传统的膳食结构　以植物性食物为主，特点为高碳水化合物、高膳食纤维、低动物脂肪，是一种东方膳食模式，容易出现营养不良，但有利于血脂异常和冠心病等慢性病的预防。近 20 年来，我国的膳食结构正逐渐向西方转变，城市和经济发达地区的膳食结构不尽合理。城市居民虽然膳食质量明显提高，但膳食高能量、高脂肪和体力活动减少造成超重、肥胖和糖尿病、血脂异常等慢性病的发病率快速上升。

★（三）中国居民膳食指南与宝塔

在 1997 年《中国居民膳食指南》的基础上，根据我国实际的食物摄入和健康状况重新修订了 2007 版的《中国居民膳食指南》，内容如下。

（1）食物多样，谷类为主，粗细搭配。

（2）多吃蔬菜水果和薯类。

（3）每天吃奶类、大豆或制品。

（4）常吃适量的鱼、禽、蛋和瘦肉。

（5）减少烹调油用量，吃清淡少盐膳食。

（6）食不过量，天天运动，保持健康体重。

（7）三餐分配要合理，零食要适当。

（8）每天足量饮水，合选择饮料。

（9）如饮酒应限量。

（10）吃新鲜卫生的食物。

中国居民平衡膳食宝塔是根据《中国居民膳食指南》的核心内容，结合中国居民膳食的实际状况，把平衡膳食的原则转化成各类食物的重量，便于人们在日常生活中实行。膳食宝塔提出了一个在营养上比较理想的膳食模式，同时注意了运动的重要性。

膳食宝塔共分五层（图 4-1），包含我们每天应当吃的各类主要食物。谷类食物在底层，每人每天应该吃 250～400g；蔬菜和水果在第二层，每天应分别吃 300～500g 和 200～400g；鱼、禽、肉、蛋等动物性食物在第三层，每天应该吃 125～225g（畜禽肉 50～75g，鱼虾类 50～100g，蛋类 25～50g）；奶类和豆类食物食物在第四层，每天应吃相当于鲜奶 300g 的奶类及奶制品和相当于干豆 30～50g 的大豆类及坚果；第五层塔顶是烹调油和食盐，每天烹调油不超过 25g 或 30g，食盐不超过 6g。膳食宝塔图外侧为饮水和身体活动的形象，强调足量饮水和增加身体活动的重要性。在温和气候条件下生活的轻体力活动的成年人每日至少饮水 1200ml（约 6 杯），在高温或强体力劳动的条件下应适当增加。建议成年人每天累计的身体活动量相当于步行 6000 步以上，如果身体条件允许，最好进行 30 分钟中等强度的运动。

★（四）食品营养标签

营养标签是预包装食品标签上向消费者提供食品营养信息和特性的说明，包括营养成分表、营养声称和营养成分功能声称。营养标签是预包装食品标签的一部分。2011 年卫生部发布了《食品安全国家标准预包装食品营养标签通则》，于 2013 年 1 月 1 日起实施，对预包装食品营养标签的基本要求、标示内容、标示格式以及豁免强制标示等进行了规定，目的是为了指导消费者平衡膳食、满足消费者知情权、促进食品贸易。

预包装食品营养标签的强制标示内容如下。

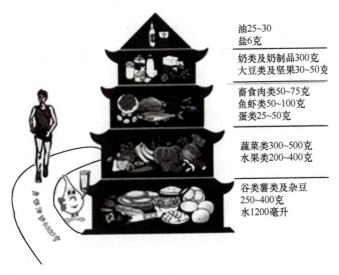

油25~30
盐6克

奶类及奶制品300克
大豆类及坚果30~50克

畜食肉类50~75克
鱼虾类50~100克
蛋类25~50克

蔬菜类300~500克
水果类200~400克

谷类薯类及杂豆
250~400克
水1200毫升

图 4-1　中国居民平衡膳食宝塔

（1）能量、核心营养素的含量值及其占营养素参等值（NRV）的百分比。

（2）营养声称或营养成分功能声称的其他营养成分含量及其占营养素参考值的百分比。

（3）营养强化后食品中该营养成分的含量值及其占营养素参考值的百分比。

（4）使用了氢化油脂时,在营养成分表中还应标示出反式脂肪（酸）的含量。

豁免强制标示营养标签的预包装食品如下。

（1）生鲜食品,如包装的生肉、生鱼、生蔬菜和水果、禽蛋等。

（2）乙醇含量≥0.5%的饮料酒类。

（3）包装总表面积≤100cm² 或最大表面积≤20cm² 的食品。

（4）现制现售的食品。

（5）包装的饮用水。

（6）每日食用量≤10g 或 10ml 的预包装食品。

（7）其他法律法规标准规定可以不标示营养标签的预包装食品。

模拟试题测试，提升应试能力

一、单项选择题

1. 我国已进行的全国性营养调查的次数为(   )

A. 1次   B. 2次   C. 3次

D. 4次   E. 5次

2. 能够反映儿童长期营养状况及其影响的指标是(   )

A. 身高   B. 体重   C. 年龄别身高

D. 年龄别体重   E. 身高别体重

3. 能够反映长期膳食行为、可用于研究慢性病与膳食模式关系的膳食调查方法是(   )

A. 称重法   B. 记账法   C. 膳食回顾法

D. 化学分析法   E. 食物频数法

4. 下列属于强制标示营养标签的预包装食品为(   )

A. 饼干   B. 生鱼   C. 水果

D. 包装饮用水   E. 现制糕点

5. 下列属于营养教育远期效果的是(   )

A. 营养健康状况的变化   B. 知识和态度的变化

C. 信息和服务的变化   D. 行为的变化

E. 危险因素的变化

6. 采用体质指数(BMI)判定肥胖时，WHO 和我国的标准分别是(   )

A. BMI≥30, 28   B. BMI≥30, 25   C. BMI≥30, 24

D. BMI≥28, 25   E. BMI≥28, 24

7. 下列不属于营养监测内容的是(   )

A. 营养及健康状况   B. 健康生活方式

C. 食物和营养素的摄入   D. 知识、态度和行为评价

E. 食物成分和营养数据库

8. 颁布世界上第一部完备的营养法的国家是(   )

A. 美国   B. 日本   C. 英国

D. 德国   E. 中国

9. 处于小康水平的居民其 Engel 指数为(　　)

A. ≥60%　　　　B. 50%～59%　　　　C. 40%～49%

D. 30%～39%　　E. <30%

10. 按照中国居民平衡膳食宝塔的要求,每天鱼、禽、肉、蛋等动物性食物的摄入量应为(　　)

A. 25～50g　　　B. 50～100g　　　C. 100～150g

D. 125～225g　　E. 200～400g

二、多项选择题

1. 下列属于营养调查内容的是(　　)

A. 能量摄入情况调查　　　　　　B. 血清总蛋白测定

C. 尿负荷试验　　　　　　　　　D. 临床症状检查

E. 体质指数计算

2. 目前我国居民膳食营养与健康的现状是(　　)

A. 营养状况有了明显的改善

B. 营养缺乏病已不存在

C. 营养相关慢性疾病患病不断增加

D. 以高总胆固醇血症为主要血脂代谢异常的类型

E. 城市居民超重和肥胖率迅速上升

3. 营养调查工作质量的影响因素包括(　　)

A. 工作计划的科学性、严谨性和可行性　B. 各级领导的支持

C. 调查对象的配合程度　　　　　　D. 调查人员的工作态度

E. 调查人员的专业知识技能水平

4. 发生贫血时,可能缺乏的营养素包括(　　)

A. 蛋白质　　　B 碳水化合物　　　C 铁

D. 维生素 C　　E. 叶酸

5. 下列属于公共营养特点的是(　　)

A. 宏观性　　　B. 多学科性　　　C. 实践性

D. 强制性　　　E. 社会性

6. 对慢性病预防中的高危人群策略描述正确的是(　　)

A. 针对处于较高水平的致病危险因素采取干预措施

B. 可以使大多数人受益

C. 关注病因链的远端环节

D. 效果明确

E. 减轻疾病负担起效慢

7. 常用做营养监测的健康指标包括(　　　)

A. 体力活动　　　　B. 幼儿死亡率　　　C. 身高和体重

D. 婴儿喂养方式　　E. 吸烟

8. 膳食调查的方法有(　　　)

A. 称重法　　　　　B. 记账法　　　　　C. 膳食回顾法

D. 食物频数法　　　E. 化学分析法

9. 下列属于预包装食品营养标签强制标示内容的是(　　　)

A. 能量值　　　　　　　　　　　B. 核心营养素的含量值

C. 所有营养素的含量值　　　　　D. 营养声称

E. 营养强化后食品中该营养成分的含量值

10. 营养调查结果可分析评价的内容包括(　　　)

A. 膳食模式

B 能量和营养素摄入量

C. 营养规划效果

D. 食物来源、储存条件、烹调加工方法

E. 营养不足或过剩与营养相关疾病的因果关系

三、名词解释

1. 公共营养

2. 营养标签

3. 营养监测

4. Engel 指数

5. 食品强化

6. 营养调查

四、问答题

1. 简述公共营养问题的解决途径。

2. 营养调查的目的有哪些?

3. 论述膳食结构模式与慢性病发生的关系。

4. 营养调查结果可用于分析评价哪些问题?

5. 简述 2010 版《中国居民膳食指南》和《平衡膳食宝塔》的内容。

五、案例题

某男士,45 岁,公司经理。近日,感觉头脑昏沉、嗜睡,到医院就诊。体格检查:身高 1.76m,体重 93kg,血压 158mmHg/104mmHg。实验室检查结果:空腹血糖 6.2mmol/L,甘油三酯 3.55mmol/L,总胆固醇 5.13mmol/L。医生询问其平时膳食和生活习惯:由于工作繁忙和应酬较多,很少运动,每天摄入谷物 200～300g,蔬菜 200～300g,水果 100～200g,畜禽肉 100～150g,海鲜 100～l50g,烹调油 50～75g,食盐 10～15g,饮酒 80～120g(以酒精量计)。

(1) 根据症状和检查结果,分析其可能存在的健康问题。

(2) 该患者的膳食存在哪些问题?

(3) 为改善其健康状况,建议该患者在饮食和行为方面应做哪些改进?

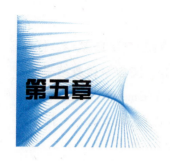

第五章

不同人群的营养与膳食

学习内容提炼,涵盖重点考点

第一节 孕妇、乳母的营养与膳食

(一) 孕妇

1. 生理特点　为适应和满足胎体在宫内生长发育的需求,母体自身会发生一系列的生理性变化,包括:妊娠相关激素水平的变化;血容量增加;血浆总蛋白下降;肾脏负担加重,肾小球滤过率和肾血浆流量增加,尿中的蛋白质代谢产物排泄增多;孕酮分泌增加可引起消化系统功能发生一系列的改变,延长了食物在肠道内停留时间,使一些营养素如钙、铁、叶酸、维生素 B_{12} 等的吸收都有所增加。另外,体重增长是反映妊娠期妇女健康与营养状况的综合指标。妊娠期母体的体重平均增重约 12kg,包括妊娠的产物和母体组织的增长两部分。

★2. 营养需要

(1) 能量:孕妇除了维持自身所需能量外,还要负担胎儿的生长发育及胎盘和母体组织增长所需的能量。中国营养学会(Chinese Nutrition Society,CNS)建议妊娠期膳食能量推荐摄入量(RNI)为孕中、晚期在非孕妇女的基础上每日增加 0.83MJ (200kcal)。能量的供给主要根据体重增减来调整。

(2) 蛋白质:孕妇必须摄入足够数量的蛋白质以满足自身及胎儿生长发育的需要。CNS 建议孕妇蛋白质 RNI 在非孕妇女的基础上,于孕早、中、晚期分别增加 5、15、20g/d。膳食中优质蛋白质至少占蛋白质总量的 1/3 以上。

（3）脂类：妊娠过程中孕妇平均需储存 2~4kg 脂肪。CNS 推荐妊娠期膳食脂肪的供能比为 20%~30%。

（4）矿物质：妊娠期钙、铁、锌、碘的需要量均有增加。CNS 建议妊娠期膳食钙和铁每日适宜摄入量（AI）在孕早、中和晚期分别为 800、1000、1200mg/d 和 15、25、35mg/d；膳食锌的 RNI 为孕早期 11.5mg/d，孕中、晚期 16.5mg/d；膳食碘的 RNI 为 200μg/d，比妊娠前增加 50μg/d。

（5）维生素：妊娠期妇女缺乏维生素 A 与胎儿宫内发育迟缓、低出生体重及早产有关。但妊娠早期如过量摄入维生素 A 可能导致自发性流产和胎儿先天畸形。故 CNS 及 WHO 均建议孕妇通过摄取富含类胡萝卜素的食物来补充维生素 A。CNS 建议妊娠早期和妊娠中晚期维生素 A 的 RNI 分别为 800μgRE/d 和 900μgRE/d，可耐受最高摄入量（UL）为 2400μgRE/d。妊娠期对维生素 D 的需要量增加，但过量也可导致婴儿发生高钙血症而产生维生素 D 中毒。CNS 建议妊娠早期维生素 D 的 RNI 与非孕妇女相同为 5μg/d，妊娠中、晚期为 100μg/d。UL 为 20μg/d。维生素 B_1 和维生素 B_2 均与能量代谢有关，CNS 建议妊娠期妇女维生素 B_1 和维生素 B_2 的 RNI 分别为 1.5mg/d 和 1.7mg/d；维生素 B_6 与叶酸、维生素 B_{12} 联用可预防妊娠高血压，CNS 建议妊娠期妇女维生素 B_6 和 B_{12} 的 AI 分别为 1.9mg/d 和 2.6mg/d。补充叶酸可预防神经管畸形，CNS 建议妊娠期妇女叶酸的 RNI 为 600μgDFE/d，UL 为 1000μgDFE/d。

*3. 妊娠期营养对母体和胎儿的影响　妊娠期营养不良可导致：①母体发生营养性贫血、骨质软化症、营养不良性水肿及妊娠合并症；②胎儿生长发育迟缓、先天性畸形、脑发育受损及婴儿低出生体重或巨大儿。

*4. 合理膳食原则　妊娠期膳食应随妊娠期妇女的生理变化和胎体生长发育的状况而进行合理调配。CNS 对孕妇的膳食特别提出自妊娠第 4 个月起，保证充足的能量；妊娠后期保持体重的正常增长；增加鱼、畜、蛋、奶、海产品的摄入。

（1）妊娠早期的膳食应选择清淡、适口、易消化、增进食欲的食物，不偏食，要少食多餐，保证正常的进食量；建议每日服用适量叶酸和维生素 B_{12} 等，以预防神经管畸形的发生。

（2）妊娠中、晚期的膳食应尽可能包括以下各类食物并保证一定数量：谷类 350~450g/d；豆类及制品 50~100g/d；畜、禽、鱼等 50~150g/d；每周至少进食

1次海产品,补充碘、锌等微量元素;鲜奶250~500ml/d;蔬菜400~500g/d,水果100~200g/d;烹调植物油15~20g/d,盐、糖适量。

(二) 乳母

1. 生理特点　乳汁的分泌受两个反射的控制,一是产奶反射,婴儿吸吮乳头可刺激乳母垂体产生催乳素,引起乳腺腺泡分泌乳汁,并存留在乳腺导管内;二是下奶反射,吸吮乳头可引起乳母神经垂体释放催产素,后者引起乳腺周围肌肉收缩而出现泌乳。乳母营养状况的好坏将直接影响乳汁的营养素含量,从而影响婴儿的健康状况。

2. 哺乳对母亲健康的影响

(1) 近期影响:促进产后子宫恢复;促进母体乳房中乳汁的排空,避免发生乳房肿胀和乳腺炎;延长恢复排卵的时间间隔,延迟生育。

(2) 远期影响:乳母在哺乳期分泌乳汁要消耗大量的能量,将消耗孕期所储存的脂肪,有利于乳母体重尽快复原,预防产后肥胖;重新构建母体的钙储存,降低其发生骨质疏松危险性;还可降低乳母远期发生乳腺癌和卵巢癌的危险性。

*3. 营养需求

(1) 能量:乳母对能量的需要量较大,一方面要满足母体自身对能量的需要,另一方面要供给乳汁所含的能量和乳汁分泌过程所消耗的能量。CNS建议乳母每日能量RNI较正常妇女增加2090kJ(500kcal)。衡量乳母摄入能量是否充足,应以泌乳量与母体体重为依据。当母体能量摄入适当时,其分泌的乳汁量既能使婴儿感到饱足,且母体自身又能逐渐恢复到孕前体重。

(2) 蛋白质:蛋白质的摄入量对乳汁分泌的数量和质量的影响最为明显。乳母膳食中蛋白质量少质差时,乳汁分泌将大为减少,并动用乳母组织蛋白以维持乳汁中蛋白质含量的恒定。CNS建议乳母蛋白质的RNI为非孕妇女基础上每日增加20g。建议乳母多吃蛋、乳、瘦肉、肝、肾、豆类及制品。

(3) 脂类:婴儿的生长发育需要乳汁提供的能量,乳母膳食中必须有适量脂肪,尤其是多不饱和脂肪酸。每日脂肪的摄入量以占总能量的20%~25%为宜。

(4) 矿物质:人乳中主要矿物质(钙、磷、镁、钾、钠)的浓度一般不受膳食的影响。CNS推荐乳母钙AI为1200mg/d,除多食用富含钙质的食物外,也可用钙剂、骨粉等补充;为预防乳母发生缺铁性贫血,其膳食中应注意铁的补充,CNS推荐乳母铁AI为25mg/d;碘和锌两种微量元素与婴儿神经系统的生长发育及免疫功能关系较为密切,CNS 建议乳母碘和锌的 RNI 分别为 200μg/d 和 21.5mg/d。

(5) 维生素:CNS 建议乳母维生素 A、D 和 E 的 RNI 分别为 1200μg RE/d,10μg RE/d 和 14mgα-TF/d,维生素 B_1、维生素 B_2、烟酸和维生素 C 的 RNI 分别为 1.8、1.7、18 和 130mg/d,高于非哺乳妇女。

(6) 水:乳母摄入的水量与乳汁分泌量有密切关系,每日应从食物及饮水中比非孕妇多摄入约 1L 水。可通过多喝水和多吃流质食物来补充。

*4. 合理膳食原则　《中国居民膳食指南》中关于乳母的膳食指南特别强调了保证供给充足的能量和增加鱼、肉、蛋、奶、海产品摄入。

(1) 产褥期膳食:应是富含优质蛋白质的平衡膳食。如果哺乳则要比平常增加蛋白质 25~35g/d,同时要多进汤汁及含膳食纤维多的食物以防便秘,餐次可每日 4~5 次。还要适量补充维生素和铁。

(2) 乳母的合理膳食原则:食物品种多样化,不偏食,保证摄入全面足够的营养素;供给足够的优质蛋白质;多食含钙丰富食品;增加新鲜蔬菜、水果的摄入;少吃盐、腌制品和刺激性强的食物;注意烹饪方式。

第二节　特殊年龄人群的营养

(一) 婴幼儿(0~3 岁)的营养与膳食

1. 生理特点

(1) 生长发育:婴儿期是生长发育的第一高峰期,尤其是出生后头 6 个月生长最快,表现为体重、身长、头围和胸围的快速增长;幼儿生长发育虽不及婴儿迅猛,但与成人相比亦非常旺盛。

(2) 消化和吸收:婴儿消化系统处于发育阶段,功能不完善,限制了食物的消化、吸收和利用;婴儿胃容量小,各种消化酶活性较低,消化功能较弱,若喂养不当,容易发生腹泻而导致营养素丢失。

(3) 脑和神经系统发育:出生后第一年内大脑皮质细胞不断增殖、增大和分化,出生后头 6 个月是大脑和智力发育的关键时期。

*2. 营养需要

(1) 能量:婴幼儿的总能量消耗包括基础代谢(婴儿期约占总能量的60%,

以后随年龄增长逐渐减少)、食物特殊动力作用(婴儿为 7%~8%,幼儿为 5% 左右)、活动、生长发育消耗的能量(出生头几月为 25%~30%)以及排泄消耗(10%)。CNS 推荐婴幼儿能量摄入量为:初生至 1 岁,不分性别 0.41MJ/(kg·d)[95kcal/(kg·d)]。通常从婴儿的健康状况、是否出现饥饿以及婴幼儿的体重增加情况来判断能量供给是否适宜。

(2)蛋白质:婴幼儿正处于生长阶段,应有足量的优质蛋白质,以维持机体蛋白质的合成和更新。婴儿的蛋白质需要量是以营养状态良好的母亲喂养婴儿的需要量为标准来衡量。CNS 建议的蛋白质 RNI 婴儿为 1.5~3.0g/(kg·d);幼儿为 1~2 岁 35g/d,2~3 岁 40 g/d。

(3)脂类:脂肪是体内能量和必需脂肪酸的重要来源。CNS 推荐婴幼儿每日膳食中脂肪能量占总能量的适宜比例,6 月龄以内为 40%~50%,6 月龄~2 岁为 35%~40%,2 岁以上为 30%~35%。

(4)碳水化合物:婴儿碳水化合物供能占总能量的 40%~50%,随年龄增长,此比例上升至 50%~60%。

(5)矿物质:在婴幼儿期具有极为重要的作用,较易缺乏的矿物质有钙、铁和锌。

(6)维生素:几乎所有的维生素在缺乏时都会影响婴幼儿的生长发育,其中关系最为密切的有维生素 A、维生素 D、维生素 B_1、维生素 B_2 和烟酸,人工喂养的婴幼儿还应注意维生素 E 和维生素 C 的补充,尤其是早产儿更应该注意补充维生素 E。

*3. 婴幼儿喂养　婴幼儿生长发育所需要的能量和营养素必须通过合理的喂养来获得,应该结合母亲的生理状态、婴幼儿生长发育特点以及胃肠道功能尚未完善的特点,确定科学的喂养方式。

(1)婴儿喂养方式:可分为母乳喂养、人工喂养和混合喂养三种方式。

母乳喂养:母乳是 4~6 个月以内婴儿最适宜的天然食物,也是最能满足婴儿生长发育所需的食物。母乳的营养成分最适合婴儿需要,消化吸收利用率高;含有大量免疫物质,有助于增强婴儿抗感染的能力;不容易发生过敏;经济、方便、卫生;哺乳能促进产后恢复、增进母婴交流。

人工喂养:因疾病或其他原因不能进行母乳喂养时,则可采用牛乳或其他代乳品喂养婴儿。完全人工喂养的婴儿最好选择婴儿配方奶粉。

混合喂养:母乳不足时,可用婴儿配方奶粉或其他乳品、代乳品补充进行混合喂养,其原则是采用补授法,即先喂母乳,不足时再喂以其他乳品。

(2)断奶过渡期(断乳期)喂养:是指母乳喂养的婴儿随着月龄的增大,逐渐添加除母乳外的其他食物,减少哺乳量及喂哺次数,使婴儿从单纯靠母乳营养逐步过渡到完全由母乳外的其他食物营养的过程。通常从4月龄开始,持续6~8个月或更长时间,期间母乳照常喂养,直到断奶。婴儿辅助食品添加的原则:一是由少到多,由细到粗,由稀到稠,次数和数量逐渐增加,待适应数日(一般为1周)后再增加新的品种,使婴儿有一个适应的过程;二是应在婴儿健康、消化功能正常时添加辅助食品,但是避免调味过重的食物(如高糖、盐和调味品的食物)。婴儿辅助食品添加的顺序:先单一食物后混合食物,先液体后固体,先谷类、水果、蔬菜,后鱼、蛋、肉。

(3)幼儿膳食:从婴儿期的以乳类为主过渡到以谷类为主,奶、蛋、鱼、禽、肉及蔬菜和水果为辅的混合膳食,但其烹调方法应与成人有别,其合理膳食原则包括以谷类为主的平衡膳食、合理烹调和合理膳食的三个方面。

(二)学龄前儿童(3~6岁)

1. 生理特点
(1)身高、体重稳步增长。
(2)神经系统发育逐渐完善。
(3)咀嚼及消化仍有限。
(4)心理发育特点:儿童注意力分散,无法专心进食,在食物选择上有自我做主的倾向,且模仿能力极强,因此这一时期应特别注意培养儿童良好的饮食习惯。

*2. 营养需要 CNS建议学龄前儿童每日能量的RNI为5.4~7.1MJ(1300~1700kcal),男童高于女童;蛋白质的RNI为45~55g/d,其中动物性蛋白质占到一半;由脂肪提供的能量为30%~35%;碳水化合物是学龄前儿童能量的主要来源,其供能比为50%~60%,且以淀粉类食物为主,避免糖和甜食的过多摄入;钙和铁的AI分别为800mg/d和12mg/d,碘和锌的RNI分别为90mg/d和12mg/d;维生素A、维生素D、维生素B_1、维生素B_2和烟酸的RNI分别为600μg RE/d、10μg/d(400IU/d)、0.7mg/d、0.7mg/d、7mg/d。

*3. 合理膳食原则 《中国居民膳食指南》中关于学龄前儿童的膳食指南特别强调了每日饮奶和养成不挑食、不偏食的良好饮食习惯。其合理膳食原则包括:①食物种类多样化,搭配合理;②选择易于消化的烹调方式;③合理的膳

食制度和良好的膳食习惯;④避免或纠正吃零食、挑食、偏食或暴饮暴食、饥饱不匀等不良饮食习惯。

(三) 学龄儿童(6~12 岁)的营养与膳食

1. 生理特点　生长迅速,代谢旺盛,身高在该阶段的后期增长较快;各系统器官的发育快慢不同,神经系统发育较早,生殖系统发育较晚。

*2. 营养需要

(1) 必须保证供给充足的蛋白质。

(2) 脂肪的适宜摄入量占总能量的 25%~30%。

(3) 碳水化合物适宜摄入量占总能量的 55%~65%为宜。

(4) 矿物质的需要量明显增加。

(5) 必须保证充足的维生素供给,尤其要重视维生素 A 和维生素 B_2 的供给。

*3. 合理膳食原则　《中国居民膳食指南》中关于学龄儿童的膳食指南特别强调了保证吃好早餐,少吃零食,饮用清淡饮料,控制食糖摄入和重视户外活动。其合理膳食原则如下。

(1) 食物多样化,平衡膳食。

(2) 摄入粗细搭配的多种食物。

(3) 应保证鱼、禽、蛋、肉、奶类及豆类等食物的供应。

(4) 谷类及豆类食物的供给应为 300~500g,以提供足够的能量及较多的 B 族维生素。

(5) 早餐的食量应相当于全日量的 1/3。此外,应培养良好生活及卫生习惯,定时定量进食,少吃零食,不挑食、偏食或暴饮暴食。

(四) 青少年(12~18 岁)的营养与膳食

1. 生理特点

(1) 身高和体重的第二次突增期:所增加的体重和身高分别占其成人时的一半和 15%~20%。

(2) 身体成分变化:在青春期以前男女生的脂肪和肌肉占体重的比例是相似的,均为 15% 和 19%;进入青春期以后,女性脂肪增加到 22%,男性仍为 15%。

（3）性发育成熟：性腺发育逐渐成熟，性激素促使生殖器官发育、出现第二性征。

（4）心理发育成熟：青少年的抽象思维能力加强，思维活跃，记忆力强，追求独立愿望强烈。心理改变可导致饮食行为改变。

*2. 营养需要

（1）能量、蛋白质均处于正平衡状态，对能量、蛋白质的需要量与生长发育速率相一致，蛋白质提供的能量占总能量的 12%～14%。

（2）脂肪供热占总能量的 12%～14%。

（3）碳水化合物供热占总能量的 55%～65%。

（4）钙的 AI 从儿童期的 800mg/d 增加到 1000mg/d。

（5）需通过膳食增加铁和锌的摄入量。

（6）应注意保证碘的摄入。

*3. 合理膳食原则

（1）多吃谷类。

（2）保证足量的鱼、禽、蛋、奶、豆类和新鲜蔬菜水果的摄入。

（3）平衡膳食，鼓励参加体力活动，避免盲目节食。

（五）老年人的营养与膳食

1. 生理代谢特点

（1）基础代谢下降。

（2）心血管系统功能减退。

（3）消化系统功能减退。

（4）身体成分改变。

（5）代谢功能降低。

（6）体内氧化损伤加重。

（7）免疫功能下降。

*2. 营养需要

（1）膳食能量的摄入以能维持能量平衡、达到并可维持理想体重为宜。

（2）膳食蛋白质的摄入应以适量优质蛋白质为宜，蛋白质供能占总能量的 12%～14%。

（3）脂肪供能占膳食总能量的 20%～30% 为宜,由饱和脂肪酸、单不饱和脂肪酸、多不饱和脂肪酸提供的能量分别占膳食总能量的 6%～8%、10% 和 8%～10% 比较合适。

（4）碳水化合物提供的能量占总能量 55%～65% 为宜,应降低单糖、双糖和甜食的摄入量,增加膳食纤维的摄入。

（5）CNS 推荐老年人膳食钙的 AI 和 UL 分别为 1000mg/d 和 2000mg/d,铁的 AI 和 UI,分别为 15mg/d 和 50mg/d,食盐摄入<6g/d 为宜、高血压和冠心病患者以<5g/d 为宜,每天膳食中亦需供给一定量的硒、锌、铜、铬,以满足机体的需要。

（6）补充维生素 D 有利于防止老年人的骨质疏松症,维生素 E 有延缓衰老的作用,维生素 B_2 在膳食中最易缺乏,维生素 B_6 和维生素 C 对保护血管壁的完整性、改善脂质代谢和预防动脉粥样硬化方面有良好的作用,叶酸和维生素 B_{12} 能促进红细胞的生成,对防止贫血有利。

*3. 合理膳食原则　《中国居民膳食指南》中关于老年人的膳食指南特别强调了食物要粗细搭配,易于消化和积极参加适度体力活动,保持能量平衡。其合理膳食原则如下。

（1）维持能量摄入与消耗的平衡。

（2）控制脂肪摄入。

（3）蛋白质以优质蛋白为主,提倡多吃奶、豆和鱼类。

（4）碳水化合物以淀粉为主,重视膳食纤维和多糖类物质的摄入。

（5）保证充足的新鲜蔬菜和水果摄入。

（6）重视补充钙、铁、锌等矿物质。

（7）食物选择荤素搭配、粗细搭配,烹调要讲究色香味、细软易于消化,少吃或不吃油炸、烟熏、腌制的食物。

（8）少食多餐,不暴饮暴食,饮食清淡少盐,不吸烟,少饮酒。

第三节　运动员的营养与膳食

（一）生理特点

运动员竞技训练和比赛时,机体处于高度的生理应激和负荷极限状态,各系统发生一系列的改变,包括血容量明显增大;运动负荷超过身体可以承受的能力时,可引起大脑皮质兴奋和抑制过程不协调;剧烈运动时胃肠道和消化腺体血流量减少;在强化训练期间、减重期间和从事长距离比赛后,运动员表现暂时性的机体免疫功能抑制及短期或长期运动均可引起女性体内激素水平的改变等。继而引起机体营养素代谢和营养需要的改变。

(二) 运动员的营养需要

1. 能量及供热营养素　多数项目的运动员能量需要量在 15.47~19.66MJ/d(3700~4700kcal/d) 范围内,如果按体重计算,在 210~280kJ/kg (50~67kcal/kg)范围。我推荐运动员蛋白质的摄入量占总能量的 12%~15% ,力量型项目增加到 15%~16;脂肪供能占总能量的 25%~30% ,游泳、滑雪和滑冰可增加至 35%;膳食碳水化合物提供的能量占总能量的 55%~65% ,高强度、高耐力和缺氧运动项目可增至 70% 。

2. 水　水供给量应依据运动员个体情况、运动特点、训练和比赛的环境等因素制定。

3. 矿物质　我国运动员钠、钾、镁、钙、铁和锌的适宜摄入量分别为 <5g/d、3~4g/d、400~500mg/d、1.0~1.2g/d、20mg/d 和 20mg/d。

4. 维生素　我国推荐运动员维生素 B_1、维生素 B_2、维生素 C 和维生素 A 的适宜摄入量分别为 3~5mg/d、2~2.5mg/d、140~200mg/d 和 1000μg RE/d。

(三) 不同运动项目的营养需要

在满足运动员能量及营养素的数量与质量需要的平衡膳食基础上,应考虑不同运动项目在力量、耐力、协调力、爆发力、反应力以及特殊用取等方面对营养的特殊需要,从而针对性地制定膳食调调整方案,确保运动员处于最佳的健康和竞技状态。

(四) 运动员膳食

1. 运动员的膳食指南
(1) 食物多样,谷类为主,营养平衡。
(2) 食量和运动量平衡,保持适宜体重和体脂。
(3) 多吃蔬菜、水果、薯类、豆类及其制品。

（4）每天喝牛奶或酸奶。

（5）肉类食物要适量,多吃水产品。

（6）注重早餐和必要的加餐。

（7）重视补液和补糖。

（8）在医学指导下,合理食用营养素补充品。

2. 合理膳食原则

（1）食物多样化。

（2）保证营养素数量和质量的需要。

（3）注意选择浓缩、体积小的食物。

（4）合理饮食制度。

第四节　特殊环境人群的营养与膳食

（一）高温环境人群的营养与膳食

高温环境是指35℃以上的生活环境和32℃以上或气温在30℃以上、相对湿度超过80%的生产劳动工作环境。

1. 生理和代谢特点　高温环境下随着大量汗液排出,导致钠、钾、钙和镁等矿物质多有丢失;血液浓缩,循环血流减少;消化道血液不足;胃肠道功能减弱以及中枢运动神经细胞的兴奋性降低;肌肉收缩能力和协调能力下降;免疫功能亦下降等。

2. 对能量和营养素代谢的影响　高温环境下,一方面消化液分泌减少,胃肠道功能下降,营养素的消化吸收利用降低;另一方面能量消耗增加,蛋白质分解代谢加强,能量代谢相关的维生素需要量相应增加,维生素 C 和 A 的消耗量增多,水溶性维生素随汗液丢失增加,水和矿物质丢失。

3. 膳食营养需要　高温环境中的膳食营养重点是增加水和矿物质的摄入,也应适量增加蛋白质、碳水化合物和维生素的摄入量,并控制脂肪的摄入量;同时,应注意选择清淡易消化的食物。

（二）低温环境人群的营养与膳食

低温环境主要是指环境温度在10℃以下的外界环境。

1. 生理代谢特点　低温环境下,人体胃液分泌亢进;交感神经系统兴奋;直接刺激呼吸道上皮组织,引起气道阻力增加;影响中枢和周围神经系统以及肌肉和关节的功能;甲状腺素分泌增加及引起局部体温调节和血液循环障碍等。

2. 对能量和营养素代谢的影响　能量消耗增加,碳水化合物和脂肪的利用增加,蛋白质代谢增强,机体对缬氨酸等支链氨基酸的利用增强;多种水溶性维生素及维生素 A 消耗量增加;肾泌尿量增加,血锌、镁、钙和钠含量下降,体内钙和钠明显不足。

3. 膳食营养需要　①首先应保证充足的能量供应,能量 RNI 提高 10%～15%,建议碳水化合物、脂肪、蛋白质供能比分别为 45%～50%、35%～40%、13%～15%;②提供优质蛋白质;③选择富含 B 族维生素和维生素 A 的食物;④注意补充钙、钾、锌和镁等矿物质;⑤食盐摄入量以 15~20g/d 为宜。

(三) 高原环境人群的营养与膳食

高原是指海拔高于 3000m 以上的地区。

1. 生理与代谢特点　高原环境中人脑组织耗氧量大、代谢率高、氧和 ATP 贮备少以及对低氧耐受性差;有氧代谢降低;能量产生障碍;低氧含量刺激呼吸加深加快;肺血管收缩;心肌收缩力下降;消化液分泌减少及荼酚胺和糖皮质激素分泌增加等。

2. 对能量和营养素代谢的影响　低氧时,能量需要量增加,其推荐摄入量在非高原人群基础上增加 10%;蛋白质分解代谢增强,必需氨基酸合成率下降,氮的排出量增加;脂肪分解大于合成,脂肪储存量减少,血脂成分(如甘油三酯、胆固醇等)增高;糖的有氧代谢减弱,血糖降低,糖酵解加强,糖原异生受阻,糖原贮备量减少。急性低氧时,机体出现电解质代谢紊乱,出现细胞外液转移入细胞内,细胞内外电解质的改变,表现为血钾、钠和氯含量增加,尿钾、氯排出量减少;血钙浓度增加;急性低氧时,尿维生素 B_1、维生素 B_2 和维生素 C 排出增加。

3. 膳食营养需要　①以增加碳水化合物摄入为主,注意优质蛋白质的摄入,建议膳食蛋白质、脂肪和碳水化合物适宜比例为 1∶1.1∶5,占总能量比分别为 12%～13%、25%～30% 和 55%～65%;②供给充足的维生素与矿物质,其RNI 分别为维生素 A1000μg RE/d,维生素 B_1 2.0～2.6mg/d,维生素 B_2 1.8～2.4mg/d,维生素 C 100～150mg/d,铁 25mg/d,锌 20mg/d;③合理补水,促进食欲,防止代谢紊乱,注意预防脑水肿和肺水肿。

(四) 接触化学毒物人员的营养与膳食

1. 铅、苯作业人员

(1) 铅、苯代谢特点和对营养素代谢的影响

1) 铅在体内代谢特点和对营养素代谢的影响:铅主要经呼吸道、消化道和皮肤进入机体。进入血液中的铅大部分与红细胞膜、血浆蛋白质结合,少部分则形成磷酸氢铅($PbHPO_4$)和甘油磷酸铅,经肾脏排出。铅毒性表现主要抑制代谢过程中的巯基酶活性,表现出一系列的毒性作用。铅通过抑制巯基酶活性,可使血红蛋白合成减少;铅与锌、铁和钙等元素共用同一转运蛋白,故血铅增高可降低锌、铁和钙等的吸收率;铅可促进维生素 C 氧化,使 1,25- $(OH)_2D_3$ 的分解代谢加强。

2) 苯对机体的毒作用和营养素代谢的影响:主要经呼吸道吸入体内,液态苯可经皮肤侵入人体,急性中毒主要对中枢神经系统呈麻醉作用,慢性中毒则对造血系统损害为主。可增加蛋白质的损失、减少铁的吸收和体内维生素 C 的储存,增加机体对维生素 C 的消耗。还可导致食欲缺乏症、胃肠功能紊乱。

(2) 膳食原则:在接触少量铅时,食物选择以富含磷和硫的肉类和谷类等食物为主,便沉积于骨骼中的铅转入血液,形成可溶性磷酸氢铅,经尿排出;在急性铅中毒时,以富含钠、钾和钙等的水果、蔬菜以及奶类等食物为主,使血中高浓度的磷酸氢铅转变为磷酸三铅沉积骨中,缓解铅的急性毒性,随后采取富含钠、钾和钙食物和富含磷和硫的食物交替使用的方法,促进体内铅逐步排出。

(3) 营养需要

1) 铅:蛋白质供能比为 15%,应增加优质蛋白质摄入;碳水化合物供能比 65% 以上;脂肪供能比小于 20%;建议摄入钙 800~1000mg/d,注意补充铁,改善贫血状态;补充维生素 C 达到 150mg/d,适量补充维生素 B_{12}、叶酸和铁,以促进血红蛋白的合成和红细胞的生成;维生素 B_1、维生素 B_2 和维生素 B_6 均有神经系统的保护作用,对防治铅中毒也有着重要的意义;保证一定量膳食纤维的摄入。

2) 苯:在平衡膳食的前提下,增加足量优质蛋白质的摄入,对预防苯中毒有一定作用;增加碳水化合物摄入,以提高机体对苯的耐受性;限制脂肪摄入,降低机体对苯的敏感性;增加维生素和矿物质的摄入。

2. 接触电离辐射人员的营养与膳食 电离辐射是由引起物质电离的粒子

(如 α 粒子、β 粒子、质子和中子)或电磁(X 射线和 γ 射线)构成的辐射。

（1）电离辐射对人体生理、营养素代谢的影响：电离辐射可直接和间接造成 DNA 损伤，引起 DNA 链断裂；另外，通过作用于水引起水分子电离并形成大量活性氧自由基，后者可诱发碱基损伤和形成二聚体等，还可影响 RNA 的合成代谢。辐射导致机体能量消耗增加；尿氮排出量增加，出现负氮平衡；大剂量的辐射影响代谢，出现高脂血症、高血糖症等，并可使体内无机离子丢失增加，导致电解质紊乱；还可引起机体抗氧化维生素消耗及 B 族维生素排出量的增加。

（2）膳食营养需要：保证充足的产能营养素供给，建议蛋白质和碳水化合物供能分别占总热量的 12%～18% 和 60%～65%；增加必需脂肪酸的摄入，但不宜增高脂肪供能比；选择富含抗氧化营养素的果蔬食品及富含维生素 B_1 和维生素 B_2 的食物；补充适量矿物质，并注意其间的平衡。

模拟试题测试，提升应试能力

一、单项选择题

1. 中国营养学会建议妊娠期妇女叶酸的 RNI 为（　　　）

A. 600μg　　　　　　B. 500μg　　　　　　C. 400μg

D. 300μg　　　　　　E. 200μg

2. 妊娠期妇女血容量发生变化，容易出现（　　　）

A. 生理性贫血　　　　　　　　B. 缺铁性贫血

C. 巨幼红细胞性贫血　　　　　D. 混合型贫血

E. 病理性贫血

3. 中国营养学会建议孕中期妇女蛋白质 RNI 应增加（　　　）

A. 5g　　　　　　　B. 15g　　　　　　C. 20g

D. 25g　　　　　　E. 30g

4. 中国营养学会推荐乳母每日能量 RNI 应较正常妇女增加（　　　）

A. 200kcal　　　　　　B. 300kcal　　　　　　C. 400kcal

D. 500kcal　　　　　　E. 600kcal

5. 高温环境下人体胃酸分泌减少、食欲减退的主要原因是（　　　）

A. 散热增强使血液重新分配　　　　B. 消化液分泌减少

C. 胃肠道功能下降　　　　　　　　D. 大量出汗使氯化钠丢失增加

E. 内脏血管收缩

6. 产褥期膳食在富含优质蛋白质的基础上,还要适量补充(　　)

A. 碳水化合物和维生素　　　　　　B. 脂肪和铁

C. 脂肪和维生素　　　　　　　　　D. 碳水化合物和铁

E. 维生素和铁

7. 婴儿大脑和智力发育的关键时期是出生后的(　　)

A. 2 个月　　　　B. 3 个月　　　　C. 4 个月

D. 5 个月　　　　E. 6 个月

8. 1 周岁时婴幼儿的平均体重和身长达出生时的倍数分别为(　　)

A. 2.5 和 4　　　B. 4 和 2.5　　　C. 1.5 和 3

D. 3 和 1.5　　　E. 2.5 和 3

9. 完全人工喂养的婴儿最好选择(　　)

A. 牛奶　　　　　B. 代乳品　　　　C. 婴儿配方奶粉

D. 脱脂奶粉　　　E. 全脂奶粉

10. 妊娠期母体的体重发生明显变化,平均增重约(　　)

A. 10kg　　　　　B. 11kg　　　　　C. 12kg

D. 13kg　　　　　E. 14kg

11. 幼儿膳食主要应为(　　)

A. 奶类　　　　　B. 谷类　　　　　C. 豆类

D. 含蛋白质丰富的食物 E. 含脂肪丰富的食物

12. 学龄儿童膳食碳水化合物和脂肪的适宜摄入量是应占总能量的(　　)

A. 50%~60% 和 25%~30%　　　　B. 55%~65% 和 20%~25%

C. 50%~60% 和 30%~35%　　　　D. 55%~65% 和 25%~30%

E. 55%~65% 和 30%~35%

13. 12~18 岁青少年钙的 AI 从儿童期的 800mg 增加到(　　)

A. 850mg　　　　B. 900mg　　　　C. 950mg

D. 1000mg　　　　E. 1050mg

14. 老年人胆固醇的摄入量宜低于(　　)

A. 150mg/d　　　B. 200mg/d　　　C. 250mg/d

D. 300mg/d　　　E. 350mg/d

15. 运动员在运动前用餐应选择重量轻、能量密度高、易消化吸收的食物,

特别要保证供给充足的(　　)

    A. 维生素　　　　　　B. 脂肪　　　　　　C. 蛋白质

    D. 矿物质　　　　　　E. 碳水化合物

16. 导致老年人皮肤合成维生素 D 功能下降的主要原因是(　　)

    A. 户外活动减少　　　B. 食欲下降　　　　C. 缺钙

    D. 消化系统功能减退 E. 代谢功能降低

17. 铅通过抑制巯基酶活性,可使(　　)

    A. 血红蛋白合成减少　　　　　　　B. 血红蛋白分解增强

    C. 锌、铁和钙等的吸收率增加　　　　D. 维生素 C 氧化速度减慢

    E. $1,25-(OH)_2D_3$ 的分解代谢减弱

18. 学龄前儿童膳食蛋白质中来源于动物性的蛋白质应占到(　　)

    A. 1/2　　　　　　　B. 1/3　　　　　　C. 2/3

    D. 1/4　　　　　　　E. 3/5

19. 辐射影响线粒体氧化磷酸化和三羧酸循环过程,导致机体消耗增加的是(　　)

    A. 膳食纤维　　　　　B. 维生素　　　　　C. 矿物质

    D. 水分　　　　　　　E. 能量

20. 高温环境人群的营养重点是在其膳食摄取中应增加(　　)

    A. 动物性食物　　　　B. 谷类食物　　　　C. 水和矿物质

    D. 蛋白质和脂肪　　　E. 脂肪和维生素

二、多项选择题

1. 妊娠期应补充一定量的动物肝、血、瘦肉等食物,必要时可在医生指导下加服铁剂,其原因是(　　)

    A. 母体血浆容积增加　　　　　　　B. 母体常有生理性贫血

    C. 母体需储备铁　　　　　　　　　D. 胎儿肝脏内需储备铁

    E. 预防早产及低出生体重

2.《中国居民膳食指南》中关于老年人的膳食指南特别强调了(　　)

    A. 食物要粗细搭配,易于消化

    B. 鼓励参加体力活动,避免盲目节食

    C. 多吃谷类,供给充足的能量

    D. 保证足量的鱼、禽、蛋、奶、豆类的摄入

E. 积极参加适度体力活动,保持能量平衡

3. 下列与妊娠期妇女维生素 A 缺乏有关的是(　　　)

A. 早产 　　　　　　　　　　　　　B. 胎儿宫内发育迟缓

C. 低出生体重 　　　　　　　　　　D. 自发性流产

E. 胎儿先天畸形

4. 哺乳对母亲近期健康的影响是(　　)

A. 促进产后子宫恢复 　　　　　　　B. 避免发生乳房肿胀和乳腺炎

C. 预防产后肥胖 　　　　　　　　　D. 延长恢复排卵的时间间隔

E. 降低乳母发生乳腺癌和卵巢癌的危险性

5. 妊娠期妇女吸收增多的营养素有(　　　)

A. 蛋白质 　　　　B. 维生素 B 　　　　C. 铁

D. 钙 　　　　　　E. 叶酸

6. 婴幼儿的能量消耗一般用于(　　)

A. 基础代谢 　　　　　　　　　　　B. 食物特殊动力作用

C. 活动 　　　　　　　　　　　　　D. 生长发育

E. 排泄

7. 婴幼儿缺锌可表现为(　　)

A. 食欲减退 　　　B. 生长停滞 　　　C. 味觉异常或异食癖

D. 智能发育障碍 　　E. 认知行为改变

8.《中国居民膳食指南》中关于学龄前儿童的膳食指南特别强调了(　　　)

A. 每日饮奶

B. 养成不挑食、不偏食的良好饮食习惯

C. 多吃谷类

D. 重视户外活动

E. 饮用清淡饮料,控制食糖摄入

9. 妊娠期缺铁性贫血的主要原因是(　　　)

A. 母体对铁的需要量增

B. 膳食铁摄入不足

C. 某些其他因素引起的失血

D. 胎儿对铁的需要量增加

E. 来源于植物性食物的膳食铁吸收利用率差

10. 青少年的合理膳食原则是(　　　)

A. 多吃谷类,供给充足的能量

B. 保证足量的鱼、禽、蛋、奶、豆类和新鲜蔬菜水果的摄入

C. 平衡膳食,鼓励参加体力活动,避免盲目节食

D. 少食多餐,不暴饮暴食,饮食清淡少盐,不吸烟,不过量饮酒

E. 控制脂肪摄入,脂肪产能占总能量的 20% ~ 30%

11. 运动员的合理膳食原则包括(　　　)

A. 限制碳水化合物摄入

B. 注意选择浓缩、体积小的食物

C. 食物要多样化

D. 保证营养素数量和质量的需要

E. 适当增加动物性食物的摄取

12. 运动员合理使用营养补充剂的原则有(　　　)

A. 一般应补充单一维生素

B. 一般应补充多种维生素复合制剂

C. 一般应补充单一矿物质

D. 一般应补充多种矿物质复合制剂

E. 适量,营养素平衡

13. 乳母的合理膳食原则是(　　　)

A. 食物品种多样化　　　　　　　　B. 供给足够的优质蛋白质

C. 多食富钙食品　　　　　　　　　D. 增加新鲜蔬菜、水果的摄入

E. 少吃盐、腌制品和刺激性强的食物

14. 低温环境中,心血管系统的变化包括(　　　)

A. 外周血管阻力增大　　　　　　　B. 血液黏稠度增加

C 心排出量增多　　　　　　　　　D. 血压上升,小率加快

E. 皮肤血管扩张

15. 低温环境中生热营养素利用的特点包括(　　　)

A. 碳水化合物优先利用为主

B. 蛋白质优先利用为主

C. 脂肪优先利用为主

D. 机体组织摄取利用脂肪速率增加

E. 碳水化合物和脂肪利用均增加

16. 可提高机体耐寒能力的氨基酸有(　　)

A. 亮氨酸　　　　　　B. 缬氨酸　　　　　　C. 蛋氨酸

D. 异亮氨酸　　　　　E. 酪氨酸

17. 为满足老年人机体的需要,其膳食中微量元素的摄取,除铁外亦需供给一定量的(　　)

A. 硒　　　　　　　　B. 锌　　　　　　　　C. 镁

D. 铜　　　　　　　　E. 铬

18. 高原低氧时的人体代谢特点包括(　　)

A. 能量需要减少

B. 蛋白质合成减少,分解代谢增加

C. 脂肪分解加强

D. 蛋白质合成增加,分解代谢减少

E. 糖异生作用加强

19. 急性铅中毒时,为使患者血中磷酸氢铅转变为磷酸三铅沉积在骨骼中,以缓解铅的急性毒性,应主要供给其成碱性食品,其中应富含(　　)

A. 锌　　　　　　　　B. 铁　　　　　　　　C. 钙

D. 钾　　　　　　　　E. 钠

20. 对于苯的代谢解毒,脂肪的影响是促进苯(　　)

A. 吸收　　　　　　　B. 生物转运　　　　　C. 分解

D. 排泄　　　　　　　E. 体内蓄积

三、名词解释

1. 人工喂养

2. 断奶过渡期

3. 特殊环境人群

四、问答题

1. 妊娠期营养不良对胎儿健康会产生怎样的影响?

2. 为什么提倡母乳喂养? 母乳分为几期,各期有何特点?

3. 简述婴儿辅助食品添加的原则。

4. 老年人的合理膳食原则是什么?

5. 我国运动员的膳食指南包括哪些内容?

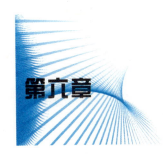

第六章

临床营养

临床营养又称病人营养,是研究人体处于各种病理状态下的营养需求和营养输注途径的学科,即在正常生理需要量的基础上,根据疾病的种类、病情、病人的营养状况等,合理安排饮食,以增强机体抵抗力,改善代谢,修补组织,积极地促使疾病的转归,从而使病人早日康复。

第一节 病人营养状况评价

★(一) 概述

病人营养状况评价是通过对病人膳食营养评价、人体测量、临床营养缺乏检查和实验室生化检查方法,对病人进行营养与代谢状态综合评定,以期了解病人营养不良的类型及程度,确定相应的营养支持方案,并监测营养治疗效果和预测疾病的转归,从而促进病人康复,减少并发症,降低死亡率。

(二) 膳食营养评价

1. 膳食调查 病人的膳食调查包括膳食史和饮食习惯的调查,应特别关注病人患病时的食物摄入量、种类的变化,并进行能量及营养素实际摄入的分析。膳食摄入量可以通过回顾性和前瞻性方法获得。

2. 膳食评价 主要包括膳食模式分析、能量和营养素摄入量评价、能量分配分析、营养素（蛋白质、脂肪、维生素、矿物质）的食物来源分析、餐次能量分配情况等。

（三）人体测量

主要的人体测量资料包括体重和身高、皮褶厚度与上臂围、腰围与臀围。

（四）临床检查与实验室检查

通过采集病史、主诉症状及体格检查发现营养素缺乏的体征，借助生理生化检测手段对病人的营养状况进行客观评价。

第二节　病人膳食管理

（一）医院膳食分类

根据人体的基本营养需要和各种疾病的治疗需要而制订的医院病人膳食，可分为基本膳食、治疗膳食、特殊治疗膳食、儿科膳食、诊断膳食和代谢膳食等。

（二）各种膳食的适用范围、膳食原则

1. 普通膳食　接近正常人饮食。

（1）适用范围：适用于咀嚼或消化吸收功能正常、体温正常或接近正常、无特殊膳食要求，不需限制任何营养素的住院者或恢复期的病人。

（2）膳食原则：以均衡营养和接近正常膳食为配膳原则；满足能量与各种营养素需要；保持适当体积以满足饱腹感；品种多样化，科学加工烹调以增进食欲、促进消化；能量分配比例为早餐25%～30%，午餐40%，晚餐30%～35%；忌用刺激性、难消化性的食物，如辛辣食物、油炸食物等。

2. 软食　具有质地软、易咀嚼、少渣、易消化的特点，是半流质膳食向普食过渡的中间膳食。

（1）适用范围：低热、咀嚼困难、消化不良或吸收能力差，以及老年人和婴幼儿病人，手术恢复期病人。

（2）膳食原则：能量和蛋白质略低于普通膳食，其他营养素按照DRIs要求

供给。长期采用软食的病人因蔬菜切碎、煮软流失较多的维生素,应注意适当补充。食物加工和烹制要细、软、烂,不选含膳食纤维多的蔬菜,清淡、少盐。主食以发酵类面食为主。肉类应选择细嫩的瘦肉,多选用禽肉和鱼虾等。忌用油炸食物和强烈刺激性调味品,不宜食用凉拌蔬菜。

3. 半流质膳食　介于流质膳食与软食之间的过渡膳食,外观呈半流体状态。

(1) 适用范围:食欲差、咀嚼、吞咽不便者,发热、消化道疾患、咀嚼不便以及手术后恢复期病人。

(2) 膳食原则:能量供给应适宜,尤其是术后早期或虚弱、高热者不宜供给过高的能量。各种食物皆应细、软、碎,易咀嚼,易吞咽。少粗纤维,无刺激性的半固体食物。限量多餐次,全天主食不超过 300g。加餐食物的总容量为 300ml 左右。腹部手术后禁食胀气食物。

4. 流质膳食　常用流质膳食分为普通流质、浓流质、清流质、冷流质和不胀气流质。流质膳食所供营养素不均衡,不宜长期食用。

(1) 适用范围:高热、食欲差,咀嚼、吞咽极度困难者;急性炎性胃肠疾病、急性腹泻、恶心、呕吐者;体质重度虚弱者,大手术后第 1 次进食的病人。

(2) 膳食原则:保证一定能量和营养素供给;宜选择流体状态或进入口腔后即溶化成液体的食物,避免过甜、过咸和过酸食物;少量多餐;不宜选用一切非流质的固体食物、多膳食纤维食物以及刺激性调味品。

5. 低蛋白膳食　即控制膳食中的蛋白质含量,以减少含氮的代谢产物,减轻肝、肾负担,在此前提下,提供充足的能量、优质蛋白质和其他营养素,以改善患者的营养状况。一般每日蛋白质总量在 20~40g。

(1) 适用对象:肾脏疾病、肝脏疾病中的肝性脑病各期。

(2) 膳食原则:能量应供给充足,碳水化合物不低于 55%;肾功能不全者在蛋白质定量范围内选用优质蛋白质;肝功能衰竭患者应选用高支链氨基酸、低芳香族氨基酸的豆类蛋白为主的食物,要避免肉类蛋白质;应增加膳食纤维摄入量。

6. 低盐膳食　通过调整膳食中的钠盐摄入量来纠正水、钠潴留以维持机体水、电解质的平衡。

(1) 适用对象:高血压、心力衰竭、急性衰竭、妊娠期高血压疾病、各种原因引起的钠潴留患者。

（2）膳食原则：限制每日膳食中的含盐量在 1～4g。根据具体病情确定每日膳食中的食盐量，如水肿明显者食盐量为 1g/d，一般高血压患者为 4g/d。

7. 低脂膳食　控制膳食中脂肪和饱和脂肪酸的摄入总量。一般可分为一般限制、中等限制和严格限制，其中饱和脂肪酸供能占总能量的 10% 以下。

（1）适用对象：急慢性肝炎、肝硬化、脂肪肝、胆囊疾患、胰腺炎、高脂血症、冠心病、高血压、肥胖患者。

（2）膳食原则：以清淡为原则，限制膳食中脂肪含量，合理烹调方法。选择谷类、非油炸食物。忌用脂肪含量高（>20g/100g）的食物，少用脂肪含量 15～20g/100g 的食物。

8. 低嘌呤膳食　限制嘌呤摄入量，降低血清尿酸水平、增加尿酸排泄的膳食。

（1）适用对象：痛风患者、无症状高尿酸血症者、尿酸性结石患者。

（2）膳食原则：限制嘌呤摄入量，限制总能量和脂肪的摄入，适量限制蛋白质摄入量，保证碳水化合物供给和蔬菜水果的摄入，培养良好的饮食习惯，改进烹调方法，无肾功能不全者宜多喝水，忌食动物内脏、沙丁鱼、肉汁、鸡汁等嘌呤含量高的食物。

9. 诊断膳食和代谢膳食　诊断膳食是通过调整膳食成分的方法协助临床诊断，即在短期的试验期间，在病人膳食中限制或增添某种营养素，并结合临床检验和检查的结果，以达到明确诊断的目的。代谢膳食是临床上用于诊断疾病，观察疗效或研究机体代谢反应等情况的一种方法，是一种严格的称重膳食，包括糖耐量试验膳食、胆囊造影检查膳食、氮平衡膳食。

第三节　肠内、肠外营养

（一）概念

肠内营养是指具有胃肠道消化吸收功能的病人，因机体病理、生理改变或一些治疗的特殊要求，需利用口服或管饲等方式给予要素制剂，经胃肠道消化吸收，提供能量和营养素，以满足机体代谢需要的营养支持疗法。肠外营养是指通过肠道以外的通路即静脉途径输注能量和各种营养素，以达到纠正或预防营养不良、维持营养平衡目的的营养补充方式。

（二）肠内营养的分类

按照供给方式,肠内营养分为口服和管饲;按照供给次数和动力方式,管饲营养可分为一次性推注、间歇性重力滴注、连续性经泵输入。

★（三）肠内营养适应证和禁忌证

1. 肠内营养适应证　无法经口摄食、摄食不足或有摄食禁忌者、胃肠道疾病者、胃肠道外疾病者。

2. 肠内营养禁忌证　肠内营养的绝对禁忌证是肠道梗阻。此外,不宜适用肠内营养的还有胃肠瘘、严重应激状态、上消化道出血、应激性溃疡、顽固性呕吐或严重腹泻急性期、急性胰腺炎、严重吸收不良综合征及长期少食者;小肠广泛切除后4~6周以内;年龄小于3月龄婴儿。

（四）肠外营养置管方式、制剂组成

临床上常用的肠外营养液的置管方式有中心静脉和外周静脉置管。肠外营养制剂包括氨基酸制剂、脂肪制剂、葡萄糖溶液、维生素和微量元素制剂。

★（五）肠外营养适应证和禁忌证

1. 肠外营养适应证　基本适应证是胃肠道功能障碍或衰竭的病人。临床常见的有:非外科疾病(如营养不良伴胃肠功能紊乱或障碍、神经性厌食或顽固性呕吐、肠道疾病)、外科疾病(如胃肠道梗阻、胃大部切除及胃肠吻合术、大面积烧伤、大手术创伤及复合性外伤)。

2. 肠外营养禁忌证　目前的禁忌证有严重循环、呼吸功能衰竭,严重水、电解质平衡紊乱、肝肾衰竭等。慎用肠外营养的情况有:无明确治疗目的或已确定为不可治愈者;胃肠道功能正常或有肠内营养适应证者;水电解质和酸碱平衡紊乱或心血管功能紊乱期间需控制或纠正者;病人一般情况良好,预计肠外营养治疗时间少于5天者;预计发生肠外营养并发症的危险性很大者。

第四节　围手术期营养

(一) 围手术期营养的概念、意义

围手术期是指从确定手术起到与手术有关的治疗基本结束为止,即术前 5 ~7 天至术后 7~12 天。围手术期营养对病人提高抵抗力、减少并发症、促进伤口愈合等有着极其重要的意义。

(二) 围手术期营养需要

1. 能量　手术耐受性、伤口愈合、体重的稳定及康复直接受到能量摄入水平的影响,但能量的补充应因人而异。

2. 碳水化合物　应供给充足而易消化的碳水化合物。

3. 蛋白质　应保证质优量足的蛋白质。

4. 脂肪　应保证一定量脂肪的摄入,有助于脂溶性维生素的吸收和利用。

5. 维生素　由于创伤后机体处于应激状态,各系统代谢旺盛,应适当增加维生素摄入量。

6. 无机盐　应根据生化检查结果随时调整无机盐的摄入量。

模拟试题测试,提升应试能力

一、单项选择题

1. 流质膳食适用于(　　　)

A. 高热患者　　　　　　B. 术后恢复期病人　　　　　　C. 无急性腹泻病人

D. 严重营养不良患者　E. 食欲正常患者

2. 低盐膳食中,盐的每天摄入量为(　　　)

A. 1~3g　　　　　　　B. 2~4g　　　　　　　　C. 1~4g

D. 0.5~3g　　　　　　E. 2~6g

3. 高血压患者每日盐的摄入量应控制在(　　　)

A. 2g　　　　　　　　B. 1g　　　　　　　　　C. 3g

D. 4g　　　　　　　　E. 1.5g

4. 不属于肠内营养制剂的是(   )

A. 要素膳   B. 维生素组件膳

C. 脂肪乳剂   D. 匀浆膳

E. 创伤用膳

5. 采用外周静脉营养进行营养支持治疗的时间一般不超过(   )

A. 4 周   B. 1 周   C. 2 周

D. 3 周   E. 5 周

6. 不属于肠内营养禁忌证的是(   )

A. 胃部分切除患者   B. 急性胰腺炎的急性期

C. 肠广泛切除的患者 D. 症状明显的糖尿病患者

E. 肝功能衰竭患者

7. 低蛋白膳食中,每日蛋白质的摄入量应控制在(   )

A. 10~20g   B. 20~30g   C. 10~30g

D. 20~40g   E. 30~50g

8. 轻度限制脂肪膳食是指(   )

A. 脂肪总量≤40g/d,供能占总能量的 20% 以下

B. 脂肪总量≤50g/d,供能占总能量的 25% 以下

C. 脂肪总量≤30g/d,供能占总能量的 15% 以下

二、多项选择题

1. 下列需要严格限制脂肪膳食脂肪总量的疾病有(   )

A. 高血压   B. 急性胰腺炎   C. 脂肪肝患者

D. 急性胆囊炎   E. 肾功衰竭患者

2. 痛风病人的膳食原则有(   )

A. 保证蛋白质的摄入量

B. 保证碳水化合物的摄入量

C. 限制蔬菜水果的摄入

D. 限制嘌呤的摄入量

E. 限制能量和脂肪的摄入

3. 属于诊断和代谢膳食的有(   )

A. 糖耐量试验膳食   B. 低嘌呤膳食   C. 胆囊造影检验膳食

D. 氮平衡膳食   E. 低脂膳食

4. 低蛋白膳食的适用对象有(　　)

A. 肥胖患者　　　　B. 心功能不全患者　　　　C. 肾功能不全患者

D. 肝性脑病患者　　E. 急性肾炎患者

5. 低盐膳食的适用对象有(　　)

A. 高血压　　　　　B. 孕妇　　　　　　　　　C. 心力衰竭

D. 肥胖者　　　　　E. 水、钠潴留患者

6. 属于肠内营养禁忌证的有(　　)

A. 肠道梗阻　　　　B. 神经性厌食症　　　　　C. 胃肠癌症

D. 上消化道出血　　E. 应激性溃疡

7. 属于肠外营养适应证的有(　　)

A. 顽固性呕吐　　　B. 胃肠道梗阻　　　　　　C. 严重感染

D. 消化道瘘　　　　E. 急性胰腺炎

8. 低嘌呤膳食主要的适用人群有(　　)

A. 痛风病人　　　　B. 肥胖者　　　　　　　　C. 无症状高尿酸血症者

D. 酗酒者　　　　　E. 尿酸性结石患者

9. 肠内营养适应证有(　　)

A. 口腔和咽喉炎症

B. 长期少食者

C. 先天性氨基酸代谢缺陷病

D. 上消化道出血

E. 食管肿瘤术后

三、名词解释

1. 治疗膳食

2. 诊断膳食

3. 代谢膳食

4. 肠内营养

5. 肠外营养

四、问答题

1. 简述病人营养状况评价的内容。

2. 简述肠内营养的分类及肠内营养制剂种类。

3. 简述肠内营养的适应证。

4. 简述肠内营养的禁忌证。

5. 简述肠外营养的禁忌证。

6. 试述肠内营养制剂的种类及适用范围。

五、案例分析题

患者,男,83 岁。因呕血 1 次,便血 2 次,2007 年 4 月 27 日以上消化道出血收入院治疗。入院时:血压 90/60mmHg,脉搏 82 次/分,白细胞 16.7×10^9/L,红细胞 2.39×10^{12}/L,血红蛋白 76g/L。入院当日于全麻下行剖腹探查术,术中见胃窦部后壁存在一溃疡,直径约 0.8cm,有活动性出血,清除血性液体约 300ml,遂行毕式胃大部切除术。术后禁食、水阶段,营养支持以肠外营养为主。2007 年 5 月 22 日经口试给水,拟经口营养支持。经检查:体温 39.5℃,脉搏 90 次/分。皮肤无光泽、弹性差,腹壁切口引流出黄色液体 5ml,腹腔引流 20ml。血清总蛋白 42g/L,白蛋白 24.7g/L,前白蛋白 0.13g/L,磷 0.35mmol/L,钙 1.84mmol/L,铁 7.1mmol/L。

请给予正确的营养评价以及合理的营养支持方案。

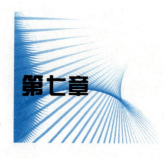

第七章

与营养相关的疾病

学习内容提炼,涵盖重点考点

第一节　营养与肥胖

★(一) 肥胖定义和分类

肥胖是指体内脂肪堆积过多或分布异常,体重增加,是一种多因素的慢性代谢性疾病。随着居民膳食结构和生活方式的改变,肥胖患病率亦呈现出快速增长的趋势,肥胖及其相关慢性病已成为威胁人类健康的重要公共卫生问题。

肥胖按发生原因可分为三大类。

(1) 遗传性肥胖:主要由遗传物质(染色体、DNA)发生改变而引起,比较罕见。

(2) 继发性肥胖:主要由于下丘脑-垂体-肾上腺轴发生病变、内分泌紊乱或其他疾病、外伤引起的内分泌障碍导致。

(3) 单纯性肥胖:单纯由于营养过剩所造成的全身性脂肪过量积累,也常表现为家族聚集倾向。

(二) 肥胖的测量和诊断方法

常用的方法有人体测量法、物理测量法和化学测量法。

1. 人体测量法　主要包括身高标准体重法、皮褶厚度和体质指数。

（1）身高标准体重法：为 WHO 推荐方法，肥胖度（%）=［实际体重（kg）-身高标准体重（kg）］/身高标准体重（kg）×100%。凡肥胖度≥10% 为超重；20%~29% 为轻度肥胖；30%~49% 为中度肥胖；≥50% 为重度肥胖。

（2）体质指数（BMI）法：是国内外学者主张应用的方法，认为 BMI 更能反映体脂增加的百分含量，推荐用于衡量肥胖程度，判定标准见本书第四章"公共营养"。

（3）腰围和腰臀比：主要基于肥胖者身体脂肪分布对肥胖等健康问题的重要影响。上身性肥胖常见于男性，下身性肥胖常见于女性。WHO 建议采用腰围和腰臀比测定腹部脂肪分布，男性腰围≥102cm、女性腰围≥88cm 作为上半身肥胖标准；腰臀比男性≥0.9、女性≥0.8 作为上身性肥胖的标准。我国针对腰围提出的标准为男性≥85cm、女性≥80cm 作为上身性肥胖的标准。

（4）皮褶厚度法：主要是皮褶厚度测量仪测量肩胛下和上臂肱三头肌腹处皮褶厚度，二者加一起即为皮褶厚度。还可测量髂骨上棘和脐旁 1cm 处皮褶厚度。皮褶厚度一般不单独作为判定肥胖的标准，而是与身高标准体重结合起来判定。判定方法是：凡肥胖度≥20%，两处的皮褶厚度≥第 80 百分位数，或其中一处皮褶厚度≥第 95 百分位数者为肥胖；凡肥胖度<10%，无论两处的皮褶厚度如何，均为体重正常者。

2. 物理测量法　是根据物理学原理测量人体成分，从而推算出体脂含量。这些方法包括全身电传导、生物电阻抗分析、双能 X 线吸收、计算机控制的断层扫描和磁共振扫描，可测量骨骼重量和体脂在体内和皮下的分布，但其费用相对较昂贵。

3. 化学测量法　理论依据为中性脂肪不结合水和电解质，因此机体的组织成分可用无脂的成分为基础来计算。化学测定法包括稀释法、K 计数法、尿肌酐测定法。

（三）肥胖的危害

对于儿童，肥胖不但可影响儿童的心血管系统、呼吸系统、内分泌系统与免疫系统，还对儿童的生长发育、智力、心理行为有不良影响。对于成人，肥胖增加了慢性病发病的危险性，极度肥胖者可引起肺功能异常，一些研究还证实肥胖与胆囊病有关。

（四）营养与肥胖的关系

环境因素（即外因）在肥胖的发病中占 30%～60%，或甚至更高。肥胖发生的外因主要包括饮食营养因素和体力活动。

1. 饮食、营养因素

（1）生命早期营养状况：此期的机体处于旺盛的细胞分裂、增殖、分化和组织器官形成阶段，对外界各种刺激非常敏感，并且会产生记忆（又称代谢程序化）持续到成年，对成年后的肥胖及相关慢性病的发生、发展有重要影响。目前比较公认的是，妊娠期孕妇营养缺乏或过剩、完全人工喂养、过早断乳、过早添加辅食或婴幼儿期营养过剩，不仅可直接影响婴幼儿体重及健康，而且还会增加成年后肥胖及相关慢性病的发病风险性。

（2）膳食结构不合理：合理的膳食结构是指根据膳食参考摄入量而确定的食物摄入种类、数量和比例。膳食结构不合理主要表现为成人谷类和根茎类食物消费下降；动物性食物尤其是畜肉和蛋类食物呈明显上升趋势；另外油脂类消费亦呈明显增加趋势。高脂肪膳食可增加肥胖的危险性或诱导肥胖发生。

（3）摄食量过大，能量摄入过多：相关的因素有遗传因素，社会、环境及心理因素，个人饮食习惯等。

2. 体力活动因素　包括步行时间明显减少、体力劳动强度明显减轻、体力活动明显减少。体力活动减少，影响了能量平衡的调节，导致能量消费减少，能量过剩，是导致肥胖发生的一个非常重要因素。

★（五）肥胖的营养防治

肥胖的防治不仅要关注体重、体脂的减少，还要重视代谢紊乱的纠正。肥胖的膳食治疗原则如下。

1. 控制总能量摄入　这是首要措施。推荐的膳食构成为蛋白质、脂肪和碳水化合物的供能比分别为 15%、<30% 和 50%～55%；建议每天减少 500kcal 的能量摄入。

2. 改变宏量营养素构成　常用的减肥膳食包括低脂、低碳水化合物和高蛋白质膳食。低碳水化合物膳食在某些方面优于低脂膳食，但该结论目前尚有争议。比较公认的是，高蛋白（供能比占 20%～25%）、低脂肪（供能比占 30% 以下)、低碳水化合物(供给比占45%~50%)膳食的减体重效果最佳。

3. 多摄入低血糖生成指数(LGI)的膳食　LGI膳食可增加饱腹感,减少能量摄入,并可改善代谢紊乱。

4. 补充某些营养素　补充多不饱和脂肪(n-3脂肪酸),单不饱和脂肪酸,钙、硒等矿物质和维生素等不仅有助于减肥,而且还能改善代谢紊乱。

5. 补充某些植物化学物　如异黄酮、皂苷等。

任何肥胖的膳食治疗方案,都应配合运动,以便取得更好的减肥效果。因为运动有助于维持减肥状态,防止反弹,改善代谢紊乱,改善心情和健康状态,此外还可预防多种慢性疾病,如心脏疾病、糖尿病、癌症等,甚至降低死亡率。

第二节　营养与动脉粥样硬化

(一) 动脉粥样硬化的概述

动脉粥样硬化为一种炎症性、多阶段的退行性复合型病变。预防斑块的形成、促进斑块的消退和提高斑块的稳定性是防治动脉粥样硬化的主要策略。动脉粥样硬化性心血管疾病在发达国家和发展中国家均呈现较高的发病率和死亡率,我国近十年来冠心病的发病率明显上升,约为50/10万。已经明确的冠心病危险因素包括吸烟、血脂紊乱、超重和肥胖、高血压、糖尿病、精神压力增加、久坐少动的生活方式等,可以通过膳食或行为改变降低其中的多数危险因素。

★(二) 营养素与动脉粥样硬化

1. 脂类与动脉粥样硬化:动脉粥样硬化的形成与血脂异常关系密切,与临床密切相关的血脂主要是胆固醇和甘油三酯。甘油三酯主要构成乳糜微粒和极低密度脂蛋白的核心。胆固醇酯主要构成低密度脂蛋白和高密度脂蛋白的核心。血浆总胆固醇、低密度脂蛋白(LDL)、甘油三酯升高和高密度脂蛋白降低是动脉粥样硬化的危险因素。LDL的升高。尤其是氧化型LDL是动脉粥样硬化的独立危险因素。近年研究认为,膳食脂肪的种类对动脉粥样硬化的影响更为重要。饱和脂肪酸是导致血胆固醇升高的主要脂肪酸;以富含单不饱和脂肪酸的油脂如橄榄油和茶油替代富含饱和脂肪酸的油脂,可以降低血LDL-胆固醇、甘油三酯水平。长链多不饱和脂肪酸、尤其是 n-6 与 n-3 系列多不饱和脂肪酸在防治动脉粥样硬化方面起重要作用。反式脂肪酸明显增加冠心病的风险。世界卫生组织和联合国粮农组织建议反式脂肪酸的最大摄取量不超过总能量的 1%。

2. 碳水化合物、蛋白质与动脉粥样硬化　碳水化合物对血脂的影响与碳水化合物的种类和数量以及人体的生理和病理状态有关。碳水化合物摄入过多,易导致血脂代谢异常及高甘油三酯血症,从而诱发动脉粥样硬化;膳食纤维的摄入量则与心血管疾病的风险呈负相关。蛋白质与动脉粥样硬化的关系不是很清楚。动物实验显示,高动物蛋白(如酪蛋白)膳食可促进动脉粥样硬化的形成;而以大豆蛋白和其他植物蛋白代替高脂血症患者膳食中的动物性蛋白能够降低血胆固醇水平。

3. 维生素、矿物质与动脉粥样硬化　维生素 E 可预防动脉粥样硬化或延缓其病理进展。维生素 C 参与胆固醇的代谢,有利于肝脏清除胆固醇,在保持血管的弹性方面发挥重要作用。维生素 B_{12}、维生素 B_6、叶酸是同型半胱氨酸向蛋氨酸、胱氨酸转化的代谢过程中的辅酶,当这些维生素缺乏时,可影响同型半胱氨酸代谢,导致高同型半胱氨酸血症,最终诱发动脉粥样硬化性心血管疾病。资料显示,饮水水质的硬度与冠心病发病呈负相关,增加钙的摄入有利于降血压。镁的摄入水平与心血管病发病率成反比。充足的锌摄入有助于保持血管内皮细胞的完整性。铬缺乏可引起糖和脂肪代谢紊乱,血清胆固醇增加,动脉受损。硒是体内抗氧化酶-谷胱甘肽过氧化物酶的核心成分,缺硒可引起心肌损害,促进血小板聚集和血管收缩,增加动脉粥样硬化危险性。

4. 其他膳食因素　酒、茶、大蒜和洋葱以及宫内营养不良等都与动脉硬化性心脏病的发病密切相关。

(三) 动脉粥样硬化的营养防治

1. 总膳食原则　应在平衡饮食的基础上控制总能量和总脂肪的摄入,限制饮食中饱和脂肪酸和胆固醇含量,保证充足的食物纤维和多种维生素,补充适量的矿物质和抗氧化营养素。

2. 营养措施　限制总能量摄入,保持理想体重;限制脂肪(总脂肪、饱和脂肪酸和反式脂肪酸)和胆固醇摄入;提高植物性蛋白质的摄入少吃甜食;摄入充足的膳食纤维;保证充足的维生素和微量元素;饮食清淡,少盐限酒;适当多吃保护性食品。

第三节　营养与高血压

（一）高血压的概述

高血压属于全球范围内的常见病,发病率和致死致残率高。高血压分为原发性(血压升高为特征,原因不明的独立疾病,占高血压的 95% 以上)和继发性(血压升高系某些疾病的一部分表现)。高血压是脑中风、冠心病、心功能衰竭、肾功能衰竭等的危险因素。目前估计,我国约有 2 亿高血压患者,每年新增高血压患者 1000 万人。

*（二）营养与高血压的关系

在高血压的患病中,通常认为遗传因素与环境因素分别占 40% 和 60% ,环境因素中膳食因素起关键作用。

1. 超重与肥胖　肥胖或超重是血压升高的重要危险因素。高血压病人中 60% 以上有肥胖或超重。肥胖儿童高血压的患病率是正常儿童的 2~3 倍。肥胖者易患高血压的可能机制有血容量增加,心排出量增加而外周阻力没有相应下降,胰岛素抵抗,交感神经系统兴奋性增强。

2. 食盐　人群资料显示,食盐(氯化钠)摄入量与血压水平和高血压患病率呈正相关。主要机制有:增加血容量;提高交感神经兴奋性而提高心排出量和外周血管阻力;抑制血管平滑肌 Na^+ 的转运;增加细胞内钙;干扰血管内皮细胞一氧化氮的合成。

3. 钾　钾盐摄入量与血压水平呈负相关。膳食钠/钾比值与血压的相关性甚至更强。高钠、低钾膳食是我国大多数高血压患者发病主要的危险因素之一。

4. 钙　膳食钙摄入不足可使血压升高。补充钙对钠敏感的高血压的降压效果尤为显著。

5. 酒精　少量饮酒有扩张血管作用,但过量饮酒是高血压发病的危险因素,人群高血压患病率随饮酒量增加而升高。

6. 膳食脂类　增加多不饱和脂肪酸的摄入和减少饱和脂肪酸摄入有利于降血压。人群资料显示,n-3 系列脂肪酸(如鱼油)有降压作用,但 n-6 系列多不饱和脂肪酸的降压作用目前没有明确报道。

7. 镁　镁与高血压关系的研究资料有限,一般认为镁的摄入量与高血压发病呈负相关。

★(三) 高血压的营养防治

1. 控制体重　控制体重可使高血压的发生率降低 28% ~ 40% ,主要通过限制能量摄入和增加体力活动减轻体重。建议每天应进行适当的 30 分钟左右的体力活动;而每周则应有 1 次以上的有氧体育锻炼。

2. 合理膳食　限制钠盐摄入量(WHO 建议每人每日食盐摄入低于 6g);增加钾、钙、镁的摄入量;减少膳食脂肪摄入量,增加优质蛋白质的摄入;膳食模式参考 DASH 膳食;限制饮酒;克服不良饮食习惯。

第四节　营养与痛风

(一) 痛风定义和分类

痛风是指嘌呤代谢紊乱或尿酸排泄障碍所致血尿酸增高的一组异质性疾病。

痛风可分为原发性痛风和继发性痛风两类。

(二) 发病机制

高尿酸血症是痛风的发病原因。尿酸为嘌呤代谢的最终产物,主要由细胞代谢分解、核酸和其他嘌呤类化合物以及食物中的嘌呤分解产生。嘌呤经过氧化代谢产生的尿酸主要是由肾脏和肠道排出,每天尿酸的产生量和排泄量应维持一定的平衡,正常人体尿酸池平均为 1200mg,每天产生 750mg,主要经肾脏和肠道排出体外。尿酸生成增多或排泄减少均可使体内尿酸聚集,发生高尿酸血症或痛风。

(三) 痛风的流行病学

痛风在世界各地均有发病。有资料显示我国 20 岁以上人群高尿酸血症患病率为 2.4% ~ 5.7%，严重地区可达到 18.3% 以上；北京、上海、东部及南部沿海等地居民痛风的患病率为 0.22% ~ 1.33%，各地报告不一，但均呈逐年快速上升趋势。男性痛风的患病率明显高于女性。

★（四）营养防治

1. 营养与痛风的关系

（1）高嘌呤食物摄入过量：当嘌呤摄入过多时，可使肾脏功能减退及尿酸排泄障碍患者血液中尿酸水平明显升高，甚至诱发痛风急性发作。

（2）过量饮酒：乙醇代谢产生的乳酸可抑制肾脏对尿酸的排泄。

（3）产能营养素影响：蛋白类食物摄入的增加即意味着嘌呤摄入增加，碳水化合物是痛风患者能量的主要来源，高脂饮食易导致能量过剩和胰岛素抵抗，继发引起痛风。

（4）维生素与矿物质：B 族维生素、维生素 C、维生素 E 缺乏时容易导致尿酸排出减少，矿物质的严重缺乏可引起核酸代谢障碍，嘌呤生成增加，从而诱发痛风发作。

（5）超重及肥胖：肥胖者易发生高尿酸血症和痛风，体重与高尿酸血症呈明显正相关。

2. 饮食原则

（1）控制能量摄入：痛风病人中，大约有 50% 患者超重或肥胖，应适当减轻体重，总热量摄入应较正常体重者低 10% ~ 15%。

（2）低脂肪、低蛋白质饮食：每日脂肪的摄入量应限制在 40 ~ 50g 以内，痛风病人应限制蛋白质的摄入量，可选择牛奶、鸡蛋及植物蛋白质。

（3）低盐饮食：每天食盐的摄入量不宜超过 6g。

（4）增加蔬菜水果摄入。

（5）低嘌呤饮食：大多为低蛋白饮食。

（6）保证足量饮水：高尿酸血症和痛风患者应多饮水以利于尿酸的排出，这是饮食治疗中较为重要的环节。

（7）限酒。

（8）其他：高尿酸血症和痛风患者不宜饮用咖啡类饮料和浓茶，刺激性食物应禁食，强烈的香料和调味品也不宜食用。

3. 不同病情饮食疗法

（1）急性期：限制嘌呤的摄入，每天嘌呤的摄入量应限制在 150mg/d 之内，最好选择不含嘌呤的蛋、牛奶为蛋白质来源。

（2）慢性期：嘌呤的限制可适当放宽，可通过烹饪技巧减少鱼肉中嘌呤含量，如采用蒸、煮、炖的方法，并弃汤后食用。

（3）缓解期：要求平衡膳食，禁用高嘌呤食物，适当选用含嘌呤少或中等量的食物。

第五节　营养与糖尿病

（一）糖尿病的定义、诊断和分类

糖尿病是一组以慢性血葡萄糖（简称血糖）水平增高为特征的代谢性疾病，是由于机体胰岛素分泌缺陷或胰岛素作用缺陷所引起。

胰岛素抵抗（IR）是指胰岛素作用的靶器官对胰岛素作用的敏感性下降，即正常剂量的胰岛素产生低于正常生物学效应的一种状态，被认为是 2 型糖尿病的发病基础。

糖尿病的诊断采用目前国际上通用的 WHO 糖尿病专家委员会提出的诊断标准（1999）。

（1）糖尿病典型的症状和体征 + 任意时间血浆葡萄糖水平 ≥11.1mmol/L（200mg/dl）。

（2）空腹血浆葡萄糖（FPG）≥7.0mmol/L（126mg/dl）。

（3）口服葡萄糖耐量试验（OGTT）；2 小时血糖水平 ≥ 11.1mmol/L（200mg/dl）。

根据不同病因，糖尿病可分为以下几类。

（1）1 型糖尿病（TIDM）：因胰腺 β 细胞破坏，导致胰岛素分泌绝对缺乏所致。

（2）2 型糖尿病（T2DM）：可由以 IR 为主伴胰岛素分泌不足转为以胰岛素分泌不足为主伴 IR。

（3）妊娠期糖尿病（GDM）：一般在妊娠后发生，占妊娠妇女的 2%~3%，大部分患者分娩后血糖可恢复正常。

（4）其他类型糖尿病：由某些内分泌疾病、胰腺疾病、感染、药物及化学制剂引起。

（二）糖尿病的流行病学

2010年，中国已有9240万成人患糖尿病，是2002年调查数字的3倍；20岁以上成人糖尿病的患病率达9.7%，其中男性患病率10.6%，女性患病率8.8%。糖尿病的发病特点为男、女患病比例接近，中、老年人高于年轻人，脑力劳动者高于体力劳动者，超重、肥胖者高于非超重者，富裕地区高于贫困地区，城市高于农村。随着我国社会经济的发展，糖尿病的发病正呈现年轻化的趋势。

（三）糖尿病的危险因素

1. 遗传因素　糖尿病具有家族遗传易感性。

2. 肥胖　研究发现，超过理想体重50%者比正常体重者糖尿病发病率高12倍。

3. 缺乏体力活动　与缺乏体力活动的人相比，坚持中等程度体力活动的人发生糖尿病的危险性明显降低，体力活动能减轻胰岛素抵抗。

4. 生理因素　糖尿病随年龄的增长发病率上升，50~70岁是大多数糖尿病患者的发病年龄。

5. 社会环境因素　不良生活方式，如吸烟、过量饮酒、生活节奏加快、竞争激烈、压力大、应激增多等。

6. 营养因素　以高脂肪、高热量的膳食为特征的不合理"西方化"膳食。

★（四）营养与糖尿病的关系

1. 碳水化合物　糖尿病代谢紊乱的主要标志是高血糖，并可引起全身性的代谢紊乱。

2. 脂肪　游离脂肪酸的浓度较高，肌肉摄取脂肪酸进行氧化供能的作用增强，从而使葡萄糖的利用减少，出现IR，长期暴露于高浓度的游离脂肪酸，可使胰岛β细胞分泌胰岛素的功能受损，发生糖尿病的危险性增高。

3. 蛋白质　当碳水化合物和脂肪代谢出现紊乱时，蛋白质的代谢也必然处于不平衡状态，可引起胰岛素分泌量的变化，促进糖尿病的发病。

4. 矿物质和维生素　三价铬是葡萄糖耐量因子的主要组成部分。也是胰岛素的辅助因子,可促进葡萄糖的利用,改善糖耐量。

5. 膳食纤维　是降低 T2DM 高危因素的重要膳食成分。

★(五) 糖尿病的防治原则

(1) 健康教育。
(2) 营养治疗。
(3) 运动疗法。
(4) 药物治疗。
(5) 糖尿病自我监测。

营养治疗的原则:有效控制每日总能量的摄入,三大产能营养素(蛋白质、脂肪、碳水化合物)比例适中。食物应多样化,注重微量营养素的补充,食谱应因人而异,饮食结构和餐次合理分配。

1. 能量　合理控制总能量摄入是糖尿病营养治疗的首要原则。总能量应根据患者的标准体重、生理条件、劳动强度、工作性质而定。

2. 碳水化合物　碳水化合物供给量以占总能量的 50% ~ 60% 为宜。一般成年患者每日碳水化合物摄入量应控制在 200~300g,折合主食为 250~400g。肥胖者可酌情控制在 150~200g,折合主食为 200~250g。碳水化合物的摄入量应根据患者个体差异、病情、血糖、糖化血红蛋白和用药情况进行计算并调整至适宜的数量。除了注意碳水化合物的摄入量,还应注意食物种类、淀粉类型(直链淀粉和支链淀粉)、烹调方式等对餐后血糖的影响。计算碳水化合物的量及其在食物中的供能比例时,还要考虑食物的血糖生成指数。

3. 脂肪　脂肪摄入量占总能量比较合适的比例为 20% ~ 25%,最高不应超过 30%。糖尿病患者胆固醇摄入量应低于 300mg/d,相当于一个鸡蛋中的胆固醇的含量,同时患高脂血症者应低于 200mg/d。因此,糖尿病患者应避免进食富含胆固醇的食物,如脑、肝、肾等动物内脏及蛋黄等。

4. 蛋白质　糖尿病患者糖异生作用增强,蛋白质消耗增加,易出现负氮平衡。因此应保证蛋白质的摄入量,占总能量的 12% ~ 20%,其中至少 30% 来自高生物价的蛋白质,如乳、蛋、瘦肉及大豆制品。但长期高蛋白饮食对糖尿病患者并无益处,对于已患糖尿病肾病的患者,应根据肾功能损害程度限制蛋白质摄入量,一般为 0.5~0.8g/(kg·d)。

5. 膳食纤维　建议膳食纤维供给量为 14g/1000kcal。

6. 维生素和矿物质　糖尿病患者因主食和水果摄入量受限制,且体内物质代谢相对旺盛,较易发生维生素和矿物质缺乏。调节维生素和矿物质的平衡,有利于糖尿病患者纠正代谢紊乱、防治并发症。因此,供给足够的维生素也是糖尿病营养治疗的原则之一。

7. 饮酒　血糖控制不佳的糖尿病患者不应饮酒。对血糖控制良好的患者可适量饮酒,但需严格设计饮食计划。总之,对平时不饮酒的患者不激励饮酒,对有饮酒习惯的患者在病情稳定情况下不强调戒酒,但要控制饮酒量。

8. 饮食分配及餐次安排　根据血糖升高时间、用药时间和病情是否稳定等情况,并结合患者的饮食习惯合理分配餐次,至少一日三餐,定时、定量,早、中、晚餐能量按 25%、40%、35% 的比例分配。如加餐,加餐量应从正餐的总量中扣除,做到加餐不加量。

★(六) 糖尿病人食谱的编制

1. 计算法

(1) 根据成人的身高,计算器标准体重及体质指数(BMI),判断其体型(正常、肥胖、消瘦),了解就餐者的体力活动情况,确定能量供给。

(2) 计算全天蛋白质、脂肪、碳水化合物总量。

(3) 确定全天主食数量和种类并进行食物分配。

(4) 确定全天副食蛋白质需要量。

(5) 计算全天副食的数量选择食物,形成一日食谱,并按照比例分配到三餐中。

2. 交换份法　将食物按照来源、性质分成几类,同类食物在一定重量内所含的蛋白质、脂肪、碳水化合物和能量相接近,不同类食物间所提供的能量也是相同的。交换原则为同类食物之间可以互换,不同类食物之间不能互相。

第六节　营养与免疫性疾病

(一) 概述

机体营养状况与免疫功能关系密切并相互影响,营养不良导致免疫功能减退,易发生感染,甚至导致肿瘤的发生,而严重的感染或长期慢性感染又会诱发或加重营养不良。

★(二) 营养素与免疫功能

1. 蛋白质　蛋白质缺乏引起的营养不良可导致不可逆性胸腺萎缩、循环血中 T 淋巴细胞减少、肠黏膜上皮分泌性免疫球蛋白减少及肠道抗感染能力降低等。

2. 脂类　脂类有调节免疫功能的作用,脂类摄入量及脂肪酸的种类对细胞膜正常功能的维持至关重要。

3. 维生素　维生素 A 缺乏可导致胸腺萎缩、吞噬细胞吞噬能力下降,β-胡萝卜素可以增强自然杀伤细胞与吞噬细胞的活性以及刺激多种细胞因子的生成,维生素 E 缺乏可损害体液和细胞免疫功能,维生素 B_6 缺乏导致胸腺和脾脏发育不全,抗体免疫应答反应受损等,维生素 C 缺乏可以抑制淋巴组织的发育及功能、白细胞对细菌的反应、吞噬细胞的吞噬功能、异体移植的排出反应。

4. 微量元素　铁缺乏可导致多种免疫异常,锌缺乏可引起免疫器官组织萎缩,硒缺乏会影响 T 淋巴细胞对有丝分裂原刺激的反应性而影响细胞增殖、降低吞噬细胞的趋化性和氧化还原状态、血清 IgG 和 IgM 浓度下降、中性粒细胞杀菌能力下降,铜缺乏还可导致吞噬细胞抗菌能力减弱、胸腺素和白细胞介素的分泌减少、淋巴细胞增殖抑制及抗体合成减少、自然杀伤细胞活性降低。

(三) 营养与继发性免疫缺陷病

1. 概述　许多疾病和状态可伴发继发性免疫缺陷病,包括感染、恶性肿瘤、自身免疫性疾病、蛋白丢失、免疫球蛋白合成不足、淋巴细胞丢失以及其他疾病和治疗等。

2. 获得性免疫缺陷综合征(AIDS)　又称艾滋病,病因是 HIV 感染,主要传染途径为:①性接触感染,最为常见;②共用 HIV 污染针头;③输血和血制品的应用;④母体病毒经胎盘感染胎儿或通过哺乳、黏膜接触等方式感染婴儿。

流行病学调查发现,本病的发生与以下危险因素有关:①男性同性恋(约占70%);②静脉注射毒品(约占 17%);③接受血制品而感染(约占 1%);④双亲都具有上述危险因素的婴儿以及与高危险人群有异性接触者等。

（四）营养与艾滋病的防治

营养状况是决定 AIDS 病人生存时间长短和生存质量的重要因素之一。对于 AIDS 病人的营养支持目的在于，促进体内蛋白质合成，为免疫功能恢复提供必要营养，储存能量以维持器官功能。AIDS 病人的膳食应以高能量、高蛋白质、食物多样、均衡为原则，增加蔬菜水果，特别是富含 β-胡萝卜素、维生素 C、维生素 E、锌、硒的食物以提高免疫功能，因病人的胃肠道功能减退，进餐量和餐次分配要科学合理少量多餐，避免一次进餐量过大导致消化不良，每日可进餐 5~6 次。因病人多处于能量负平衡状态，脂肪供能占总能量的百分比应较正常人高。食物要多样，谷类为主，粗细搭配，烹调宜清淡，控制食盐摄入量。

第七节 营养与癌症

★（一）营养与癌症的关系

膳食、营养可以影响恶性肿瘤生成的启动、促进、进展的任一阶段。食物中既存在着致癌因素，也存在着抗癌因素，两者都可以影响癌症的发生。

1. 致癌因素 食物中致癌因素研究比较多的有 N-亚硝基化合物、黄曲霉毒素、多环芳烃类化合物和杂环胺类化合物等。食品中残留的某些农药、重金属、激素、抗生素、二恶英、氯丙醇、丙烯酰胺、食品容器包装材料中残留的某些小分子物质等具有一定的致癌作用。

2. 抗癌因素 除了维生素、矿物质、多不饱和脂肪酸、膳食纤维等因素外，存在于植物性食物中的一些生物活性成分如植物化学物也具有抑癌作用。

（二）膳食结构与癌症的关系

1. 以植物性食物为主的膳食结构 多数发展中国家如印度、巴基斯坦及非洲一些国家的膳食结构属于此类型。以谷类食物为主，动物性食物比例很低，罹患癌症以消化道的胃癌、食管癌发生率为高，乳腺癌、前列腺癌发生率低。

2. 以动物性食物为主的膳食结构 多数发达国家如美国、加拿大、澳大利亚、西欧和北欧大部分国家的膳食结构属于此类型。以动物性食物为主，以高能量、高脂肪、高蛋白、低膳食纤维为特点。谷类、蔬菜摄入量低，脂肪摄入量高，占总能量的 36%～37%，乳腺癌、前列腺癌、结肠癌发病率高，而胃癌、食管癌发病率低。

3. 地中海膳食结构　该类膳食结构是居住在地中海地区的居民特有的膳食类型，其特点包括：①富含植物性食物；②食物加工程度低，新鲜度较高，以当地、当季食物为主；③橄榄油为主要食用油；④脂肪提供的能量占 25%～35%，饱和脂肪酸摄入较低，占能量的 7%～8%；⑤奶及奶制品摄入适量；⑥每周适量摄入鱼、禽，少量摄入蛋类；⑦新鲜水果为常规餐后食品；⑧红肉摄入量少；⑨多数成人有饮葡萄酒习惯。该膳食结构的突出特点为饱和脂肪酸摄入量低，膳食含大量复合碳水化合物，蔬菜水果摄入量高。

（三）营养与癌症预防

大量的研究结果表明，多数癌症是可以预防的。膳食营养因素在癌症的预防方面起非常重要的作用。一级预防亦称为病因预防，是针对致病因素的预防措施，是面向健康或亚健康人群消除疾病危险因素的积极主动性预防，是公共卫生工作者的主要工作和任务。2007 年由世界癌症研究基金会和美国癌症研究所联合出版的报告中，21 名世界知名专家组成的专家组提出了降低癌症风险的十项建议：①在正常体重范围内尽可能瘦；②将从事积极的身体活动作为日常生活的一部分；③限制高能量密度的食物的摄入，避免含糖饮料的摄入，限制果汁摄入，尽量少吃快餐；④以植物来源的食物为主；⑤限制红肉摄入，避免加工的肉制品；⑥限制含酒精饮料；⑦限制盐的摄入量；⑧强调通过膳食本身满足营养需要，不推荐使用膳食补充剂预防癌症；⑨母亲对婴儿最好进行 6 个月的完全母乳喂养，以后再添加其他液体和食物；⑩癌症患者治疗以后，生活及饮食应该遵循癌症预防的建议。

（四）癌症的营养支持治疗

1. 营养支持治疗在癌症治疗中的作用　单独应用营养支持治疗在癌症治疗中的效果有限，常需与其他支持治疗（如姑息性放疗、止痛治疗、皮质类固醇激素治疗和社会及心理治疗）配合应用。

2. 营养支持治疗的应用　根据癌症发生发展及治疗的不同时期，结合药物或手术疗效特点，可选择经口或静脉营养。

3. 癌症恶病质的治疗　恶病质是指机体严重消耗、体重下降、厌食、无力、全身衰竭的状态,见于恶性肿瘤、大面积烧伤、严重感染、营养吸收不良、其他慢性消耗性疾病等,是许多疾病终末期的临床表现。其治疗方法有:①一般治疗;②营养支持治疗;③药物治疗。

模拟试题测试,提升应试能力

一、单项选择题

1. 可通过降低行为危险因素预防的糖尿病是(　　)

A. 1 型糖尿病　　　　B. 2 型糖尿病　　　　C. 妊娠期糖尿病

D. 其他类型糖尿病　　E. 任一种糖尿病

2. 世界卫生组织建议每人每天食盐的摄入量不超过(　　)

A. 0. 5g　　　　　　B. 1. 5g　　　　　　C. 3g

D. 5g　　　　　　　E. 6g

3. 下列癌症中,欧美国家膳食模式罹患癌症发病率最高的是(　　)

A. 结肠癌　　　　　B. 胃癌　　　　　　C. 胰腺癌

D. 食管癌　　　　　E. 口腔癌

4. 摄入过多容易引起血清甘油三酯含量升高的是(　　)

A. 乳糖、蔗糖　　　　B. 麦芽糖、果糖　　　　C. 乳糖、麦芽糖

D. 蔗糖、果糖　　　　E. 麦芽糖、葡萄糖

5. 关于糖尿病的营养防治说法正确的是(　　)

A. 正常体重的糖尿病患者应使体重逐渐下降至正常体最5%左右的范围

B. 糖尿病患者应选择高 GI 的食物

D. 饱和脂肪酸有降血脂和预防动脉粥样硬化的作用

C. 缺锌将使胰岛素合成减少

E. 可溶性膳食纤维将使餐后血糖升高

6. 下列一般不单独作为判定肥胖标准的方法是(　　)

A. 体重法　　　　　　B. 身高标准体重法　　C. 腰围和腰臀比

D. 皮褶厚度法　　　　E. 体质指数法

7. 可诊断为高尿酸血症的女性血尿酸值为(　　)

A. >450μmol/L　　　　B. >320μmol/L　　　　C. >420μmol/L

D. >350μmol/L   E. >250μmol/L

8. 下列关于血糖和血糖生成指数(GI)说法正确的是( )

A. 低 GI 食物可有效控制餐后血糖

B. 高 GI 食物可有效控制餐后血糖

C. 血糖指数越高的食物对血糖升高的反应越小

D. 直链淀粉比支链淀粉更易引起血糖升高

E. 多糖类比单糖类和双糖类更易引起餐后血糖的升高

9. 糖尿病代谢紊乱的主要代谢标志是( )

A. 高血糖   B. 低血糖   C. 尿糖

D. 高血脂   E. 高血压

10. 在糖尿病的诊断中,OGTT 试验的 2 小时血糖水平应大于等于( )

A. 7. 1mmol/L   B. 8. 1mmol/l   C. 9. 1mmol/L

D. 10. 1mmol/L   E. 11. 1mmol/L

11. 下面被认为是动脉粥样硬化发生的独立危险因素的脂蛋白为( )

A. LDL   B. HDL   C. TG

D. ox-LDL   E. LP(a)

12. 以胰岛素抵抗为发病基础的糖尿病类型为( )

A. 1 型糖尿病   B. 2 型糖尿病   C. 妊娠期糖尿病

D. 其他类型糖尿病   E. 任一种糖尿病

13. 预防动脉粥样硬化应增加摄入的脂类成分为( )

A. 饱和脂肪酸   B. 不饱和脂肪酸   C. 反式脂肪酸

D. 甘油三酯   E. 胆固醇

14. 下列癌症中,东方膳食模式罹患癌症发病率最高的是( )

A. 乳腺癌   B. 胃癌   C. 胰腺癌

D. 前列腺癌   E. 结肠癌

15. 能够降低胆固醇和胆酸的吸收,具有降低血脂作用的是( )

A. 膳食纤维   B. 淀粉   C. 双糖

D. 寡糖   E. 单糖

16. 糖尿病营养治疗的首要原则是( )

A. 合理控制能量   B. 限制脂肪摄入   C. 摄入足够膳食纤维

D. 限制饮酒   E. 限制碳水化合物摄入

17. 下列属于糖尿病患者典型症状的是(　　)

A. 体重增加　　　　　B. 多尿　　　　　　　C. 少尿

D. 饮食减少　　　　　E. 眩晕

18. 对于痛风急性期患者,下列饮食缓解措施不当的是(　　)

A. 选择低嘌呤食物

B. 烹调食物禁用油炸、油煎,宜采用蒸、煮、炖、卤等

C. 摄入含果糖较高的水果

D. 禁酒及食用刺激性食物

E. 每日食盐量不超过 6g

19. 在糖尿病的诊断中,空腹血浆葡萄糖水平应大于等于(　　)

A. 7. 00mmol/L　　　　B. 8. 0mmol/L　　　　C. 9. 0mmol/L

D. 10. 0mmol/L　　　　E. 11. 0mmol/l

20. 下列食物中嘌呤含量最高的是(　　)

A. 猪肉　　　　　　　B. 鱼肉　　　　　　　C. 内脏

D. 水果　　　　　　　E. 坚果

21. 下列酒类品种中嘌呤含量最低的是(　　)

A. 普通黄酒　　　　　B. 啤酒　　　　　　　C. 白酒

D. 陈年黄酒　　　　　E. 各种酒嘌呤含量均等

22. 下列食物中嘌呤含量最低的是(　　)

A. 猪肉　　　　　　　B. 鱼肉　　　　　　　C. 内脏

D. 水果　　　　　　　E. 坚果

23. 下列说法符合地中海膳食结构特点的是(　　)

A. 食物加工程度高　　　　　　　　B. 主要食用油为动物油

C. 膳食含大量复合碳水化合物　　　D. 蔬菜水果摄入量低

E. 多数成人有饮白酒习惯

24. 下列酒类品种中嘌呤含量最高的是(　　)

A. 普通黄酒　　　　　B. 啤酒　　　　　　　C. 白酒

D. 陈年黄酒　　　　　E. 各种酒嘌呤含量均等

二、多项选择题

1. 下列属于食物中的抗癌因素的是(　　)

A. 维生素 E　　　　　B. 赖氨酸　　　　　　C. 多不饱和脂肪酸

D. 膳食纤维　　　　　E. 维生素 B_2

2. 肥胖按发生原因可分为(　　)

A. 遗传性肥胖　　　B. 上身性肥胖　　　C. 单纯性肥胖

D. 继发性肥胖　　　E. 老年性肥胖

3. 预防癌症的膳食行为包括(　　)

A. 食物多样　　　　B. 限酒　　　　C. 限盐

D. 戒烟　　　　　　E. 少吃生冷食物

4. 动脉粥样硬化化的膳食防治措施包括(　　)

A. 限制总能量摄入,限制脂肪和胆固醇摄入

B. 提高动物性蛋白的摄入,少吃甜食

C. 保证充足的膳食纤维摄入

D. 供给充足的维生素和微量元素

E. 饮食清淡,少盐和少饮酒,适当多吃保护性食品

5. 关于我国 2 型糖尿病的流行病学,下列说法正确的是(　　)

A. 男、女患病比例接近

B. 中、老年人高于年轻人

C. 体力劳动者高于脑力劳动者

D. 富裕地区高于贫困地区

E. 城市高于农村

6. 膳食中具有降低血压作用的矿物质是(　　)

A. 钾　　　　　　　B. 钠　　　　　　C. 钙

D. 镁　　　　　　　E. 铁

7. 下列关于营养相关疾病说法正确的是(　　)

A. 体力活动缺乏是 2 型糖尿病的行为危险因素之一

B. 痛风没有家族性发病倾向

C. 降低癌症危险性的主要方法包括避免使用烟草、摄入适宜的膳食、限制接触致癌物

D. 中心性肥胖与癌症危险性增加密切相关

E. 糖尿病还可引起周围神经病变,影响运动及感觉功能

8. 高血压病人适宜的运动方式有(　　)

A. 慢跑　　　　　　B. 骑自行车　　　　C. 登山

D. 散步　　　　　　　　　E. 广播操

9. 体内的尿酸可来源于（　　　）

A. 富含嘌呤的食物　　　　　　　　B. 富含尿酸的食物

C. 嘌呤分解代谢　　　　　　　　　D. 尿酸分解代谢

E. 核酸分解代谢

10. 常用的诊断或判定肥胖的标准和方法包括（　　　）

A. 人体测量法　　　　　　　　　　B. 生物测量法

C. 基因测量法　　　　　　　　　　D. 物理测量法

E. 化学测量法

11. 减少癌症危险性的方法有（　　　）

A. 坚持适度的体力活动　　　　　　B. 避免使用烟草

C. 限制接触致癌物　　　　　　　　D. 合理膳食

E. 保持良好的心理状态

12. 有助于预防动脉粥样硬化的维生素包括（　　　）

A. 维生素 E　　　　　B. 维生素 C　　　　C. 维生素 B_6

D. 维生素 B_{12}　　　　E. 叶酸

13. 癌症的支持治疗包括（　　　）

A. 营养支持治疗　　　　　　　　　B. 姑息性放疗

C. 止痛治疗　　　　　　　　　　　D. 抗生素、皮质类固醇激素

E. 社会及心理治疗

14. 与高同型半胱氨基酸血症发生有关的维生素是（　　　）

A. 维生素 B_{12}　　　　　　　　　B. 维生素 B_1

C. 维生素 B_6　　　　　　　　　　D. 叶酸

E. 烟酸

15. 2 型糖尿病的危险因素包括（　　　）

A. 双亲均为糖尿病患者　　　　　　B. 肥胖

C. 缺乏体力活动　　　　　　　　　D. 压力

E. 年龄的增长

16. 减轻体重已成为降血压的重要措施,其原因是（　　　）

A. 肥胖使心排出量减少

B. 肥胖使心排出量增加

C. 肥胖使交感神经活动增加

D. 肥胖使交感神经活动减少

E. 肥胖易发生胰岛素抵抗

17. 原发性痛风常有(　　　)

A. 高血压 　　　　B. 冠心病 　　　　C. 肥胖

D. 动脉硬化 　　　E. 糖脂代谢紊乱

三、名词解释

1. 肥胖

2. 反式脂肪酸

3. 痛风

4. diabetes mellitus（DM）

5. IR

6. 恶病质

四、问答题

1. 肥胖常用的测量和诊断方法有哪些?

2. 简述糖尿病的分类。

3. 简述糖尿病的危险因素。

4. 试述糖尿病的营养防治原则。

5. 试述动脉粥样硬化性心脏病的膳食营养防治措施。

6. 试述肥胖的营养防治措施。

7. 简述食物中的抗癌因素与致癌因素。

8. 简述痛风的营养防治原则。

9. 简述不同病情的痛风饮食治疗原则。

10. 简述膳食结构与癌症发生的关系。

11. 试述预防癌症的膳食建议。

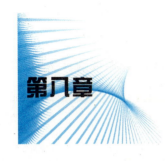

第八章

食源性疾病及预防

学习内容提炼,涵盖重点考点

第一节　食源性疾病

★(一) 食源性疾病的定义

食源性疾病是指通过摄入食物进入人体的各种致病因子引起的、通常具有感染或中毒性质的一类疾病(WHO)。即通过食物传播的方式和途径致使病原物质进入人体并引起的中毒性或感染性的疾病。

根据 WHO 的定义,食源性疾病包括三个基本要素。

(1) 食物是携带和传播病原物质的媒介。

(2) 导致人体罹患疾病的病原物质是食物中含有的各种致病因子。

(3) 临床特征为急性中毒或急性感染。

随着人们对疾病认识的深入和发展,食源性疾病的范畴也在不断扩大,它既包括传统的食物中毒,还包括经食物而感染的肠道传染病、食源性寄生虫病、人兽共患传染病、食物过敏,以及由食物中有毒、有害污染物所引起的慢性中毒性疾病。

★(二) 食源性疾病的疾病因子

引起食源性疾病的致病因子多种多样,主要包括生物性、化学性和物理性三大因素。

1. 生物性因素　包括:①细菌及其毒素;②寄生虫和原虫;③病毒和立克次体;④有毒动物及其毒素;⑤有毒植物及其毒素;⑥真菌毒素。

2. 化学性因素　主要包括:①农药、兽药残留;②不符合要求的食品生产工具、容器、包装材料污染以及非法添加剂;③有毒有害化学物质;④食品加工中可能产生的有毒化学物质。

3. 物理性因素　主要为放射性核素污染。

(三) 人兽共患传染病

人兽共患传染病是指人和脊椎动物之间自然传播的疾病和感染。该类疾病的病原体既可存在于动物体内,也可存在于人体内;既可由动物传染给人,也可由人传染给动物,多数由动物传染给人。常见的有炭疽、口蹄疫、结核、布鲁杆菌病、疯牛病、猪链球菌病、禽流感等。

(四) 食物过敏

食物过敏是指摄入人体内的食物中的某些组成成分,作为抗原诱导机体产生免疫应答而发生的一种变态反应性疾病,已知结构的过敏原都是蛋白质或糖蛋白。

食物过敏的流行病学特征包括:①婴幼儿及儿童的发病率高于成人;②发病率随年龄的增长而降低;③人群中实际发病率较低。

常见的致敏食品主要有8类:①牛乳及乳制品(干酪、酪蛋白、乳糖等);②蛋及蛋制品;③花生及其制品;④大豆和其他豆类以及各种豆制品;⑤小麦、大麦、燕麦等谷物及其制品;⑥鱼类及其制品;⑦甲壳类及其制品;⑧坚果类及其制品。

食物过敏的防治措施和处理原则:①避免食物致敏原;②致敏食物标签;③一旦发生食物过敏需对症处理。

第二节　食物中毒

*(一) 食物中毒的定义、发病特点、流行病学、分类

1. 定义　指摄入含有生物性、化学性有毒有害物质的食品或把有毒有害

物质当做食品摄入后所出现的非传染性急性、亚急性疾病,是食源性疾病中最为常见的疾病。

2. 发病特点

(1) 发病与食物相关。

(2) 潜伏期短,来势急剧,呈暴发流行。

(3) 中毒病人临床表现基本相似。

(4) 人与人之间无直接传染。

3. 流行病学特点

(1) 季节性特点,如细菌性食物中毒主要发生在 6~10 月,化学性食物中毒全年均可发生。

(2) 绝大多数食物中毒的发生有明显的地区性。

(3) 中毒原因以微生物引起的食物中毒多见。

(4) 病死率较低。

(5) 发生场所多见于集体食堂、饮食服务单位和家庭。

4. 分类:①细菌性食物中毒;②真菌及其毒素食物中毒;③动物性食物中毒;④植物性食物中毒;⑤化学性食物中毒。

★(二) 细菌性食物中毒

细菌性食物中毒是指因摄入含致病性细菌或其毒素污染的食品而引起的中毒。

1. 分类　按病原和发病机制分为以下几类。

(1) 感染型:病原菌随食物进入肠道,在肠道内继续生长繁殖,靠其侵袭力附着于肠黏膜或侵入黏膜及黏膜下层,引起肠黏膜的炎性病理变化。除引起腹泻等胃肠道综合征之外,这些病原菌还进入黏膜固有层释放出内毒素,引起体温升高,故临床表现多有发热症状。

(2) 毒素型:由细菌产生的肠毒素所致,肠毒素作用于小肠黏膜上的腺苷酸环化酶或鸟苷酸环化酶,使胞浆内的环磷酸腺苷或环磷酸鸟苷的浓度增高,细胞的分泌功能发生变化。由于 Cl^- 的分泌亢进,肠壁上皮细胞对 Na^+ 和水的吸收到抑制,因而导致腹泻的发生。常见的毒素型细菌性食物中毒有金黄色葡萄球菌食物中毒等。

(3) 混合型:由副溶血性弧菌等病原菌进入肠道后,除侵入黏膜引起肠黏膜的炎性反应外,还产生肠毒素,引起急性胃肠道症状。因此,其发病机制为混合型。

2. 特点

(1) 发病原因:①致病菌的污染;②贮藏方式不当;③烹调加工不当,未彻底杀灭致病菌或破坏其产生的毒素,食品从业人员带菌者的再污染等。

(2) 流行病学特点:①发病率高,病死率因致病菌而异;②夏秋季发病率高,5~10月多发;③主要中毒食品为动物性食品,植物性食物如剩饭、米糕、米粉则易引起金黄色葡萄球菌、蜡样芽胞杆菌食物中毒。

3. 临床表现及诊断

(1) 临床表现:以急性胃肠炎为主,表现为恶心、呕吐、腹痛、腹泻。侵袭性细菌引起的食物中毒,可有发热、腹部阵发性绞痛和黏液脓血便。

(2) 诊断:根据流行病学调查资料、特有的中毒表现及实验室检查(对可疑食物、患者呕吐物及粪便等的细菌学及血清学检查)结果进行。对因各种原因无法进行细菌学检验的食物中毒,按《食物中毒诊断标准及技术处理总则》(GB14938-1994)执行,由3名副主任医师以上的食品卫生专家进行评定,得出结论。

(3) 鉴别诊断:注意与非细菌性食物中毒、霍乱、急性菌痢、病毒性胃肠炎等鉴别。

4. 防治原则

(1) 预防措施:①加强卫生宣传教育;②加强食品卫生质量检查和监督管理;③发展快速可靠的病原菌检测技术,防止更大范围内的传播和流行。

(2) 处理原则:①现场处理:将患者进行分类,及时收集资料,进行流行病学调查及细菌学的检验工作,以明确病因。②排毒和对症治疗:迅速排出毒物,常用催吐、洗胃法,同时治疗腹痛、腹泻,纠正酸中毒和电解质紊乱,抢救呼吸衰竭。③特殊治疗:对细菌性食物中毒通常无须应用抗菌药物,对症状较重、考虑为感染性食物中毒或侵袭性腹泻者应及时选用抗菌药物,对肉毒毒素中毒应及早使用多价抗毒素血清。

5. 沙门菌食物中毒

(1) 病原:沙门菌为革兰阴性杆菌,种类繁多,分布广泛,不耐热,100℃分钟即被杀死。沙门菌属不分解蛋白质,不产生靛基质,污染食物后无感官性状的变化,易引起食物中毒。

（2）中毒机制：多数为感染中毒；肠炎沙门菌、鼠伤寒沙门菌还可产生肠毒素，引起腹泻。

（3）流行病学特点：沙门菌食物中毒发病率较高，全年均可发生，以夏秋两季多见。其发病受活菌数量、菌型和个体易感性等因素的影响。引起沙门菌感染的食品主要为动物性食品，以畜肉类及其制品多件，其次为禽肉、蛋类、乳类及其制品。肉类食品中沙门菌的来源主要是动物的生前感染和宰后污染。患沙门菌病奶牛的乳中可能带菌，家禽、蛋类及其制品感染或污染沙门菌的机会亦较多。烹调后的熟制品可因从业人员带菌或食品容器生熟未分开而受到再次污染。

（4）临床表现：潜伏期短，一般为4~48小时，有头痛、恶心、呕吐、腹泻、腹痛等症状，腹泻一日数次至十余次，主要为水样便，少数带有黏液或血。伴体温升高。临床上分为胃肠炎型、类霍乱型、类伤寒型、类感冒型、败血症型，其中以胃肠道炎性最为常见。

（5）诊断和治疗：一般根据流行病学特短、临床表现和实验室检验结果进行诊断。轻症者以补充水分和电解质等对症处理为主，对重症、患菌血症和有并发症的患者，需用抗生素治疗。

（6）预防措施：针对细菌性食物中毒发生的三个环节采取相应的预防措施：①加强监管防止沙门菌污染食品；②控制储存条件，减少食品中沙门菌的繁殖；③食前彻底加热以杀灭沙门菌。

6. 副溶血性弧菌食物中毒

（1）病原：副溶血性弧菌为革兰阴性杆菌，是一种嗜盐菌，主要存在于近岸海水、海底沉积和鱼、贝壳等海产品中，该菌不耐热，56℃加热5分钟，或90℃加热1分钟，或1%食醋处理5分钟易将其杀灭。引起食物中毒的副溶血性弧菌90%神奈川试验为阳性。

（2）中毒机制：副溶血弧菌食物中毒属于混合型细菌性食物中毒。摄入一定数量的致病性副溶血性弧菌数小时后，可产生肠毒素及耐热性溶血毒素。大量的活菌及耐热性溶血毒素共同作用于肠道，引起急性为肠道症状。

（3）流行病学特点：有明显的地区性和季节性，我国沿海地区为高发区，以7~9月多见。引起中毒的食物主要是海产品和盐渍食品。可因海水及海底沉积物中副溶血性弧菌对海产品的直接污染或人群带菌者对食品的污染所致，也可因带菌容器及生熟交叉污染而致。

（4）临床表现：潜伏期2~40小时，主要症状为腹部不适，尤其是脐部阵发性绞痛，恶心、呕吐、腹泻、体温38℃左右。粪便多为水样、血水样、黏液或脓血便，里急后重不明显，预后较好。

（5）诊断和治疗：根据流行病学特点、临床表现和实验室检验结果进行诊断。治疗以补充水分和纠正电解质紊乱等对症治疗为主。

（6）预防措施：从防止污染、控制繁殖、彻底杀灭病原菌三个环节采取多种措施。海产品及各种熟制品应低温贮藏，烹调时加热要彻底，生熟容器要分开，防止交叉污染。

7. 李斯特菌食物中毒

（1）病原：李斯特菌是革兰阳性、短小的无芽孢杆菌，分布广泛，5~45℃均可生长，在5℃低温条件下仍能生长，-20℃可存活一年。58~69℃ 10分钟可杀死，耐碱不耐酸。

（2）中毒机制：主要为大量李斯特菌的活菌侵入肠道所致，此外也与李斯特菌溶血素O有关。

（3）流行病学特点：春季可发生，夏、秋季呈季节性增长，引起中毒的食物重要是在冰箱中保存时间过长的乳制品及肉制品。主要影响孕妇、婴儿、老人等体弱患病者。污染来源主要是人及动物粪便。

（4）临床表现：分侵袭型和腹泻型。侵袭型表现为胃肠炎的症状和败血症、脑膜炎、发热等症状，对孕妇可致流产、死胎等。幸存的婴儿易患脑膜炎，导致智力缺陷或夭亡。腹泻型主要症状为腹泻、腹痛、发热。

（5）诊断和治疗：根据流行病学特点、特有的中毒表现及细菌学检验进行诊断。对症和支持治疗，抗生素治疗首选氨苄西林。

（6）预防措施：在食品的生产和加工过程中防止李斯特菌对食品的污染，严格按照危害分析与关键控制体系（HACCP）进行监控。

8. 大肠埃希菌食物中毒

（1）病原：埃希菌属俗称大肠杆菌属，革兰阴性杆菌，多数有周身鞭毛，能发酵乳糖及多种糖类，产酸产气，主要存在于人和动物肠道内，随粪便排出，在自然界存活力强。属肠道正常菌群，多数不致病。埃希菌属中大肠埃希菌最为重要，其中引起食物中毒的血清型主要有O157:H7、O111:B4、O55:B5、O26:B6等。已知的致病性大肠埃希菌包括：①肠产毒性大肠埃希菌；②肠侵袭性大肠埃希菌；③肠致病性大肠埃希菌；④肠出血性大肠埃希菌；④肠黏附（集聚）性大肠埃希菌。

（2）中毒机制：与菌型有关。肠产毒性大肠埃希菌、肠出血性大肠埃希菌引起毒素型中毒；肠致病性大肠埃希菌、肠侵袭性大肠埃希菌引起感染型中毒。

（3）流行病学特点：多发于夏秋季，引起中毒的食品与沙门菌同。污染源主要为人和动物的粪便，排除后污染水源和土壤，直接或间接污染食物。

（4）临床表现：主要有以下3型：①急性胃肠炎型；②急性菌痢型；③出血性肠炎型。

（5）诊断及治疗：按《病原性大肠埃希菌食物中毒诊断标准及处理原则》（WS/T8-1996），根据流行病学特点、临床表现和细菌学检验结果进行诊断。

（6）预防：与沙门菌食物中毒预防类似。

9. 金黄色葡萄球菌食物中毒

（1）病原：葡萄球菌为革兰阳性兼性厌氧菌。最适生长温度为30~37℃，可耐受较低水分活性，在干燥的环境中可生存数月。金黄色葡萄球菌是引起食物中毒的常见菌种，对热具有较强的抵抗力，半数以上金黄色葡萄球菌能产生肠毒素，且多数肠毒素耐热性强，并能抵抗胃肠道中蛋白酶的水解作用，破坏食物中存在的葡萄曲菌肠毒素须100℃加热2小时。

（2）中毒机制：金黄色葡萄球菌食物中毒是由葡萄球菌肠毒素引起的毒素型食物中毒。

摄入含金黄色葡萄球菌活菌而未产生葡萄球菌肠毒素的食物不会引起食物中毒。只有摄入达到中毒剂量菌肠毒素才会中毒。肠毒素作用于胃肠道黏膜，引起充血、水肿，甚至糜烂等炎症变化及水与电解质代谢紊乱，出现腹泻；同时，肠毒素刺激迷走神经的内脏分支而引起反射性呕吐。

（3）流行病学特点：夏秋季多发，引起中毒的食物多为营养丰富且水分含量较多的食物，主要有奶及其制品、肉类、剩饭等。食物中葡萄球菌的主要来源是：①人类带菌者对各种食物的污染；②动物患化脓性乳腺炎时，乳汁会被污染；③畜、禽患其他化脓性感染时，感染部位对肉尸的污染。

食品被葡萄球菌污染后，没有产生葡萄球菌肠毒素的合适条件就不会引起食物中毒。葡萄球菌肠毒素形成的条件：①食物被产毒葡萄球菌污染；②适宜的温度和足够的时间；③食品的种类及性状：含蛋白质丰富、水分较多，同时含一定淀粉的食物。

（4）临床表现：潜伏期短、2~5小时，主要表现为明显的胃肠道症状，有恶心、剧烈频繁地呕吐、伴上腹部剧烈疼痛和腹泻。呕吐物可呈胆汁性,或含血及黏液,剧烈吐泻可致虚脱、肌痉挛及严重失水等现象。儿童比成人更敏感,病情较重。

(5) 诊断及治疗:按《金黄色葡萄球菌食物中毒诊断标准及处理原则》(WS/T10-1996),根据流行病学特点、临床表现及实验室检验(以毒素鉴定为主,细菌学检验意义不大)进行诊断。治疗以补水和维持电解质平衡等对症治疗为主,不可滥用抗生素。

(6) 预防措施:①预防金黄色葡萄球菌污染食物;②防止肠毒素形成:视屏应低温冷藏,放置时间不宜太长。

10. 肉毒梭菌食物中毒

(1) 病原:肉毒梭菌为革兰阳性、厌氧、产芽孢的杆菌。芽孢不能繁殖,也不产生毒素,但其抵抗力大大增强,可在自然界长期存活。当环境温度适宜时,可大量繁殖并产生毒素。肉毒梭菌产生肉毒毒素,它是一种强烈的神经毒素,是目前已知的化学毒物和生物毒物中毒性最强的一种,对消化酶、酸和低温稳定,对碱和热敏感。

(2) 中毒机制:肉毒毒素经消化道吸收进入血液后,主要作用于中枢神经系统的脑神经核、神经肌肉的链接部和自主神经末梢,抑制神经末梢乙酰胆碱的释放,导致肌肉麻痹和神经功能障碍。

(3) 流行病学的特点:一般以 4~5 月多见,我国发病主要在西北部如新疆、青海等,引起中毒的食品因地区和饮食习惯不同而异。国内多为家庭自制植物性发酵食品或越冬密封保存的肉制品,如腐乳、豆酱、腊肉等。主要因带菌土壤、尘埃及粪便污染食品后,在发酵或装罐等加工过程中,加热的温度或压力不足以杀死芽孢,且为芽孢萌发与肉毒毒素的产生提供了条件,而这些食物在食前往往不经加热,就会引起中毒发生。

(4) 临床表现:主要为运动神经麻痹的症状。潜伏期数小时至数天,表现特征为对称性脑神经受损的症状:早期表现为头痛、头晕、乏力、走路不稳,以后逐渐出现视力模糊、眼睑下垂、瞳孔散大等神经麻痹症状;重症患者则首先出现对光反射迟钝,逐渐发展为语言不清、吞咽困难、声音嘶哑等,严重时出现呼吸困难,呼吸衰竭而死亡。病死率为 30%~70%,多发生在中毒后的 4~8 天。一般无后遗症。婴儿肉毒中毒主要症状为便秘、头颈部肌肉软弱,吮吸无力,吞咽困难,眼睑下垂,全身肌张力减退,可持续 8 周以上。大多数 1~3 个月自然恢复,重症者可因呼吸麻痹致婴儿猝死。

(5)诊断和治疗:按《肉毒梭菌食物中毒诊断标准及处理原则》(WS/T83-1996),根据流行病学调查、特有的中毒表现及实验室检验结果进行诊断。治疗:尽早使用多价抗血清治疗,并注意治疗以预防呼吸麻痹和窒息。

(6)预防措施:①加强卫生宣教,改变饮食习惯;②对食品原料进行彻底的清洁处理;③加工后的食品应迅速冷却并在低温环境储存,防止毒素产生;④食用前对可疑食物彻底加热以破坏毒素;⑤生产罐头食品时要严格执行卫生规范,彻底灭菌。

11. 其他细菌性食物中毒

(1)蜡样芽胞杆菌食物中毒:为大量活菌侵入肠道所产生的肠毒素所致,临床表现因毒素的不同而分为腹泻型和呕吐型两种。蜡样芽胞杆菌食物中毒发生的季节性明显,以夏、秋季为多见。引起中毒的食品种类繁多,在我国以米饭、米粉最为常见。

(2)产气荚膜梭菌食物中毒:由产气荚膜梭菌产生的肠毒素引起,有明显的季节性,以夏、秋季为多见。引起中毒的食品主要是鱼、肉、禽等动物性食品,主要原因是加热不彻底或冷食这些食品。潜伏期多为 10~20 小时,发病急,多呈急性胃肠炎症状,以腹泻、腹痛为多见,一般为稀便和水样便。

(3)椰毒假单胞菌酵米面亚种食物中毒:主要发生在东北三省,以 7、8 月份为最多,引起中毒的食品主要是谷类发酵制品,为米酵菌酸和毒黄素型食物中毒。由于该类食物中毒发病急、多种脏器受损、病情复杂、进展快、病死率高,应及早做出诊断,中毒发生后应进行急救盒对症治疗。

(4)小肠结肠炎耶尔森菌食物中毒:小肠结肠炎耶尔森菌耐低温,具有侵袭性,并能产生耐热肠毒素,引起的食物中毒多发生在秋冬、冬春季节,中毒食物主要是动物性食品,其次为生牛乳。该菌所引起的食物中毒多见于 1~5 岁的幼儿,以腹痛、腹泻和发热为主要表现。

★(三) 真菌及其毒素食物中毒

1. 赤霉病麦中毒

(1)病原:镰刀菌产生的赤霉病麦毒素,如脱氧雪腐镰刀菌烯醇(DON)和雪腐镰刀菌烯醇(NIV),对热稳定,一般烹调方法不能去毒。

(2)流行病学特点:多发生于多雨、气候潮湿的地区,因食用被污染的谷类所致。

（3）中毒症状：主要有恶心、呕吐、腹痛、腹泻、头昏、头痛、嗜睡、流涎、乏力等。重症者有呼吸、脉搏、体温及血压波动，四肢酸软、步态不稳，称"醉谷病"。预后良好。

（4）预防措施：防止麦类、玉米等谷物受到真菌的侵染和产毒，安全储存，注意通风。

2. 霉变甘蔗中毒

（1）病原：甘蔗节孢霉产生 3-硝基丙酸（3-NPA），是一种强烈的嗜神经毒素，主要损害中枢神经系统。

（2）流行病学特点：多发于我国北方初春季节，多见于儿童和青少年，病情较重甚至危及生命。

（3）中毒症状：先为消化功能紊乱，表现为恶心、呕吐、腹痛、腹泻、黑便，随后出现神经系统症状，如头昏、头痛和复视，重者出现阵发性抽搐，继而进入昏迷。导致神经系统后遗症，导致终生残疾。

（4）治疗和预防措施：无特效治疗，发生中毒后应尽快洗胃、灌肠以排毒，并对症治疗。预防以防止甘蔗的真菌污染、不吃霉变甘蔗为主。

★（四）有毒动植物中毒

1. 河豚中毒

（1）有毒成分：河豚毒素，对热稳定，煮沸、盐腌、日晒均不能破坏。存在于除了鱼肉之外的所有组织中，以卵巢毒性最强，肝脏次之。春季为河豚卵巢发育期，毒性最强。

（2）中毒机制：河豚毒素为神经毒素，可直接作用于胃肠道引起局部刺激作用，还作用于神经系统，阻碍神经传导，引起神经末梢和中枢神经麻痹。严重者脑干麻痹，呼吸和血管运动中枢麻痹，导致急性呼吸衰竭，危及生命。

（3）流行病学特点及中毒症状：河豚多发于沿海居民中，春季多发。引起中毒的河豚有加工不当的鲜鱼、内脏及冷冻的河豚和鱼干。河豚中毒发病急速而剧烈，潜伏期短，起初感觉手指、口唇和舌有刺痛，然后出现恶心、呕吐、腹泻，伴四肢乏力、肢端麻痹和眩晕。重者全身麻痹、瘫痪，常因呼吸麻痹、循环衰竭而死亡。

(4) 急救与治疗:尚无特效解毒方法,以排除毒物和对症处理为主,改善呼吸、循环功能。

(5) 预防:加强宣传,谨防误食。对新鲜河豚应集中加工,由经过专门培训的人员放血(尽可能放净)、去内脏、去鱼头、扒皮后反复冲洗去血污后,经专职人员鉴定合格后方可食用。

2. 鱼类引起的组胺中毒

(1) 有毒成分的来源:富含组氨酸的鱼类(如海产鱼类中的鲐巴鱼、金枪鱼等青皮红肉鱼)不新鲜或腐败时释放组氨酸后,被污染鱼体的细菌作用形成大量的组胺,食用后引起中毒。

(2) 中毒机制:组胺中毒是一种过敏性食物中毒,与个人体质有关,可导致支气管平滑肌强烈收缩,引起支气管痉挛。循环系统表现为局部或全身的毛细血管扩张,致低血压,心律失常,甚至心脏骤停。

(3) 流行病学特点及中毒症状:多发于夏秋季。发病快、症状轻、恢复快。主要表现为食鱼后面部、胸部和全身皮肤潮红和热感,全身不适,头晕、恶心、腹痛、腹泻、心动过速、胸闷、血压下降。

(4) 急救与治疗:采用抗组胺药物和对症治疗。

(5) 预防措施:防止鱼类腐败变质,冷冻保存以防止组胺形成。加工时加入少许食醋可减少组胺含量。

3. 毒蕈中毒 毒蕈中毒的发生多因个人采集野生鲜蘑菇,误食毒蕈引起。其毒性成分复杂,临床表现亦各异。

(1) 有毒成分的来源:不同类型的毒蕈含有的毒素不同,有些毒蕈同时含有多种毒素。主要有胃肠毒素、神经精神毒素、溶血毒素、肝肾毒素、类光过敏毒素。

(2) 流行病学特点及中毒症状:我国毒蕈中毒在云南、贵州、四川三省发生较多,多发生于春季和夏季,常在雨后蘑菇迅速生长时,由于不认识毒蕈而采摘食用,引起中毒。毒蕈中毒的临床表现一般分为以下几类。

1) 胃肠型:主要刺激胃肠道,引起胃肠道炎症反应。一般潜伏期较短,病人有剧烈恶心、呕吐、阵发性腹痛、体温不高。预后较好。

2) 神经精神型:潜伏期为1~6小时,除有轻度的胃肠反应外,主要有明显的副交感神经兴奋症状,如流涎、流泪、大量出汗、瞳孔缩小、脉缓等。少数病情严重者可有精神兴奋或抑制、精神错乱、谵妄、幻觉、呼吸抑制等表现。

3）溶血型：潜伏期多为 6~12 小时，红细胞大量破坏，引起急性溶血。主要表现为恶心、呕吐、腹泻、腹痛。发病 3~4 天后出现溶血性黄疸、肝脾肿大，少数病人出现血红蛋白尿。

4）肝肾损害型：此型中毒最严重，可损害人体的肝、肾、心脏和神经系统，其中对肝脏损害最大，可导致中毒性肝炎。病情凶险而复杂，病死率非常高。按其病情发展一般可分为 6 期，即潜伏期、胃肠炎期、假愈期、内脏损害期、精神症状期和恢复期。

5）光过敏型：误食后可出现类似日光性皮炎的症状。在身体暴露部位出现明显的肿胀、疼痛，特别是嘴唇肿胀外翻。另外还有指尖疼痛，指甲根部出血。

（3）急救与治疗：①及时催吐、洗胃、导泻、灌肠处理病人迅速排除尚未吸收的有毒物质；②根据毒蕈中毒的种类采用不同的治疗方案；③对症和支持治疗。

（4）预防措施：不自行采摘和食用不认识的蘑菇。

★（五）化学性食物中毒

1. 亚硝酸盐食物中毒

（1）理化特性：亚硝酸钠和亚硝酸钾为白色和嫩黄色结晶，呈颗粒状粉末，无臭，味咸涩，易潮解，易溶于水。

（2）毒性：亚硝酸盐具有很强的毒性，摄入过量会使血红蛋白中的 Fe^{2+} 氧化为 Fe^{3+}，使正常血红蛋白转化为高铁血红蛋白，失去携氧能力导致组织缺氧。另外，亚硝酸盐对周围血管有麻痹作用。

（3）引起中毒的原因：①误食；②食用含有过量亚硝酸盐的加工肉类食品；③食用储存过久的蔬菜及刚腌制不久的蔬菜；④饮用含硝酸盐较多的井水（一般称为"苦井"水）或用这种水煮饭；⑤亚硝酸盐亦可在体内形成。

（4）流行病学特点及中毒症状：多数由于误将亚硝酸盐当做食盐食用而引起食物中毒，也有食入含有大量硝酸盐、亚硝酸盐的蔬菜而引起的食物中毒，多发生在农村或集体食堂。亚硝酸盐中毒发病急速，主要症状为口唇、指甲以及全身皮肤出现青紫等组织缺氧表现，也称为"肠源性青紫"。病人自觉症状有头晕、头痛、无力、乏力、胸闷、心率快、嗜睡或烦躁不安、呼吸急促，并有恶心、呕吐、腹痛、腹泻，严重者昏迷、惊厥、大小便失禁，可因呼吸衰竭导致死亡。

（5）急救与治疗：轻症中毒一般不需治疗，重症中毒要及时抢救和治疗。

具体措施是首先催吐、洗胃和导泻;然后及时口服或注射特效解毒剂美蓝(又称亚甲蓝),同时补充大剂量维生素 C。

(6) 预防措施:①加强管理,避免误食;②肉类食品按国家标准添加硝酸盐和亚硝酸盐;③食新鲜蔬菜,腌菜时所加盐的含量应达到 12% 以上,腌制 15 天以上再使用;④不用苦井水煮饭,避免用长时间保温后的水煮饭菜。

2. 砷中毒

(1) 理化特性:砷的化学性质复杂,化合物众多。食物中含有机砷和无机砷,饮水中则主要含无机砷。

(2) 砷的毒性:无机砷化合物一般都有剧毒,As^{3+} 的毒性大于 As^{5+}。砷的成人经口中毒剂量以 As_2O_3 计为 5~50mg,致死量为 60~300mg。As^{3+} 为原浆毒,毒性比 As^{5+} 大 35~60 倍,主要表现在以下几方面:①对消化道的直接腐蚀作用;②在机体内与细胞内酶巯基结合而使其失去活性,影响组织细胞的新陈代谢,引起细胞死亡;③麻痹血管运动中枢和直接作用于毛细血管,使血管扩张、充血、血压下降;④砷中毒严重者可出现肝脏、心脏及脑等器官的缺氧性损害。

(3) 引起中毒的原因:①误食;②滥用含砷农药喷洒果树和蔬菜,造成水果、蔬菜中砷的残留量过高,喷洒含砷农药后不洗手即直接进食等;③盛装过含砷化合物的容器、用具污染食品;④食品工业用原料或添加剂砷含量过高。

(4) 流行病学特点及中毒症状:砷中毒多发生在农村,夏秋季多见,常由于误用或误食而引起中毒。

(5) 急救与治疗:①尽快排出毒物;②及时应用解毒药二巯基丙磺酸钠、二巯基丙醇等;③对症治疗。

模拟试题测试,提升应试能力

一、单项选择题

1. 毒蕈中毒的常见原因为(　　)

A. 加热不彻底　　　B. 未加碱破坏有毒成分　　　C. 储存不当

D. 误食　　　　　　E. 被有害化学物质污染

2. 下列不属于细菌性食物中毒的是(　　)

A. 沙门菌中毒　　　B. 变形杆菌中毒　　　　　　C. 葡萄球菌肠毒素中毒

D. 霉变甘蔗中毒　　E. 致病性大肠杆菌食物中毒

3. 下列食物中毒发病特点不包括(　　)

A. 发病潜伏期短,呈暴发性

B. 发病与食物摄入相关

C. 中毒患者一般临床表现相似

D. 死亡率较高

E. 中毒者不具有传染性

4. 某小学学生100多人在学校食堂进食中餐,5小时后其中50多人陆续出现头晕、腹痛、恶心、呕吐、腹泻主要是黄绿色水样便,一日数次至十余次。腹痛多在上腹部,伴有压痛,体温在38～40℃。根据以上症状判断本次食物中毒最可能的致病因子为(　　)

A. 沙门菌 　　　　B. 金黄色葡萄球菌 　　　　C. 副溶血性弧菌

D. 变形杆菌 　　　E. 蜡样芽胞杆菌

5. 下列食物中毒最为常见的是(　　)

A. 化学性食物中毒 　B. 细菌性食物中毒 　　　C. 真菌性食物中毒

D. 有毒动物中毒 　　E. 有毒植物中毒

6. 沙门菌食物中毒的主要传染源是(　　)

A. 家畜、家禽 　　　B. 海产品 　　　　　　　C. 人的化脓性伤口

D. 苍蝇 　　　　　　E. 尘埃

7. 某重金属急性中毒,其主要危害是胃肠炎症状,严重者可致中枢神经系统麻痹,这种重金属可能是(　　)

A. 铅 　　　　　　　B. 汞 　　　　　　　　　C. 镉

D. 砷 　　　　　　　E. 铝

8. 夏季某工地20余名工人晚餐吃炒米饭后1～3小时,有10多名工人出现恶心、上腹痛、剧烈呕吐、腹泻等,不发热。引起上述症状可能的病原菌是(　　)

A. 沙门菌 　　　　　B. 李斯特菌 　　　　　　C. 空肠弯曲菌

D. 金黄色葡萄球菌 　E. 肉毒杆菌

9. 表现为神奈川试验阳性(K^+)的细菌是(　　)

A. 副溶血性弧菌 　　B. 金黄色葡萄球菌 　　　C. 蜡样芽胞杆菌

D. 肉毒杆菌 　　　　E. 沙门菌

10. 我国西北部如新疆、青海等地,当地居民喜食家庭自制的植物性发酵

食品或越冬保存的肉制品,如腐乳、豆酱、腊肉等,容易引起食物中毒的病原菌是(　　)

    A. 肉毒梭菌　　　　　B. 变形杆菌　　　　　　　C. 沙门菌

    D. 金黄色葡萄球菌　E. 副溶血性弧菌

11. 副溶血性弧菌属食物中毒的中毒食品主要是(　　)

    A. 奶类　　　　　　　B. 畜禽肉类　　　　　　　C. 蛋类

    D. 海产品　　　　　　E. 粮豆类

12. 下列毒素中毒性最强的是(　　)

    A. 肉毒毒素

    B. 副溶血性弧菌产生的溶血素

    C. 沙门菌产生的内毒素

    D. 金黄色葡萄球菌产生的肠毒素

    E. 蜡样芽胞杆菌产生的肠毒素

13. 下列不属于细菌性食物中毒的是(　　)

    A. 沙门菌中毒　　　　　　　　　　　　B. 变形杆菌中毒

    C. 葡萄球菌肠毒素中毒　　　　　　　　D. 霉变甘蔗中毒

    E. 致病性大肠杆菌食物中毒

14. 一个小孩在吃完杏子后又将生杏仁砸开食用,后出现呼吸困难,呼吸不规则,呼气中有苦杏仁味道,面能的中毒致病因子为(　　)

    A. 毒蛋白　　　　　　B. 氰苷　　　　　　　　　C. 生物碱

    D. 毒肽类　　　　　　E. 鞣酸中毒

15. 下列鱼类中组氨酸含量较高的是(　　)

    A. 鲫鱼　　　　　　　B. 金枪鱼　　　　　　　　C. 河豚

    D. 鲤鱼　　　　　　　E. 草鱼

16. 亚硝酸盐中毒时,具有解毒作用的是(　　)

    A. EDTA-Na_2Ca　　　B. 亚甲蓝　　　　　　　　C. 阿托品

    D. 巯基解毒剂　　　　E. 抗生素

17. 食物中毒发病率较高但病死率较低的是(　　)

    A. 化学性食物中毒　　　　　　　　　　B. 动物性食物中毒

    C. 细菌性食物中毒　　　　　　　　　　D. 植物性食物中毒

    E. 真菌毒素食物中毒

18. 有机磷农药中毒的主要毒作用机制为(   )

A. 抑制胆碱酯酶活性

B. 抑制己糖激酶活性

C. 抑制琥珀酸脱氢酶活性

D. 抑制枸橼酸合成酶活性

E. 抑制枸橼酸脱氢酶活性

19. 霉变甘蔗中分离的毒素为(   )

A. 黄曲霉毒素   B. 赭曲霉素   C. 伏马菌素

D. 3-硝基丙酸   E. 青霉素

20. 河豚含毒素最多的部位是(   )

A. 鱼肉   B. 血液、皮肤   C. 卵巢、肝

D. 肾、眼睛   E. 胃、肠

二、多项选择题

1. 下列属于食源性疾病范畴的是(   )

A. 食物中毒

B. 食源性肠道传染病和寄生虫病

C. 食物中有毒有害污染所引起的急慢性中毒性疾病

D. 食物营养不平衡造成的某些慢性非传染性疾病

E. 食物过敏

2. 食源性疾病的基本要素包括(   )

A. 传播媒介-食物

B. 传染源-患病人或动物

C. 食源性疾病的致病因子-食物中的病原体

D. 宿主-个体的抵抗力

E. 临床特征-急性中毒性或感染性表现

3. 引起金黄色葡萄球菌肠毒素中毒的食品多数为(   )

A. 禽蛋   B. 奶油糕点   C. 剩饭

D. 海产品   E. 霉变食品

4. 引起食物中毒的食品有(   )

A. 被致病菌或毒素污染的食品

B. 被有毒化学品污染的食品

C. 外观与食物相似而本身含有有毒成分的物质

D. 本身含有有毒物质,而加工、烹调不当未能将毒物去除的食品

E. 由于储存条件不当,在贮存过程中产生有毒物质的食品

5. 毒蕈中毒按临床表现划分的类型包括( )

A. 胃肠炎型　　　B. 败血症型　　　　　C. 溶血型

D. 神经、精神型　E. 脏器损害型

三、名词解释

1. 食源性疾病

2. 食物中毒

3. 食物过敏

四、问答题

1. 食物中毒的发病特点是什么?

2. 简述细菌性食物中毒的流行病学特点。

3. 引起亚硝酸盐食物中毒的原因是什么?

4. 试述沙门菌食物中毒发生的原因、中毒机制、临床表现、诊治及预防措施。

五、案例分析题

某年夏季某日,某市三个乡镇所辖的 5 所小学和 5 所幼儿园的 1176 名学生中,陆续有人出现恶心、上腹痛、剧烈呕吐、腹泻等症状,不发热。经初步调查,所有发病学生均于当天上午饮用了某牛奶公司提供的牛奶饮料,最早者于饮用后 1 小时发病,至当晚 11 时饮用了该牛奶饮料的 473 名学生中共有 188 名学生发病,没有饮用该牛奶饮料的无一人发病。首先应考虑的诊断和处理是什么? 如何预防类似的中毒事件发生?

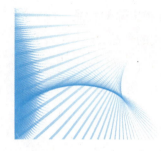

选择题参考答案

第一章

选择题
1-4 C、D、B、ACDE

第二章

单项选择题
1-5 AEBBE　6-10 AABAD　11-15 BDEDA　16-20 BDADA　21-25 CCBEC
26-30 BAADE　31-35 ACBBD　36-40 AEADB　41-45 DABBE 46-50
BCACC　51-55 DDBDB　56-59 EBC

多项选择题
1-5　ABCE　ABC　ADE　ABCDE　ABD　6-10　ACD　AC　BCD　ACE
ACD　11-15　ABCDE　ABE　ADE　AB　ABCDE　16-20　ACE　ABE　ABE
ABCDE　ABCDE　21-25　BDE　DE　ABCDE　ACDE　ABCE　26-30
ABCD　ACE　ABCDE　BCDE　BDE　31-35　ACDE　ACD ACE　BCDE
ABDE　36-40　ABC　ACDE　AC　CDE　BCDE

第三章

单项选择题
1-5 EBDDC　6-10 DECCA　11-15 BACBB　16-20 DAADC　21-25 CDEAE

多项选择题

1-5 AD　ABD　AB　ABCE　BCD　6-10 AC　CDE　ACD　ABCDE　ACE

第四章

单项选择题

1-5 DCEAA　6-10 ABBCD

多项选择题

1-5 ABCDE　ACE　ABCDE　ACDE　ABCE　6-10 AD　BCD　ABCDE　ABDE　ABDE

第五章

单项选择题

1-5 AABDD　6-10 EEDCC　11-15 BDDDE　16-20 AAAEC

多项选择题

1-5 BCDE　AE　ABC　ABD　BCDE　6-10 ABCDE　ABCE　AB　ABCDE　ABC　11-15 BCD　BDE　ABCDE　ABCD　ADE　16-20 CE　ABDE　BC　CDE　AE

第六章

单项选择题

1-5　ACDCC　6-8　EDB

多项选择题

1-5 BD　BDE　ACD　CDE　ACE　6-9 ADE　ABCDE　ACE　ACE

第七章

单项选择题

1-5 BEADD　6-10 DDAAE　11-15 DBBBA　16-20 ABCAC　21-24 CDCD

多项选择题

1-5 ACD　ACD　ABC　ACDE　ABDE　6-10 ACD　ACDE　ABDE　ACE　ADE　11-15 ABCDE　ABCDE　ABCDE　ACD　ABCDE　16-17　BCE　ABCDE

第八章

单项选择题

1-5 DEDAB　6-10 ADDAA　11-15 DAEBB　16-20 BCADC

多项选择题

1-5 ABCDE　ACE　ABD　ABCDE　ACDE

附录一 中国居民膳食营养素参考摄入量

(2000 年 5 月 24 日中国营养学会第四届常务理事会第五次会议通过)

随着强化食品与营养补充剂的发展,对营养素的功能有了新的认识,欧美各国提出"膳食营养素参考摄入量(DRI)"这一新概念以替代 RDA。中国营养学会于 1998 年成立了制定中国居民膳食营养素参考摄入量的专家委员会,经过两年多的努力,于 2000 年 5 月由常务理事会通过了此参考摄入量。

中国居民膳食营养素摄入量(Chinese Dietary Reference Intakes,DRIs)是在 RDAs 基础上发展起来的一组每日平均膳食营养素摄入量的参考值,包括 4 项内容:平均需要量(EAR)、推荐摄入量(RNI)、适宜摄入量(AI)和可耐受最高摄入量(UL)。

1. 平均需要量(Estimated Average Requirement,EAR) EAR 是某一特定性别、年龄及生理状况群体中对某营养素需要量的平均值。摄入量达到 EAR 水平时可以满足群体中半数个体对该营养素的需要,而不能满足另外半数个体的需要。

EAR 是 RNI 的基础,如果个体摄入量呈常态分布,一个人群的 RNI=EAR+$2S_d$。针对人群,EAR 可以用于评估群体中摄入不足的发生率。针对个体,可以检查其摄入不足的可能性。

2. 推荐摄入量(Recommended Nutrient Intake,RNI) RNI 相当于传统使用的 RDA,它可以满足某一特定群体中绝大多数(97%~98%)个体的需要。长期摄入 RNI 水平,可以维持组织中有适当的储备。

RNI 是健康个体的膳食营养素摄入量目标,个体摄入量低于 RNI 时并不一定表明该个体未达到船家营养状态。如果某个体的平均摄入量达到或超过了 RNI,可以认为该个体没有摄入不足的危害。

3. 适宜摄入量(Adequate Inatake,AI) AI 是通过观察或实验获得的健康人群某种营养素的摄入量。AI 应能满足目标人群中几乎所有个体的需要。AI 的准确性远不如 RNI,可能显著高于 RNI。

AI 主要用作个体的营养素摄入目标,同时用作限制过多摄入的标准。当健康个体摄入量达到 AI 时,出现营养缺乏的危险性很小。如长期摄入超过 AI,则有可能产生毒副作用。

4. 可耐受最高摄入量(Tolerable Uper Inatake Level,UL) UL 是平均每日可以摄入该营养素的最高量。这个量对一般人群中的几乎所有个体似不至于损害健康。

UL 的主要用途是检查个体摄入量过高的可能,避免发生中毒。当摄入量超过 UL 时,发生毒副作用的危险性会增加。在大多数情况下,UL 包括膳食、强化食物和添加剂等各种来源的营养素之和。

表1 能量和蛋白质的每日推荐摄入量(RNIs)及脂肪供能比

年龄/岁	能量的 RNLs/(MJ/kg·d)#				蛋白质的 RNIs/(g)*		脂肪占能量
	男		女		男	女	百分比/(%)
0~	0.4(95)*						45~50
0.5~	0.4(95)*				1.5~3.0(/gkg/d)		35~40
1~	4.60	(1 100)	4.40	(1 050)	35	35	
2~	5.02	(1 200)	4.81	(1 150)	40	40	30~35
3~	5.64	(1 350)	5.43	(1 300)	45	45	
4~	6.06	(1 450)	5.83	(1 400)	50	50	
5~	6.70	(1 600)	6.27	(1 500)	55	55	
6~	7.10	(1 700)	6.67	(1 600)	55	55	
7~	7.53	(1 800)	7.10	(1 700)	60	60	25~30
8~	7.94	(1 900)	7.53	(1 800)	65	65	
9~	8.36	(2 000)	7.94	(1 900)	65	65	
10~	8.80	(2 100)	8.36	(2 000)	70	65	
11~	10.04	(2 400)	9.20	(2 200)	75	75	
14~	12.00	(2 900)	9.62	(2 400)	85	80	25~30
18~							20~30
体力活动 PAL▲							
轻	10.03	(2 400)	8.80	(2 100)	75	65	
中	11.29	(2 700)	9.62	(2 300)	80	70	
重	13.38	(3 200)	11.30	(2 700)	90	80	
孕妇		+0.84	(+200)		+5,+15, +20△		

续表

| 年龄/岁 | 能量的 RNLs/(MJ/kg·d)# | | | | 蛋白质的 RNIs/(g)* | | 脂肪占能量 |
	男		女		男	女	百分比/(%)
乳母			+2.09	(+500)		+20	
50~							20~30
体力活动							
PAL▲							
轻	9.62	(2 300)	8.00	(1 900)			
中	10.87	(2 600)	8.36	(2 000)			
重	13.00	(3 100)	9.20	(2 200)			
60~					75	65	20~30
体力活动							
PAL▲							
轻	7.94	(1 900)	7.53	(1 800)			
中		(2200)	8.36	(2 000)			
70~					75	65	20~30
体力活动							
PAL▲							
轻	7.94	(1 900)	7.10	(1 700)			
中	8.80	(2 100)	8.00	(1 900)			
80~	7.74	(1 900)	7.10	(1 700)	75	65	20~30

注:#各年龄组的能量的 RNI 与其 EAR 相同,( )内为 RNI/kcal 值;＊为 AI,非母乳喂养应增加 20%;▲ PAL,体力活动水平;△表示孕早、中、晚期分别增加 5、15、20。(凡表中数字缺如之处表示未制定该参考值)。

表 2　常量和微量元素的每日推荐摄入量或适宜摄入量

年龄/岁	适宜摄入量(AI)					推荐摄入量(RNI)				适宜摄入量(AI)				
	钙 Ca (mg)	磷 P (mg)	钾 K (mg)	钠 Na (mg)	镁 Mg (mg)	铁 Fe (mg)	碘 I (μg)	锌 Zn (mg)	硒 Se (μg)	铜 Cu (mg)	氟 F (mg)	铬 Cr (μg)	锰 Mn (mg)	钼 Mo (mg)
0~	300	150	500	200	30	0.3	50	1.5	15(AI)	0.4	0.1	10		
0.5~	400	300	700	500	70	10	50	8.0	20(AI)	0.6	0.4	15		
1~	600	450	1000	650	100	12	50	9.0	20	0.8	0.6	20		15
4~	800	500	1500	900	150	12	90	12.0	25	1.0	0.8	30		20
7~	800	700	1500	1000	250	12	90	13.5	35	1.2	1.0	30		30
						男　女		男　女						
11~	1000	1000	1500	1200	350	16　18	120	18.0　15.0	45	1.8	1.2	40		50
14~	1000	1000	2000	1800	350	20　25	150	19.0　15.5	50	2.0	1.4	40		50
18~	800	700	2000	2200	350	15　20	150	15.0　11.5	50	2.0	1.5	50	3.5	60
50~	1000	700	2000	2200	350	15	150	11.5	50	2.0	1.5	50	3.5	60
孕妇														
早期	800	700	2500	2200	400	15	200	11.5	50					
中期	1000	700	2500	2200	400	25	200	16.5	50					
晚期	1200	700	2500	2200	400	35	200	16.5	50					
乳母	1200	700	2500	2200	400	25	200	21.5	65					

注:凡表中数字缺如之处表示未制定该参考值。

表 3　脂溶性和水溶性维生素的每日推荐摄入量或适宜摄入量

年龄/岁	维生素A(μgRe) (RNI)	维生素D(μg) (RNI)	维生素E(mg) (AI)	维生素B$_1$(mg) (RNI)	维生素B$_2$(mg) (RNI)	烟酸(mgNE) (RNI)	维生素B$_6$(mg) (AI)	维生素B$_{12}$(μg) (AI)	叶酸(μgDFE) (RNI)	维生素C(μg) (RNI)	泛酸(mg) (AI)	生物素(μg) (AI)	胆碱(mg) (AI)
0~	400(AI)	10	3	0.2(AI)	0.4(AI)	2(AI)	0.1	0.4	65(AI)	40	1.7	5	100
0.5~	400(AI)	10	3	0.3(AI)	0.5(AI)	3(AI)	0.3	0.5	80(AI)	50	1.8	6	150
1~	500	10	4	0.6	0.6	6	0.5	0.9	150	60	2.0	8	200
4~	600	10	5	0.7	0.7	7	0.6	1.2	200	70	3.0	12	250
7~	700	10	7	0.9	1.0	9	0.7	1.2	200	80	4.0	16	300
11~	700	5	10	1.2	1.2	12	0.9	1.8	300	90	5.0	20	350
14~ 男	700	5	14	1.5	1.5	15	1.1	2.4	400	100	5.0	25	450
14~ 女	700	5	14	1.2	1.2	12	1.1	2.4	400	100	5.0	25	450
18~ 男	800	5	14	1.4	1.4	14	1.2	2.4	400	100	5.0	30	500
18~ 女	700	5	14	1.3	1.2	13	1.2	2.4	400	100	5.0	30	500
50~	800	10	14	1.3	1.4	13	1.5	2.4	400	100	5.0	30	500
孕妇 早期	800	5	14	1.5	1.7	15	1.9	2.6	600	100	6.0	30	500
孕妇 中期	900	10	14	1.5	1.7	15	1.9	2.6	600	130	6.0	30	500
孕妇 晚期	900	10	14	1.5	1.7	15	1.9	2.6	600	130	6.0	30	500
乳母	1200	10	14	1.8	1.7	18	1.9	2.8	500	130	7.0	35	500

注:DFE为膳食叶酸当量;凡表中数字缺如之处表示未制定该参考值。

表 4　某些营养素的每日可耐受最高摄入量（ULs）

年龄/岁	钙Ca(mg)	磷P(mg)	镁Mg(mg)	铁Fe(mg)	碘I(µg)	锌Zn(mg) 男	锌Zn(mg) 女	硒Se(µg)	铜Cu(mg)	氟F(mg)	铬Cr(µg)	锰Mn(mg)	钼Mo(µg)
0~				10				55		0.4			
0.5~				30				80		0.8			
1~	2000	3000	200	30		23	23	120	1.5	1.2	200		80
4~	2000	3000	300	30		23	23	180	2.0	1.6	300		110
7~	2000	3000	500	30	800	28	28	240	3.5	2.0	300		160
11~	2000	3500	700	50	800	37	34	300	5.0	2.4	400		
14~	2000	3500	700	50	800	42	35	360	7.0	2.8	400		
18~	2000	3500	700	50	1000	45	37	400	8.0	3.0	500	10	350
50~	2000	3500	700	50	1000	37	37	400	8.0	3.0	500	10	350
孕妇	2000	3000	700	60	1000			400					
乳母	2000	3500	700	50	1000			400					

年龄/岁	维生素A(µgRE)	维生素D(µg)	维生素C(mg)	维生素B$_1$(mg)	叶酸(µgDFE)	烟酸(mgNE)	胆碱(mg)
0~			400				600
0.5~			500				800
1~	2000		600	50	300	10	1000
4~	2000	20	700	50	400	15	1500
7~	2000	20	800	50	400	20	2000
11~	2000	20	900	50	600	30	2500
14~	2000	20	1000	50	800	30	3000
18~	3000	20	1000	50	1000	35	3500
50~	3000	20	1000	50	1000	35	3500
孕妇	2400	20	1000		1000	35	3500
乳母		20	1000		1000	35	3500

附录二 常用食物营养成分表

序号	名称	可食部分	能量	水分	蛋白质	脂肪	膳食纤维	碳水化合物	维生素A	维生素B₁	维生素B₂	烟酸	维生素E	钠	钙	铁	类别	维生素C	胆固醇
1	大黄米(黍)	100	349	11.3	13.6	2.7	3.5	67.6	0	0.3	0.1	1.4	1.8	1.7	30	5.7	11	0	0
2	大麦(元麦)	100	307	13.1	10.2	1.4	9.9	63.4	0	0.1	0.1	5.0	0.3	1.6	13	5.1	11	0	0
3	稻谷(旱籼)	64	359	10.2	9.9	2.2	1.4	74.8	0	0.1	0.1	5.0	0.3	1.6	13	5.1	11	0	0
4	稻米(大米)	100	346	13.3	7.4	0.8	0.7	77.2	0	0.1	0.1	1.9	0.5	3.8	13	2.3	11	0	0
5	稻米(粳,特级)	100	334	16.2	7.3	0.4	0.4	75.3	0	0.1	0.0	1.1	0.8	6.2	24	0.9	11	0	0
6	稻米(粳,标一)	100	343	13.7	7.7	0.6	0.6	76.8	0	0.2	0.1	1.3	1.0	2.4	11	1.1	11	0	0
7	稻米(粳,标二)	100	348	13.2	8.0	0.6	0.0	77.7	0	0.2	0.1	2.6	0.5	0.9	3	0.4	11	0	0
8	稻米(粳,标三)	100	345	13.9	7.2	0.8	0.4	77.2	0	0.3	0.0	3.6	0.4	1.3	5	0.7	11	0	0
9	稻米(粳,标四)	100	346	13.1	7.5	0.7	0.7	77.4	0	0.1	0.1	5.2	0.4	1.6	4	0.7	11	0	0
10	稻米(早籼,特等)	100	346	12.9	9.1	0.6	0.7	76.0	0	0.1	0.0	1.6	0.0	1.3	6	0.9	11	0	0
11	稻米(早籼,标一)	100	351	12.3	8.8	1.0	0.4	76.8	0	0.2	0.1	2.0	0.0	1.9	10	1.2	11	0	0
12	稻米(早籼,标二)	100	345	13.7	9.5	1.0	0.5	74.6	0	0.2	0.1	3.0	0.0	0.8	6	1.0	11	0	0
13	稻米(晚籼,特)	100	342	14.0	8.1	0.3	0.2	76.7	0	0.1	0.1	1.5	0.0	0.8	6	0.7	11	0	0
14	稻米(晚籼,标一)	100	345	13.5	7.9	0.7	0.5	76.8	0	0.2	0.1	1.7	0.2	1.5	9	1.2	11	0	0
15	稻米(晚籼,标二)	100	343	14.2	8.6	0.8	0.4	75.3	0	0.2	0.1	2.6	0.0	0.9	6	2.8	11	0	0
16	稻米(籼)	100	347	12.6	7.9	0.6	0.8	77.5	0	0.1	0.0	1.4	0.5	1.7	12	1.6	11	0	0
17	稻米(优标)	100	349	12.8	8.3	1.0	0.5	76.8	0	0.1	0.0	2.6	0.0	1.2	8	0.5	11	0	0
18	稻米(籼,标一)	100	346	13.0	7.7	0.7	0.6	77.3	0	0.2	0.1	2.1	0.4	2.7	7	1.3	11	0	0
19	稻谷(红)	64	344	13.4	7.0	2.0	2.0	74.4	0	0.2	0.0	5.1	0.2	22.0	0	5.5	11	0	0
20	稻米(香大米)	100	346	12.9	12.7	0.9	0.6	71.8	0	0.0	0.1	2.6	0.7	21.5	8	5.1	11	0	0
21	方便面	100	472	3.6	9.5	21.1	0.7	60.9	20	0.1	0.1	0.9	2.3	1144.0	25	4.1	11	0	0
22	麸皮	100	220	14.5	15.8	4.0	31.3	30.1	0	0.3	0.3	12.5	4.5	12.2	206	9.9	11	0	0
23	高粱米	100	351	10.3	10.4	3.1	4.3	70.4	0	0.3	0.1	1.6	1.9	6.3	22	6.3	11	0	0
24	挂面(赖氨酸)	100	347	11.9	11.2	0.5	0.2	74.5	0	0.2	0.0	2.5	0.0	292.8	26	2.3	11	0	0
25	挂面(标准粉)	100	344	12.4	10.1	0.7	1.6	74.4	0	0.2	0.0	2.5	1.1	15.0	14	3.5	11	0	0
26	挂面(精白粉)	100	347	12.7	9.6	0.6	0.3	75.7	0	0.2	0.0	2.4	0.9	110.6	21	3.2	11	0	0

续表

序号	名称	可食部分	能量	水分	蛋白质	脂肪	膳食纤维	碳水化物	维生素A	维生素B_1	维生素B_2	烟酸	维生素E	钠	钙	铁	类别	维生素C	胆固醇
27	谷子(龙谷)	100	383	0.0	10.9	0.0	3.1	84.8	0	0.4	0.2	0.6	3.3	0.0	0	0.0	11	0	0
28	黑米(稻米(紫))	100	333	14.3	9.4	2.5	3.9	68.3	0	0.3	0.1	7.9	0.2	7.1	12	1.6	11	0	0
29	花卷	100	217	45.7	6.4	1.0	0.0	45.6	0	0.0	0.0	1.1	0.0	95.0	19	0.4	11	0	0
30	黄米	100	342	11.1	9.7	1.5	4.4	72.5	0	0.1	0.1	1.3	4.6	3.3	9	0.0	11	0	0
31	煎饼	100	333	6.8	7.6	0.7	9.1	74.7	0	0.1	0.0	0.2	0.0	85.5	30	7.0	11	0	0
32	烤麸	100	121	68.6	20.4	0.3	0.2	9.1	0	0.0	0.1	1.2	0.4	230.0	39	2.7	11	0	0
33	苦荞麦粉	100	304	19.3	9.7	2.7	5.8	60.2	0	0.3	0.2	1.5	1.7	2.3	20	4.4	11	0	0
34	烙饼(标准粉)	100	255	36.4	7.5	2.3	1.9	51.0	0	0.0	0.0	0.0	1.0	149.3	18	2.4	11	0	0
35	馒头(蒸,标准粉)	100	233	40.5	7.8	1.0	1.5	48.3	0	0.1	0.0	0.0	0.9	165.2	58	1.9	11	0	0
36	馒头(蒸,富强粉)	100	208	47.3	6.2	1.2	1.0	43.2	0	0.0	0.1	0.0	0.1	165.0	76	1.7	11	0	0
37	面筋(水)(水面筋)	100	140	63.5	23.5	0.1	0.9	11.4	0	0.1	0.1	1.1	0.6	15.0	29	4.2	11	0	0
38	面筋(油)(油面筋)	100	490	7.1	26.9	25.1	1.3	39.1	0	0.0	0.1	2.2	7.2	29.5	24	2.5	11	0	0
39	面条(富强粉)(切面)	100	285	29.2	9.3	1.1	0.4	59.5	0	0.2	0.0	2.2	0.0	1.5	8	2.0	11	0	0
40	面条(干)	100	355	10.5	11.0	0.1	0.2	77.5	0	0.3	0.1	2.7	0.0	60.9	4	9.6	11	0	0
41	面条(煮,富强粉)	100	109	72.6	2.7	0.2	0.1	24.2	0	0.0	0.0	1.8	0.0	26.9	17	0.5	11	0	0
42	面条(虾蓉面)	100	429	6.1	8.5	15.1	3.6	64.7	0	0.0	0.0	2.8	1.2	304.2	13	2.0	11	0	0
43	面条(标准粉)(切面)	100	280	29.7	8.5	1.6	1.5	58.0	0	0.3	0.1	3.1	0.5	3.4	6	2.6	11	0	0
44	米饭(蒸,籼米)	100	114	71.1	2.5	0.2	0.4	25.6	0	0.0	0.0	1.7	0.0	1.7	7	0.3	11	0	0
45	米饭(蒸,粳米)	100	117	70.6	2.6	0.3	0.2	26.0	0	0.0	0.0	2.0	0.0	3.3	0	2.2	11	0	0
46	米粉(干,细)	100	346	12.3	8.0	0.1	0.1	78.2	0	0.0	0.0	0.2	0.0	5.9	6	1.4	11	0	0
47	米粉(排米粉)	100	355	10.7	7.4	0.1	0.3	81.2	0	0.0	0.0	0.6	0.0	16.3	7	3.2	11	0	0
48	米粥(粳米)	100	46	88.6	1.1	0.3	0.1	9.8	0	0.0	0.0	0.0	0.0	2.8	99	0.1	11	0	0
49	糜子(带皮)	100	348	9.4	10.6	0.6	0.0	75.1	0	0.4	0.2	1.2	3.5	9.6	12	5.0	11	0	0
50	糜子米(炒米)	100	374	7.6	8.1	2.6	1.0	79.5	0	0.3	0.0	0.7	0.0	10.7	8	14.3	11	0	0
51	糯米(优糯米)	100	344	14.2	9.0	1.0	0.6	74.7	0	0.1	0.0	1.9	0.9	1.2	21	0.8	11	0	0
52	糯米(短糯)	100	343	13.8	7.9	0.8	0.7	76.0	0	0.2	0.1	1.7	0.1	2.8	26	1.9	11	0	0
53	糯米(江米)	100	348	12.6	7.3	1.0	0.8	77.5	0	0.1	0.0	2.3	1.3	1.5	14	1.4	11	0	0
54	糯米(籼)	100	352	12.3	7.9	1.1	0.5	77.5	0	0.2	0.0	2.3	0.0	1.9	14	1.8	11	0	0

续表

序号	名称	可食部分	能量	水分	蛋白质	脂肪	膳食纤维	碳水化物	维生素A	维生素B₁	维生素B₂	烟酸	维生素E	钠	钙	铁	类别	维生素C	胆固醇
55	糯谷（旱糯）	64	344	11.3	7.1	0.0	1.2	79.0	7	0.2	0.0	0.7	0.1	4.1	19	3.0	11	0	0
56	糯米（紫红，血糯米）	100	343	13.8	8.3	1.7	1.4	73.7	0	0.3	0.1	4.2	1.4	4.0	13	3.9	11	0	0
57	荞麦	100	324	13.0	9.3	2.3	6.5	66.5	3	0.3	0.2	2.2	4.4	4.7	47	6.2	11	0	0
58	青稞	100	298	12.1	10.2	1.2	13.4	61.6	0	0.3	0.2	3.6	1.3	0.0	0	0.0	11	0	0
59	烧饼（糖）	100	302	25.9	8.0	2.1	0.0	62.7	0	0.0	0.0	1.1	0.4	62.5	51	1.6	11	0	0
60	沙子面	100	362	10.6	9.9	1.1	0.0	78.2	0	0.1	0.1	1.1	0.0	0.0	19	0.9	11	0	0
61	通心面（通心粉）	100	350	11.8	11.9	0.1	0.4	75.4	0	0.1	0.0	1.0	0.0	35.0	14	2.6	11	0	0
62	五合香	100	377	5.6	9.9	2.6	0.5	78.4	0	0.1	0.2	0.0	2.3	1.0	2	0.5	11	0	0
63	小麦（龙麦）	100	352	0.0	12.0	0.0	10.2	76.1	0	0.5	0.1	0.0	1.9	107.4	0	5.9	11	0	0
64	小麦粉（特二粉）	100	349	12.0	10.4	1.1	1.6	74.3	0	0.2	0.1	2.0	1.3	1.5	30	3.0	11	0	0
65	小麦粉（标准粉）	100	344	12.7	11.2	1.5	2.1	71.5	0	0.3	0.1	2.0	1.8	3.1	31	3.5	11	0	0
66	小麦粉（特一，精粉）	100	350	12.7	10.3	1.1	0.6	74.6	0	0.2	0.1	2.0	0.7	2.7	27	2.7	11	0	0
67	小麦胚粉	100	392	4.3	36.4	10.1	5.6	38.9	0	3.5	0.8	3.7	23.2	4.6	85	0.6	11	0	0
68	小米	100	358	11.6	9.0	3.1	1.6	73.5	17	0.3	0.1	1.5	3.6	4.3	41	5.1	11	0	0
69	小米粥	100	46	89.3	1.4	0.7	0.0	8.4	0	0.0	0.1	0.9	0.3	4.1	10	1.0	11	0	0
70	燕麦片	100	367	9.2	15.0	6.7	5.3	61.6	0	0.3	0.1	1.2	3.1	3.7	186	7.0	11	0	0
71	薏米（薏苡仁回米）	100	357	11.2	12.8	3.3	2.0	69.1	0	0.2	0.2	2.0	2.1	3.6	42	3.6	11	0	0
72	油饼	100	399	24.8	7.9	22.9	2.0	40.4	0	0.1	0.0	0.0	0.0	572.5	46	2.3	11	0	0
73	莜麦面	100	385	11.0	12.2	7.2	0.0	67.8	3	0.4	0.1	3.9	8.0	2.2	27	13.6	11	0	0
74	油条	100	386	21.8	6.9	17.6	0.9	50.1	0	0.0	0.1	0.7	3.2	585.2	6	1.0	11	0	0
75	玉米（白，包谷）	100	336	11.7	8.8	3.8	8.0	66.7	0	0.3	0.1	2.3	8.2	2.5	10	2.2	11	0	0
76	玉米（黄，包谷）	100	335	13.2	8.7	3.8	6.4	66.6	17	0.2	0.1	2.5	3.9	3.3	14	2.4	11	0	0
77	玉米（鲜，包谷）	46	106	71.3	4.0	1.2	2.9	19.9	0	0.2	0.1	1.8	0.5	1.1	0	1.1	11	0	0
78	玉米罐头（玉米笋）	100	4	93.0	1.1	0.2	4.9	0.0	3	0.0	0.0	0.0	0.0	170.9	6	0.1	11	0	0
79	玉米面（白）	100	340	13.4	8.0	4.5	6.2	66.9	0	0.3	0.1	3.0	6.9	0.5	12	1.3	11	0	0
80	玉米面（黄）	100	340	12.1	8.1	3.3	5.6	69.6	7	0.3	0.1	2.3	3.8	2.3	22	3.2	11	0	0
81	玉米面（黄豆玉米面）	100	339	13.6	11.8	4.9	6.4	61.9	0	0.2	0.1	3.1	7.1	1.6	18	3.4	11	0	0
82	玉米糁（黄）	100	347	12.8	7.9	3.0	3.6	72.0	0	0.1	0.1	1.2	0.6	1.7	49	2.4	11	0	0

续表

序号	名称	可食部分	能量	水分	蛋白质	脂肪	膳食纤维	碳水化合物	维生素A	维生素B₁	维生素B₂	烟酸	维生素E	钠	钙	铁	类别	维生素C	胆固醇
83	玉米粥(即食)	100	390	6.3	7.2	3.7	0.4	81.9	0	0.0	0.0	2.2	0.1	1.7	11	9.0	11	0	0
84	糌粑(稞麦(熟品))	100	257	49.3	4.1	13.1	1.8	30.7	0	0.1	0.2	1.9	2.7	8.9	71	13.9	11	0	0
85	扁豆	100	326	9.9	25.3	0.4	6.5	55.4	5	0.3	0.4	2.6	1.9	2.3	137	19.2	21	0	0
86	扁豆(白)	100	256	19.4	19.0	1.3	13.4	42.2	0	0.3	0.1	1.2	0.9	1.0	68	4.0	21	0	0
87	蚕豆(去皮)	100	304	11.5	24.6	1.1	10.9	49.0	8	0.1	0.2	2.2	4.9	21.2	49	2.9	21	0	0
88	蚕豆(带皮)	93	342	11.3	25.4	1.6	2.5	56.4	50	0.2	0.2	2.5	6.7	2.2	54	2.5	21	0	0
89	臭干	100	99	77.9	10.2	4.6	0.4	4.1	0	0.0	0.1	0.1	0.0	33.8	720	4.2	21	0	0
90	豆粕	100	310	11.5	42.6	2.1	7.6	30.2	0	0.5	0.2	2.5	5.8	76.0	154	14.9	21	0	0
91	豆腐	100	81	82.8	8.1	3.7	0.4	3.8	0	0.0	0.0	0.2	2.7	7.2	164	1.9	21	0	0
92	豆腐(内酯豆腐)	100	49	89.2	5.0	1.9	0.4	2.9	0	0.1	0.0	0.3	3.3	6.4	17	0.8	21	0	0
93	豆腐(南豆腐)	100	57	87.9	6.2	2.5	0.2	2.4	0	0.0	0.0	1.0	3.6	3.1	116	1.5	21	0	0
94	豆腐(北)	100	98	80.0	12.2	4.8	0.5	1.5	5	0.1	0.0	0.3	6.7	7.3	138	2.5	21	0	0
95	豆腐干	100	140	65.2	16.2	3.6	0.8	10.7	0	0.0	0.1	0.3	0.0	76.5	308	4.9	21	0	0
96	豆腐干(香干)	100	147	69.2	15.8	7.8	1.8	3.3	7	0.0	0.0	0.3	15.9	4.1	299	5.7	21	0	0
97	豆腐干(菜干)	100	136	71.3	13.4	7.1	0.3	4.7	0	0.0	0.0	0.3	0.6	633.6	179	3.0	21	0	0
98	豆腐干(酱油干)	100	158	70.2	14.9	9.1	0.0	4.0	6	0.3	0.0	0.0	16.4	90.3	413	5.9	21	0	0
99	豆腐干(小香干)	100	174	61.0	17.9	9.1	0.4	5.0	0	0.0	0.1	0.0	7.4	372.3	1019	23.3	21	0	0
100	豆腐干(熏干)	100	153	67.5	15.8	6.2	0.3	8.5	2	0.0	0.0	1.0	7.0	232.7	173	3.9	21	0	0
101	豆腐花	100	401	1.6	10.0	2.6	0.0	84.3	42	0.0	0.0	0.4	5.0	0.0	175	3.3	21	0	0
102	豆腐卷(豆制五香卷)	100	200	59.2	17.8	13.9	4.5	1.0	0	0.0	0.0	0.2	46.7	537.2	6	6.2	21	0	0
103	豆腐卷	100	201	61.6	17.9	11.6	1.0	6.2	30	0.0	0.0	0.4	27.6	0.0	156	6.1	21	0	0
104	豆腐脑(老豆腐)	100	10	97.8	1.9	0.8	0.0	0.0	6	0.0	0.0	0.4	10.5	2.8	18	0.9	21	0	0
105	豆腐皮	100	409	16.5	44.6	17.4	0.2	18.6	0	0.3	0.1	1.5	20.6	9.4	116	30.8	21	0	0
106	豆腐丝	100	201	58.4	21.5	10.5	1.1	5.1	5	0.0	0.1	0.5	9.8	20.6	204	9.1	21	0	0
107	豆腐丝(干)	100	451	7.4	57.8	22.8	0.0	3.6	0	0.3	0.6	0.0	7.8	110.0	5	1.3	21	0	0
108	豆腐丝(油)	100	300	38.2	24.2	17.1	2.2	12.3	3	0.0	0.1	1.8	17.8	769.4	152	5.0	21	0	0
109	豆腐渣	100	35	89.2	3.2	0.8	2.6	3.7	0	0.0	0.0	0.0	0.0	0.0	0	0.0	21	0	0
110	豆肝尖	100	192	57.6	17.2	12.0	5.7	3.7	0	0.0	0.0	0.1	37.6	614.5	5	7.4	21	0	0

续表

序号	名称	可食部分	能量	水分	蛋白质	脂肪	膳食纤维	碳水化物	维生素A	维生素B₁	维生素B₂	烟酸	维生素E	钠	钙	铁	类别	维生素C	胆固醇
111	豆浆	100	13	96.4	1.8	0.7	1.1	0.0	15	0.0	0.0	0.1	0.8	3.0	10	0.5	21	0	0
112	豆浆粉	100	422	1.5	19.7	9.4	2.2	64.6	0	0.1	0.1	0.7	18.0	26.4	101	3.7	21	0	0
113	豆奶	100	30	94.0	2.4	1.5	0.0	1.8	0	0.0	0.1	0.3	4.5	3.2	23	0.6	21	0	0
114	豆沙	100	243	39.2	5.5	1.9	1.7	51.0	0	0.0	0.1	0.3	4.4	23.5	42	8.0	21	0	0
115	腐乳(白)	100	133	68.3	10.9	8.2	0.9	3.9	22	0.0	0.0	1.0	8.4	2460.0	61	3.8	21	0	0
116	腐乳(臭,臭豆腐)	100	130	66.4	11.6	7.9	0.8	3.1	20	0.0	0.1	0.6	9.2	2012.3	75	6.9	21	0	0
117	腐乳(桂林腐乳)	100	204	60.1	7.3	11.3	1.0	18.2	22	0.0	0.1	0.4	13.2	3000.0	302	10.2	21	0	0
118	腐乳(红,酱豆腐)	100	151	61.2	12.0	8.1	0.6	7.6	15	0.0	0.2	0.5	7.2	3091.3	87	11.5	21	0	0
119	腐乳(上海南乳)	100	138	64.0	9.9	8.1	0.0	6.4	0	0.0	0.1	0.8	7.8	2110.4	142	2.9	21	0	0
120	腐乳(糟豆腐乳,糟乳)	100	158	57.5	11.7	7.4	0.0	11.2	0	0.0	0.0	0.0	9.0	7410.3	62	22.5	21	0	0
121	腐竹	100	459	7.9	44.6	21.7	1.0	21.3	0	0.1	0.1	0.8	27.8	26.5	77	16.5	21	0	0
122	腐竹皮	100	489	8.2	56.6	26.3	0.0	6.5	0	0.1	0.0	0.0	18.0	119.0	48	11.2	21	0	0
123	高蛋白豆米粉	100	414	2.0	16.5	7.1	0.0	71.0	0	1.1	0.7	0.0	0.0	0.0	0	0.0	21	0	0
124	黑豆(黑大豆)	100	381	9.9	36.1	15.9	10.2	23.3	5	0.2	0.3	2.0	17.4	3.0	224	7.0	21	0	0
125	红豆馅	100	240	35.9	4.8	3.6	7.9	47.2	0	0.0	0.1	1.7	9.2	3.3	2	1.0	21	0	0
126	花豆(红)	100	317	14.8	19.1	1.3	5.5	57.2	72	0.3	0.0	3.0	6.1	12.5	38	0.3	21	0	0
127	花豆(紫)	97	315	13.2	17.2	1.4	7.4	58.4	47	0.1	0.0	2.7	9.6	19.6	221	5.9	21	0	0
128	黄豆(大豆)	100	359	10.2	35.1	16.0	15.5	18.6	37	0.4	0.2	2.1	18.9	2.2	191	8.2	21	0	0
129	黄豆粉	100	418	6.7	32.8	18.3	7.0	30.5	63	0.3	0.2	2.5	33.7	3.6	207	8.1	21	0	0
130	豇豆(紫)	100	315	11.2	18.9	0.4	6.9	58.9	3	0.2	0.1	2.4	11.4	4.0	67	7.9	21	0	0
131	豇豆	100	322	10.9	19.3	1.2	7.1	58.5	10	0.2	0.1	1.9	8.6	6.8	40	7.1	21	0	0
132	绿豆	100	316	12.3	21.6	0.8	6.4	55.6	22	0.3	0.1	2.0	10.9	3.2	81	6.5	21	0	0
133	绿豆饼(饼折)	100	122	69.7	15.2	1.2	0.0	12.7	0	0.1	0.0	0.0	0.0	3.1	18	1.0	21	0	0
134	绿豆面	100	330	9.6	20.8	0.7	5.8	60.0	15	0.4	0.1	0.7	0.0	3.3	134	8.1	21	0	0
135	卤干	100	336	32.4	14.5	16.7	1.6	31.8	0	0.0	0.1	0.2	0.0	40.9	731	3.9	21	0	0
136	眉豆(饭豇豆)	100	320	12.0	18.6	1.1	6.6	59.0	0	0.2	0.2	2.1	12.3	86.5	60	5.5	21	0	0
137	脑豆	100	360	10.7	23.4	3.8	1.5	58.1	0	0.3	0.3	2.9	19.2	12.0	327	7.7	21	0	0
138	膨化豆粕(大豆蛋白)	100	321	9.3	36.7	0.7	5.9	42.0	0	0.0	0.1	5.8	1.1	3.3	144	9.8	21	0	0

续表

序号	名称	可食部分	能量	水分	蛋白质	脂肪	膳食纤维	碳水化物	维生素A	维生素B₁	维生素B₂	烟酸	维生素E	钠	钙	铁	类别	维生素C	胆固醇
139	蒲包干	100	135	72.5	12.1	5.7	0.0	8.9	0	0.0	0.0	0.0	14.1	633.1	134	9.1	21	0	0
140	干张（百页）	100	260	52.0	24.5	16.0	1.0	4.5	5	0.0	0.1	0.2	23.4	20.6	313	6.4	21	0	0
141	青豆（青大豆）	100	373	9.5	34.6	16.0	12.6	22.7	132	0.4	0.2	3.0	10.1	1.8	200	8.4	21	0	0
142	酸豆乳	100	67	84.5	2.2	1.2	0.0	11.8	0	0.1	0.0	0.7	1.1	18.6	32	0.4	21	0	0
143	素大肠	100	153	63.0	18.1	3.6	1.0	12.0	0	0.0	0.0	0.1	0.0	144.7	445	3.8	21	0	0
144	素火腿	100	211	55.0	19.1	13.2	0.9	3.9	10	0.0	0.0	0.1	26.0	675.9	8	7.3	21	0	0
145	素鸡	100	192	64.3	16.5	12.5	0.9	3.3	0	0.0	0.0	0.4	17.8	373.8	319	5.3	21	0	0
146	素虾（炸）	100	576	3.4	27.6	44.4	2.7	16.6	0	0.0	0.0	1.6	50.8	1440.3	251	6.3	21	0	0
147	素鸡丝卷	100	186	63.5	11.2	13.7	5.6	4.5	5	0.0	0.0	0.5	27.7	0.0	103	6.0	21	0	0
148	素什锦	100	173	65.3	14.0	10.2	2.0	6.3	0	0.1	0.0	0.5	9.5	475.1	174	6.0	21	0	0
149	酥香兰花豆	100	416	9.2	12.8	13.6	1.2	60.5	0	0.3	0.2	1.5	8.1	109.8	59	2.3	21	0	0
150	豌豆	100	313	10.4	20.3	1.1	10.4	55.4	42	0.5	0.1	2.4	8.5	9.7	97	4.9	21	0	0
151	豌豆（花）	100	322	11.5	21.6	1.0	6.9	56.7	40	0.7	0.2	2.4	9.6	3.2	106	4.4	21	0	0
152	小豆（红,红小豆）	100	309	12.6	20.2	0.6	7.7	55.7	13	0.2	0.1	2.0	14.4	2.2	74	7.4	21	0	0
153	油豆腐（豆腐泡）	100	244	58.8	17.0	17.6	0.6	4.3	5	0.1	0.0	0.3	24.7	32.5	147	5.2	21	0	0
154	油炸豆瓣	100	405	8.1	25.1	9.8	0.7	54.0	0	0.1	0.2	1.8	7.9	359.4	63	1.9	21	0	0
155	油炸豆花	100	400	12.2	33.4	14.8	1.8	33.3	0	0.0	0.3	1.8	18.8	0.0	0	0.0	21	0	0
156	芸豆（白）	100	296	14.4	23.4	1.4	9.8	47.4	30	0.2	0.3	2.4	6.2	0.0	0	0.0	21	0	0
157	芸豆（红）	100	314	11.1	21.4	1.3	8.3	54.2	0	0.2	0.1	2.0	7.7	0.6	176	5.4	21	0	0
158	芸豆（虎皮）	100	334	10.2	22.5	0.9	3.5	59.0	0	0.4	0.3	2.1	6.0	3.3	156	1.7	21	0	0
159	芸豆（杂,带皮）	100	306	9.8	22.4	0.6	10.5	52.8	0	0.0	0.0	0.0	0.0	10.5	349	8.7	21	0	0
160	杂豆	100	316	11.4	8.2	1.0	6.8	68.6	0	0.1	0.1	0.0	0.0	0.0	0	0.0	21	0	0
161	枝竹	100	472	6.9	44.5	24.7	2.7	18.0	0	0.1	0.1	0.9	26.8	83.0	49	10.8	21	0	0
162	扁豆（鲜）	91	37	88.3	2.7	0.2	2.1	6.1	25	0.0	0.1	0.9	0.2	3.8	38	1.9	22	13	0
163	蚕豆（鲜）	31	104	70.2	8.8	0.4	3.1	16.4	52	0.4	0.1	1.5	0.8	4.0	16	3.5	22	16	0
164	刀豆	92	35	89.0	3.1	0.2	1.8	5.3	37	0.1	0.1	1.0	0.3	5.9	48	3.2	22	15	0
165	豆角	96	30	90.0	2.5	0.2	2.1	4.6	33	0.1	0.1	0.9	2.2	3.4	29	1.5	22	18	0
166	豆角（白）	97	30	89.7	2.2	0.2	2.6	4.8	97	0.1	0.0	0.9	2.4	9.5	26	0.8	22	39	0

续表

序号	名称	可食部分	能量	水分	蛋白质	脂肪	膳食纤维	碳水化合物	维生素A	维生素B$_1$	维生素B$_2$	烟酸	维生素E	钠	钙	铁	类别	维生素C	胆固醇
167	发芽豆	83	128	66.1	12.4	0.7	1.3	18.1	0	0.3	0.2	2.3	2.8	3.9	41	5.0	22	4	0
168	荷兰豆	88	27	91.9	2.5	0.3	1.4	3.5	80	0.1	0.0	0.7	0.3	8.8	51	0.9	22	16	0
169	黄豆芽	100	44	88.8	4.5	1.6	1.5	3.0	5	0.0	0.1	0.6	0.8	7.2	21	0.9	22	8	0
170	豇豆(鲜)	97	29	90.3	2.9	0.3	2.3	3.6	42	0.1	0.1	1.4	4.4	2.2	27	0.5	22	19	0
171	豇豆(鲜,长)	98	29	90.8	2.7	0.2	1.8	4.0	20	0.1	0.1	0.8	0.6	4.6	42	1.0	22	18	0
172	绿豆芽	100	18	94.6	2.1	0.1	0.8	2.1	3	0.1	0.1	0.5	0.2	4.4	9	0.6	22	6	0
173	坡船豆	82	34	90.3	2.0	0.4	1.3	5.5	13	0.0	0.0	0.3	0.9	0.9	37	1.3	22	13	0
174	龙豆	98	32	90.0	3.7	0.5	1.9	3.1	87	0.0	0.1	1.0	0.8	4.1	147	1.3	22	11	0
175	龙牙豆(玉豆)	93	17	94.4	2.6	0.2	1.3	1.1	87	0.0	0.5	0.8	0.0	1.8	30	0.8	22	12	0
176	毛豆(青豆)	53	123	69.6	13.1	5.0	4.0	6.5	22	0.2	0.1	1.4	2.4	3.9	135	3.5	22	27	0
177	四季豆(菜豆)	96	28	91.3	2.0	0.4	1.5	4.2	35	0.0	0.1	0.4	1.2	8.6	42	1.5	22	6	0
178	豌豆(鲜)	42	105	70.2	7.4	0.3	3.0	18.2	37	0.4	0.1	2.3	1.2	1.2	21	1.7	22	14	0
179	豌豆苗	98	29	92.7	3.1	0.6	0.0	2.8	0	0.0	0.0	0.0	0.0	26.3	59	1.8	22	0	0
180	油豆角(多花菜豆)	99	22	92.2	2.4	0.3	1.6	2.3	27	0.1	0.1	1.4	2.4	3.3	69	1.9	22	11	0
181	苎豆(鲜)	96	25	91.1	0.8	0.1	2.1	5.3	40	0.3	0.1	0.8	0.1	4.0	88	1.0	22	9	0
182	百合	82	162	56.7	3.2	0.1	1.7	37.1	0	0.0	0.0	0.7	0.0	6.7	11	1.0	33	18	0
183	百合(干)	100	342	10.3	6.7	0.5	1.7	77.8	0	0.1	0.1	0.9	0.0	37.3	32	5.9	33	0	0
184	百合(脱水)	100	343	9.9	8.1	0.1	1.7	77.4	0	0.0	0.0	1.1	0.0	69.8	29	5.0	33	7	0
185	荸荠(马蹄,地栗)	78	59	83.6	1.2	0.2	1.1	13.1	3	0.0	0.0	0.7	0.6	15.7	4	0.6	33	7	0
186	慈菇(乌芋白地果)	89	94	73.6	4.6	0.2	1.4	18.5	0	0.1	0.1	1.6	2.2	39.1	14	2.2	33	4	0
187	甘薯(红心,山芋红薯)	90	99	73.4	1.1	0.2	1.6	23.1	125	0.0	0.0	0.6	0.3	28.5	23	0.5	33	26	0
188	甘薯(白心,红皮山芋)	86	104	72.6	1.4	0.2	1.0	24.2	37	0.1	0.0	0.6	0.4	58.2	24	0.8	33	24	0
189	甘薯粉(地瓜粉)	100	336	14.5	2.7	0.2	0.1	80.8	3	0.0	0.1	0.2	26.4	26.4	33	10.0	33	0	0
190	甘薯片(白薯干)	100	340	12.1	4.7	0.8	2.0	78.5	25	0.2	0.1	1.1	0.4	26.4	112	3.7	33	9	0
191	胡萝卜(红)	96	37	89.2	1.0	0.2	1.1	7.7	688	0.0	0.0	0.6	0.4	71.4	32	1.0	33	13	0
192	胡萝卜(黄)	97	43	87.4	1.4	0.2	1.3	8.9	668	0.0	0.0	0.2	0.0	25.1	32	0.5	33	16	0
193	胡萝卜(脱水)	100	320	10.9	4.2	1.9	6.4	71.5	2875	0.1	0.2	2.6	0.0	300.7	458	8.5	33	32	0
194	茭笋	77	25	91.1	1.7	0.2	2.0	4.2	0	0.0	0.0	0.8	0.4	39.8	2	0.5	33	12	0

续表

序号	名称	可食部分	能量	水分	蛋白质	脂肪	膳食纤维	碳水化合物	维生素A	维生素B₁	维生素B₂	烟酸	维生素E	钠	钙	铁	类别	维生素C	胆固醇
195	姜	95	41	87.0	1.3	0.6	2.7	7.6	28	0.0	0.0	0.8	0.0	14.9	27	1.4	33	4	0
196	姜(干)	95	273	14.9	9.1	5.7	17.7	46.3	0	0.0	0.1	0.0	0.0	9.9	62	0.0	33	0	0
197	姜(子姜,嫩姜)	82	19	94.5	0.7	0.6	0.9	2.8	0	0.0	0.0	0.3	0.0	1.9	9	0.8	33	2	0
198	芥菜头(大头菜水芥)	83	33	89.6	1.9	0.2	1.4	6.0	0	0.1	0.0	0.6	0.2	65.6	65	0.8	33	34	0
199	洋姜(洋生姜,菊芋)	100	56	80.8	2.4	0.0	4.3	11.5	0	0.0	0.0	1.4	0.0	11.5	23	7.2	33	0	0
200	玉兰片	100	43	78.0	2.6	0.4	11.3	7.3	0	0.0	0.1	0.1	1.9	1.9	42	3.6	33	1	0
201	芋头(芋艿,毛芋)	84	79	78.6	2.2	0.2	1.0	17.1	27	0.1	0.1	0.7	0.4	33.1	36	1.0	33	6	0
202	竹笋	63	19	92.8	2.6	0.2	1.8	1.8	0	0.1	0.1	0.6	0.1	0.4	9	0.5	33	5	0
203	竹笋(白笋,干)	64	196	10.0	26.0	4.0	43.2	13.9	2	0.0	0.3	0.2	0.1	0.0	31	4.2	33	0	0
204	竹笋(糖笋,马鞭笋)	45	11	90.1	2.6	0.0	6.6	0.1	0	0.1	0.1	0.5	0.0	0.0	17	2.5	33	7	0
205	竹笋(春笋)	66	20	91.4	2.4	0.1	2.8	2.3	5	0.1	0.0	0.4	0.0	6.0	8	2.4	33	5	0
206	竹笋(黑笋,干)	76	213	14.4	17.6	2.4	27.2	30.3	0	0.0	0.4	1.9	0.0	6.2	30	18.9	33	0	0
207	竹笋(毛笋,毛竹笋)	67	21	93.1	2.2	0.2	1.3	2.5	0	0.1	0.1	0.3	0.2	5.2	16	0.9	33	9	0
208	白菜(脱水)	100	286	10.0	6.2	0.8	9.4	63.5	0	0.2	0.0	4.8	187.0	492.5	908	13.8	31	187	0
209	白菜(大白菜)	92	21	93.6	1.7	0.2	3.1	3.1	42	0.1	0.1	0.8	0.9	89.3	69	0.5	31	47	0
210	白菜苔(菜苔菜心)	84	25	91.3	2.8	0.5	1.7	2.3	160	0.1	0.1	1.2	0.5	26.0	96	2.8	31	44	0
211	菠菜(赤根菜)	89	24	91.2	2.6	0.3	1.7	2.8	487	0.0	0.1	0.6	1.7	85.2	66	2.9	31	32	0
212	菠菜(脱水)	100	283	9.2	6.4	0.6	12.7	63.0	598	0.2	0.2	3.9	7.7	242.0	411	25.9	31	82	0
213	菜花(花椰菜)	82	24	92.4	2.1	0.2	1.2	3.4	5	0.0	0.1	0.6	0.4	31.6	23	1.1	31	61	0
214	菜花(脱水)	100	286	9.8	6.5	0.6	13.2	63.6	0	0.2	0.0	7.4	0.0	264.3	185	6.4	31	82	0
215	菜节(油菜苔,油菜心)	93	20	94.2	1.9	0.6	1.0	1.8	185	0.0	0.2	0.5	0.5	56.2	92	1.3	31	54	0
216	莼菜(瓶装,花菜板)	100	20	94.5	1.4	0.1	0.5	3.3	55	0.0	0.1	0.1	0.9	7.9	42	2.4	31	0	0
217	葱茎(脱水)	100	303	9.7	6.3	0.4	11.4	68.6	35	0.1	0.1	3.0	0.0	44.9	49	22.1	31	89	0
218	葱头(洋葱)	90	39	89.2	1.1	0.2	0.9	8.1	3	0.0	0.0	0.3	0.1	4.4	24	0.6	31	8	0
219	葱头(白皮,脱水)	100	330	9.1	5.5	0.4	5.7	76.2	5	0.2	0.2	1.0	0.0	31.7	186	0.9	31	22	0
220	葱头(紫皮,脱水)	100	324	9.1	6.9	0.4	7.5	73.1	3	0.2	0.1	1.0	0.0	77.4	351	6.2	31	5	0
221	大白菜(青白口)	83	15	95.1	1.4	0.1	0.9	2.1	13	0.0	0.0	0.4	0.4	48.4	35	0.6	31	28	0
222	榨菜	100	29	75.0	2.2	0.3	2.1	4.4	83	0.0	0.1	0.5	0.0	4252.6	155	3.9	84	2	0

续表

序号	名称	可食部分	能量	水分	蛋白质	脂肪	膳食纤维	碳水化物	维生素A	维生素B₁	维生素B₂	烟酸	维生素E	钠	钙	铁	类别	维生素C	胆固醇
223	草菇(大黑头细花草)	100	23	92.3	2.7	0.2	1.6	2.7	0	0.1	0.3	8.0	0.4	73.0	17	1.3	34	0	0
224	大红菇(草质红菇)	100	200	15.5	24.4	2.8	31.6	19.3	13	0.3	6.9	19.5	0.0	1.7	1	7.5	34	2	0
225	地衣(水浸)	100	3	96.4	1.5	0.0	1.8	0.0	37	0.0	0.3	0.5	2.2	10.7	14	21.1	34	0	0
226	冬菇(干,毛柄金线菌)	86	212	13.4	17.8	1.3	32.3	32.3	5	0.2	1.4	24.4	3.5	20.4	55	10.5	34	5	0
227	发菜	100	246	10.5	22.8	0.8	21.9	36.8	0	0.2	0.0	0.0	21.7	103.3	875	99.3	34	0	0
228	海带(干,江白菜,昆布)	98	77	70.5	1.8	0.1	6.1	17.3	40	0.0	0.1	0.8	0.9	327.4	348	4.7	34	0	0
229	海带(鲜,江白菜,昆布)	100	17	94.4	1.2	0.1	0.5	1.6	0	0.0	0.2	1.3	1.9	8.6	46	0.9	34	0	0
230	海冻菜(石花菜,冻菜)	100	314	15.6	5.4	0.1	0.0	72.9	0	0.1	0.2	3.3	14.8	380.8	167	2.0	34	0	0
231	猴头菇(罐装)	100	13	92.3	2.0	0.2	4.2	0.7	0	0.0	0.0	0.2	0.5	175.2	19	2.8	34	4	0
232	黄蘑	89	166	39.3	16.4	1.5	18.3	21.8	12	0.2	1.0	5.8	1.3	0.0	11	22.5	34	0	0
233	金针菇(智力菇)	100	26	90.2	2.4	0.4	2.7	3.3	5	0.2	0.2	4.1	1.1	4.3	0	1.4	34	2	0
234	金针菇(罐装)	100	21	91.6	1.0	0.0	2.5	4.2	0	0.0	0.0	0.6	1.0	238.2	14	1.1	34	0	0
235	口蘑(白蘑)	100	242	9.2	38.7	3.3	17.2	14.4	0	0.1	0.1	44.3	8.6	5.2	169	19.4	34	0	0
236	蘑菇(干)	100	252	13.7	21.0	4.6	21.0	31.7	273	0.1	1.1	30.7	6.2	23.3	127	0.0	34	5	0
237	蘑菇(鲜,鲜蘑)	99	20	92.4	2.7	0.1	2.1	2.0	2	0.1	0.3	4.0	0.6	8.3	6	1.2	34	2	0
238	木耳(黑木耳,云耳)	100	205	15.5	12.1	1.5	29.9	35.7	17	0.2	0.4	2.5	11.3	48.5	247	97.4	34	0	0
239	木耳(水发,黑木耳,云耳)	100	21	91.8	1.5	0.2	2.6	3.4	3	0.0	0.0	0.2	7.5	8.5	34	5.5	34	1	0
240	平菇(鲜,糙皮)	93	20	92.5	1.9	0.3	2.3	2.3	2	0.1	0.2	3.1	0.8	3.8	5	1.0	34	4	0
241	普大香丁蘑	100	207	14.1	22.4	0.2	24.9	29.0	0	0.0	3.1	0.0	43.4	43.4	17	113.2	34	0	0
242	普中红蘑	100	214	12.3	18.4	0.7	24.6	33.5	0	0.0	1.2	0.0	0.0	4.3	14	235.1	34	0	0
243	琼脂(紫菜胶)	100	311	21.1	1.1	0.2	0.1	76.2	0	0.0	0.0	0.0	0.0	3.3	100	7.0	34	0	0
244	双孢蘑菇(洋蘑菇)	97	22	92.4	4.2	0.1	1.5	1.2	0	0.0	0.3	3.2	0.0	2.0	2	0.9	34	0	0
245	松蘑(松口蘑,松茸)	100	112	16.1	20.3	3.2	47.8	0.4	0	0.3	1.5	0.0	3.1	4.3	14	86.0	34	0	0
246	苔菜(苔条条浒苔)	100	148	23.7	19.0	0.4	9.1	17.2	0	0.3	0.4	4.0	0.0	4955.5	185	283.7	34	0	0
247	香菇(干,香蕈,冬菇)	95	211	12.3	20.0	1.2	31.6	30.1	3	0.2	1.3	20.5	0.7	11.2	83	10.5	34	5	0
248	香菇(鲜,香蕈,冬菇)	100	19	91.7	2.2	0.3	3.3	1.9	2	0.0	0.1	2.0	0.0	1.4	2	0.3	34	1	0
249	香杏片口蘑	100	207	15.1	33.4	1.5	22.6	15.0	0	0.0	1.9	0.0	0.0	21.0	15	137.5	34	0	0
250	羊肚菌(干,狼肚)	100	295	14.3	26.9	7.1	12.9	30.8	209	0.1	2.3	8.8	3.6	33.6	87	30.7	34	3	0

续表

序号	名称	可食部分	能量	水分	蛋白质	脂肪	膳食纤维	碳水化合物	维生素A	维生素B$_1$	维生素B$_2$	烟酸	维生素E	钠	钙	铁	类别	维生素C	胆固醇
251	银耳(白木耳)	96	200	14.6	10.0	1.4	30.4	36.9	8	0.1	0.3	5.3	1.3	82.1	36	4.1	34	0	0
252	榛蘑(假蜜环菌)	77	157	51.1	9.5	3.7	10.4	21.5	7	0.0	0.7	7.5	3.3	0.0	11	25.1	34	0	0
253	珍珠白菇	100	212	12.1	18.3	0.7	23.3	33.0	228	0.3	0.0	7.3	1.8	4.4	24	189.8	34	0	0
254	紫菜	100	207	12.7	26.7	1.1	21.6	22.5	228	0.3	1.0	7.3	1.8	710.5	264	54.9	34	2	0
255	芭蕉(甘蕉,板蕉,牙蕉)	68	109	68.9	1.2	0.1	3.1	25.8	0	0.0	0.0	0.6	0.0	1.3	6	0.3	41	0	0
256	菠萝(凤梨,地菠萝)	68	41	88.4	0.5	0.1	1.3	9.5	33	0.1	0.0	0.2	0.0	0.8	12	0.6	41	18	0
257	菠萝蜜肉	43	103	73.2	0.2	0.3	0.8	24.9	0	0.0	0.1	0.7	0.5	11.4	9	0.5	41	9	0
258	菠萝蜜子	97	160	57.0	4.9	0.3	2.3	34.4	0	0.3	0.2	0.9	0.1	11.5	18	1.6	41	16	0
259	草莓	97	30	91.3	1.0	0.2	1.1	6.0	5	0.0	0.0	0.3	0.7	4.2	18	1.8	41	47	0
260	草莓酱	100	269	32.5	0.8	0.2	0.2	66.1	0	0.2	0.0	0.2	0.5	8.7	44	2.1	41	1	0
261	橙	74	47	87.4	0.8	0.2	0.6	10.5	27	0.1	0.0	0.3	0.6	1.2	20	0.4	41	33	0
262	吊蛋	95	56	81.7	0.8	0.4	4.4	12.4	0	0.0	0.0	0.0	2.2	0.6	11	0.2	41	0	0
263	番石榴(鸡矢果,番桃)	97	41	83.9	1.1	0.4	5.9	8.3	53	0.0	0.1	0.3	0.0	3.3	13	0.2	41	68	0
264	柑	77	51	86.9	0.7	0.2	0.4	11.5	148	0.1	0.0	0.4	0.9	1.4	35	0.2	41	28	0
265	橄榄(白榄)	80	49	83.1	0.8	0.2	4.0	11.1	22	0.0	0.0	0.7	0.0	0.0	49	0.2	41	3	0
266	甘蔗汁	100	64	83.1	0.4	0.1	0.6	15.4	2	0.0	0.0	0.2	0.0	3.0	14	0.4	41	2	0
267	桂圆(鲜)	50	70	81.4	1.2	0.1	0.4	16.2	3	0.0	0.1	1.3	0.0	3.9	6	0.2	41	43	0
268	桂圆(干,龙眼,圆眼)	37	273	26.9	5.0	0.2	2.0	62.8	0	0.0	0.4	1.3	0.0	3.3	38	0.7	41	12	0
269	桂圆肉	100	313	17.7	4.6	1.0	2.0	71.5	0	0.0	1.0	8.9	0.0	7.3	39	3.9	41	27	0
270	果丹皮	100	321	16.7	1.0	0.8	2.6	77.4	25	0.0	0.0	0.7	1.9	115.5	52	11.6	41	3	0
271	海棠果	86	73	79.9	0.3	0.2	1.8	17.4	118	0.1	0.0	0.2	0.3	0.6	15	0.4	41	20	0
272	海棠脯	100	286	25.8	0.6	0.2	2.2	70.4	10	0.0	0.0	0.3	1.1	200.5	19	3.1	41	0	0
273	海棠罐头	100	53	85.4	0.5	0.2	1.3	12.3	0	0.0	0.0	0.0	0.0	8.8	43	2.3	41	0	0
274	黑枣(无核,乌枣,软枣)	98	228	39.0	1.7	0.3	2.6	54.7	7	0.0	0.0	2.1	1.9	6.3	108	1.2	41	53	0
275	红果(山里红,大山楂)	76	95	73.0	0.5	0.6	3.1	22.0	17	0.0	0.0	0.4	7.3	5.4	52	0.9	41	0	0
276	红果(干)	100	152	11.1	4.3	2.2	49.7	28.7	10	0.0	0.2	0.7	0.5	9.9	144	0.4	41	2	0
277	黄皮果(黄皮)	59	31	87.6	1.6	0.2	4.3	5.6	0	0.1	0.1	0.0	0.0	6.5	0	0.4	41	35	0
278	金糕	100	176	55.0	0.2	0.0	0.6	43.7	3	0.2	0.1	0.1	0.4	34.3	49	1.8	41	4	0

续表

序号	名称	可食部分	能量	水分	蛋白质	脂肪	膳食纤维	碳水化物	维生素A	维生素B₁	维生素B₂	烟酸	维生素E	钠	钙	铁	类别	维生素C	胆固醇
279	金糕条	100	300	22.6	0.6	0.6	1.6	73.0	10	0.0	0.1	0.3	4.5	192.1	42	6.3	41	10	0
280	金桔(金枣)	89	55	84.7	1.0	0.2	1.4	12.3	62	0.0	0.0	0.3	1.6	3.0	56	1.0	41	35	0
281	桔柑子(宽皮桂)	78	43	88.6	0.8	0.1	0.5	9.7	82	0.0	0.0	0.2	1.2	0.8	24	0.2	41	35	0
282	桔(福桔)	67	45	88.1	1.0	0.2	0.4	9.9	100	0.1	0.0	0.3	0.0	0.5	27	0.8	41	11	0
283	桔(芦柑)	77	43	88.5	0.6	0.2	0.6	9.7	87	0.0	0.0	0.2	0.0	1.3	45	1.4	41	19	0
284	桔(三湖红桔)	68	41	88.5	0.8	0.3	1.3	8.7	0	0.0	0.0	0.3	0.3	1.4	33	0.2	41	3	0
285	桔(四川红桔)	78	40	89.1	0.7	0.1	0.7	9.1	30	0.2	0.0	0.3	0.3	1.7	42	0.5	41	33	0
286	桔(小叶桔)	81	38	89.5	1.1	0.2	0.9	7.9	0	0.3	0.0	0.7	0.7	2.1	72	0.2	41	0	0
287	桔(早桔)	82	57	85.6	1.2	0.2	0.1	12.5	857	0.1	0.0	0.3	1.5	0.9	21	0.9	41	25	0
288	桔(蜜桔)	76	42	88.2	0.8	0.4	1.4	8.9	277	0.1	0.0	0.2	0.4	1.3	19	0.2	41	19	0
289	桔饼	100	364	5.4	0.6	0.4	3.5	89.4	43	0.0	0.2	0.6	0.0	485.9	125	0.8	41	0	0
290	李(玉皇李)	91	36	90.0	0.7	0.2	0.9	7.8	25	0.0	0.0	0.4	0.7	3.8	8	0.6	41	5	0
291	梨	75	32	90.0	0.4	0.1	2.0	7.3	0	0.0	0.0	0.1	0.0	3.9	11	0.0	41	1	0
292	梨(巴梨)	79	46	86.1	0.4	0.2	2.2	10.7	2	0.0	0.1	0.2	0.5	1.0	6	0.2	41	11	0
293	梨(冬果梨)	87	37	86.2	0.4	0.2	4.3	8.5	3	0.0	0.0	0.2	0.0	0.0	0	0.0	41	6	0
294	梨(鹅黄梨)	68	37	88.6	0.3	0.1	1.9	8.8	0	0.0	0.0	0.0	1.8	1.7	1	0.0	41	8	0
295	梨(早酥梨)	92	43	85.8	0.2	0.2	3.6	10.0	7	0.0	0.0	0.0	0.0	0.2	12	0.2	41	12	0
296	梨(红肖梨)	87	30	89.1	0.2	0.0	3.2	7.3	2	0.1	0.5	0.6	0.5	3.4	11	0.4	41	4	0
297	梨(鸭丰梨)	92	44	85.5	0.2	0.1	3.2	10.7	3	0.0	0.0	0.0	0.0	0.0	0	0.0	41	6	0
298	梨(京白梨)	79	54	85.3	0.2	0.5	1.4	12.3	0	0.0	0.0	0.2	0.1	0.7	7	0.3	41	3	0
299	梨(库尔勒梨)	91	28	85.9	0.1	0.1	6.7	6.7	5	0.0	0.0	0.0	0.0	3.7	22	1.2	41	0	0
300	梨(莱阳梨)	80	49	84.8	0.3	0.2	2.6	11.5	0	0.0	0.0	0.3	0.6	1.8	10	0.4	41	3	0
301	梨(矫山梨)	91	48	83.7	0.2	0.2	4.2	11.4	0	0.0	0.0	0.0	0.0	0.0	0	0.0	41	0	0
302	梨(马蹄黄梨)	74	47	86.8	0.3	0.1	1.3	11.2	0	0.0	0.0	0.0	1.8	3.3	2	0.1	41	10	0
303	梨(明月梨)	81	53	85.9	0.3	0.2	0.9	12.4	0	0.0	0.0	0.0	2.1	1.4	2	0.4	41	6	0
304	梨(木梨)	80	28	91.0	0.4	0.1	1.9	6.3	3	0.0	0.0	0.1	0.5	3.0	4	0.1	41	5	0
305	梨(苹果梨)	94	48	85.4	0.2	0.1	2.3	11.6	5	0.0	0.0	0.5	0.0	2.4	4	0.4	41	4	0
306	梨(软梨)	68	14	87.4	0.4	0.2	9.1	2.6	3	0.0	0.0	0.0	0.0	1.0	25	0.9	41	0	0

续表

序号	名称	可食部分	能量	水分	蛋白质	脂肪	膳食纤维	碳水化合物	维生素A	维生素B₁	维生素B₂	烟酸	维生素E	钠	钙	铁	类别	维生素C	胆固醇
307	梨(苏木梨)	88	48	85.6	0.6	0.3	2.5	10.6	0	0.0	0.0	0.4	0.0	0.0	0	0.0	41	5	0
308	梨(酥梨)	72	43	88.0	0.3	0.1	1.2	10.2	0	0.0	0.0	0.0	1.8	2.3	2	0.0	41	11	0
309	梨(酸梨)	85	26	89.6	0.1	0.1	3.7	6.1	0	0.0	0.2	0.8	1.3	8.5	12	0.6	41	14	0
310	梨(香梨)	89	46	85.8	0.3	0.1	2.7	10.9	12	0.0	0.0	0.1	0.0	0.8	6	0.4	41	0	0
311	梨(雪花梨)	86	41	88.8	0.2	0.1	0.8	9.8	17	0.0	0.0	0.3	0.2	0.6	5	0.3	41	4	0
312	梨(鸭梨)	82	43	88.3	0.2	0.2	1.1	10.0	2	0.0	0.0	0.2	0.3	1.5	4	0.9	41	4	0
313	梨(鸭广梨,广梨)	76	50	82.4	0.6	0.2	5.1	11.4	0	0.0	0.0	0.3	0.5	1.0	18	0.2	41	4	0
314	梨(安把梨)	74	35	87.7	0.5	1.3	4.9	5.3	0	0.0	0.1	0.1	0.0	5.3	5	0.2	41	4	0
315	梨(紫酥梨)	59	47	86.0	0.3	0.1	2.0	11.3	0	0.0	0.0	0.0	3.6	1.7	1	0.0	41	9	0
316	梨(冬果梨罐头)	100	47	83.6	0.3	0.0	4.5	11.4	0	0.0	0.0	0.0	2.0	2.0	16	1.4	41	0	0
317	梨(糖水梨罐头)	100	33	90.4	0.5	0.2	1.4	7.4	0	0.0	0.0	0.2	0.0	2.1	2	0.3	41	0	0
318	荔枝(鲜)	73	70	81.9	0.9	0.2	0.5	16.1	2	0.1	0.0	1.1	0.0	1.7	2	0.4	41	41	0
319	芒果(抹猛果,望果)	60	32	90.6	0.6	0.2	1.3	7.0	1342	0.0	0.0	0.3	1.2	2.8	0	0.2	41	23	0
320	面蛋	60	84	74.5	1.6	0.5	3.3	18.4	22	0.0	0.0	0.0	4.1	3.8	206	4.3	41	0	0
321	南瓜果脯	100	336	15.4	0.9	0.2	0.7	82.6	0	0.0	0.0	0.0	0.0	16.4	176	0.0	41	7	0
322	柠檬	66	35	91.0	1.1	1.2	1.3	4.9	0	0.1	0.0	0.6	1.1	1.1	101	0.8	41	22	0
323	柠檬汁	100	26	93.1	0.9	0.2	0.3	5.2	15	0.0	0.0	0.1	0.0	1.2	24	0.1	41	11	0
324	枇杷	62	39	89.3	0.8	0.2	0.8	8.5	117	0.0	0.0	0.3	0.2	4.0	17	1.1	41	8	0
325	苹果	76	52	85.9	0.2	0.2	1.2	12.3	3	0.1	0.0	0.2	2.1	1.6	4	0.6	41	4	0
326	苹果(伏苹果)	86	45	87.3	0.5	0.1	1.2	10.6	0	0.1	0.0	0.4	0.2	1.3	15	0.3	41	2	0
327	苹果(红星苹果)	85	57	85.0	0.4	0.1	0.8	13.5	2	0.0	0.0	0.0	0.2	2.3	2	0.2	41	1	0
328	苹果(黄元帅苹果)	80	55	84.6	0.2	0.3	1.8	12.9	15	0.0	0.0	0.1	0.2	0.6	5	0.3	41	4	0
329	苹果(国光苹果)	78	54	85.9	0.3	0.3	0.8	12.5	10	0.0	0.0	0.2	0.1	1.3	8	0.3	41	4	0
330	苹果(旱)	96	30	90.8	0.4	0.2	1.7	6.7	0	0.0	0.0	0.1	0.0	0.0	4	0.0	41	4	0
331	苹果(红富士苹果)	85	45	86.9	0.7	0.4	2.1	9.6	100	0.0	0.0	0.0	1.5	0.7	3	0.7	41	2	0
332	苹果(红香蕉苹果)	87	49	86.9	0.4	0.2	0.9	11.4	17	0.0	0.0	0.1	0.4	2.0	5	0.6	41	3	0
333	苹果(金元帅苹果)	78	50	86.2	0.2	0.1	1.1	12.2	15	0.1	0.0	0.1	0.6	1.7	2	0.2	41	4	0
334	苹果(黄香蕉苹果)	88	49	85.6	0.3	0.2	2.2	11.5	3	0.0	0.1	0.3	0.8	0.8	10	0.3	41	4	0

续表

序号	名称	可食部分	能量	水分	蛋白质	脂肪	膳食纤维	碳水化合物	维生素A	维生素B₁	维生素B₂	烟酸	维生素E	钠	钙	铁	类别	维生素C	胆固醇
335	苹果(香玉苹果)	69	59	83.4	0.5	0.1	1.7	14.0	10	0.0	0.0	0.0	0.8	2.6	3	0.3	41	6	0
336	苹果(印度苹果)	90	44	84.0	0.6	0.2	4.9	9.9	3	0.0	0.0	0.1	0.0	0.0	0	0.3	41	0	0
337	苹果(红元帅苹果)	84	59	84.9	0.2	0.4	0.6	13.7	7	0.0	0.0	0.2	0.0	0.7	2	0.3	41	3	0
338	苹果(祝光苹果)	86	46	86.7	0.4	0.1	1.5	11.0	2	0.1	0.0	0.0	0.1	1.7	3	0.3	41	2	0
339	苹果(青香蕉苹果)	80	49	86.3	0.3	0.1	1.3	11.8	3	0.0	0.0	0.2	0.4	1.3	9	0.2	41	3	0
340	苹果(秋里蒙苹果)	85	35	87.5	0.2	0.2	3.7	8.2	0	0.0	0.0	0.8	0.0	0.0	0	0.0	41	0	0
341	苹果(倭锦苹果)	86	50	85.8	0.2	0.2	1.7	11.9	8	0.0	0.0	0.2	0.0	0.6	4	0.6	41	1	0
342	苹果(红玉苹果)	84	43	84.7	0.2	0.2	4.7	10.0	2	0.0	0.0	0.5	0.0	0.0	0	0.0	41	0	0
343	苹果罐头	100	39	89.2	0.2	0.2	1.3	9.0	0	0.0	0.0	0.0	0.0	6.2	26	0.7	41	0	0
344	苹果酱	100	277	30.4	0.4	0.1	0.3	68.7	0	0.3	0.0	0.0	0.0	11.0	2	1.3	41	1	0
345	苹果脯	100	336	14.2	0.6	0.1	1.6	83.3	12	0.0	0.1	0.1	0.4	12.8	9	1.6	41	0	0
346	葡萄	86	43	88.7	0.5	0.2	0.4	9.9	8	0.0	0.0	0.2	0.7	1.3	5	0.4	41	25	0
347	葡萄(紫)	88	43	88.4	0.7	0.3	1.0	9.3	10	0.0	0.0	0.3	0.0	1.8	10	0.5	41	3	0
348	葡萄(红玫瑰)	96	37	88.5	0.4	0.2	2.2	8.5	0	0.0	0.0	0.0	1.7	1.5	17	0.3	41	5	0
349	葡萄(巨峰)	84	50	87.0	0.4	0.2	0.4	11.6	5	0.0	0.0	0.1	0.3	2.0	7	0.6	41	4	0
350	葡萄(马奶子)	84	40	89.6	0.5	0.4	0.4	8.7	8	0.0	0.0	0.8	0.0	0.0	0	0.0	41	0	0
351	葡萄(玫瑰香)	86	50	86.9	0.4	0.4	1.0	11.1	3	0.0	0.0	0.2	0.9	2.4	8	0.1	41	4	0
352	葡萄干	100	341	11.6	2.5	0.4	1.6	81.8	0	0.1	0.3	0.0	0.0	19.1	52	9.1	41	5	0
353	青梅果脯	100	308	20.0	1.2	0.6	2.9	74.5	2	0.0	0.0	0.1	88.0	222.8	106	4.0	41	4	0
354	人参果	88	80	77.1	0.6	0.7	3.5	17.7	8	0.0	0.3	0.3	0.0	7.1	13	0.2	41	12	0
355	桑葚	100	49	82.8	1.7	0.4	4.1	9.7	5	0.0	0.1	0.0	9.9	2.0	37	0.4	41	0	0
356	桑葚(干)	100	239	10.7	21.1	6.1	29.3	24.9	0	0.3	0.6	4.8	32.7	28.1	622	42.5	41	7	0
357	柿	87	71	80.6	0.4	0.1	1.4	17.1	20	0.0	0.0	0.3	1.1	0.8	9	0.2	41	30	0
358	柿(磨盘)	98	76	79.4	0.7	0.1	1.5	18.1	17	0.0	0.0	0.2	1.3	4.7	5	0.2	41	10	0
359	柿(荷柿)	98	57	81.7	0.6	0.2	3.8	13.3	73	0.0	0.0	0.3	3.0	1.1	9	0.2	41	11	0
360	柿饼	97	250	33.8	1.8	0.2	2.6	60.2	48	0.0	0.0	0.5	0.6	6.4	54	2.7	41	0	0
361	石榴(红粉皮石榴)	57	64	78.7	1.3	0.1	4.9	14.5	0	0.1	0.0	0.0	3.7	0.8	16	0.2	41	13	0
362	石榴(玛瑙石榴)	60	63	79.2	1.6	0.2	4.7	13.7	0	0.1	0.1	0.0	2.3	0.7	6	0.4	41	5	0

续表

序号	名称	可食部分	能量	水分	蛋白质	脂肪	膳食纤维	碳水化物	维生素A	维生素B$_1$	维生素B$_2$	烟酸	维生素E	钠	钙	铁	类别	维生素C	胆固醇
363	石榴(青皮石榴)	55	61	79.5	1.2	0.2	4.9	13.6	0	0.1	0.0	0.0	4.5	1.3	6	0.2	41	8	0
364	酸刺	16	107	70.7	2.8	0.3	2.2	23.3	25	0.0	0.0	0.2	1.5	8.3	105	11.7	41	74	0
365	酸枣棘	52	278	18.3	3.5	1.5	10.6	62.7	0	0.0	0.0	0.9	0.0	3.8	435	6.6	41	0	0
366	桃	86	48	86.4	0.9	0.1	1.3	10.9	3	0.0	0.0	0.7	1.5	5.7	6	0.8	41	7	0
367	桃(白粉桃)	93	24	92.7	1.3	0.1	0.9	4.6	0	0.0	0.0	0.2	0.0	0.0	6	0.0	41	9	0
368	桃(高山白桃)	69	40	88.5	0.7	0.2	1.3	8.8	3	0.0	0.0	0.0	1.0	0.7	7	0.8	41	10	0
369	桃(旱久保)	89	46	87.3	0.9	0.1	0.8	10.5	2	0.0	0.0	0.8	0.5	1.8	12	0.2	41	10	0
370	桃(黄桃)	93	54	85.2	0.5	0.1	1.2	12.8	15	0.0	0.0	0.3	0.9	0.0	0	0.0	41	9	0
371	桃(金红桃)	88	26	92.2	0.7	0.1	1.0	5.6	0	0.0	0.0	0.2	0.0	0.0	0	0.0	41	9	0
372	桃(久保桃)	94	41	89.0	0.6	0.1	0.6	9.4	0	0.0	0.0	1.2	1.1	2.0	10	0.4	41	8	0
373	桃(蒲桃)	69	33	88.7	0.5	0.2	2.8	7.4	0	0.0	0.0	0.1	0.7	1.0	4	0.3	41	25	0
374	桃(蜜桃)	88	41	88.7	0.9	0.2	0.8	9.0	2	0.0	0.0	1.0	1.0	2.9	10	0.5	41	4	0
375	桃(晚,黄)	75	39	89.0	0.7	0.2	1.0	8.6	3	0.1	0.0	0.0	0.2	0.5	6	0.3	41	11	0
376	桃(庆丰)	93	44	88.8	0.6	0.1	0.0	10.1	0	0.0	0.2	0.1	0.8	2.1	0	0.3	41	0	0
377	桃(五月鲜)	93	42	89.4	0.4	0.1	0.4	10.0	0	0.0	0.3	0.0	0.7	0.0	7	0.3	41	0	0
378	桃(旱,黄)	73	38	89.0	0.4	0.1	1.1	9.0	10	0.1	0.0	0.0	0.7	1.3	4	0.4	41	12	0
379	桃(糖水罐头)	100	58	84.9	0.3	0.0	0.4	14.3	0	0.0	0.0	0.2	0.8	28.0	16	0.4	41	0	0
380	桃酱	100	273	31.2	0.4	0.2	0.5	67.5	0	0.0	0.0	0.5	0.4	14.2	5	1.3	41	3	0
381	桃脯	100	310	19.2	1.4	0.4	2.4	75.2	8	0.0	0.1	0.8	6.3	243.0	96	10.4	41	6	0
382	无花果	100	59	81.3	1.5	0.1	3.0	13.0	5	0.0	0.0	0.1	1.8	5.5	67	0.1	41	2	0
383	香蕉	59	91	75.8	1.4	0.2	1.2	20.8	10	0.0	0.0	0.7	0.2	0.8	7	0.4	41	8	0
384	西瓜脯	100	305	18.7	0.7	0.2	2.0	75.5	3	0.0	0.0	0.4	0.0	529.3	253	11.0	41	13	0
385	杏	91	36	89.4	0.9	0.1	1.3	7.8	75	0.0	0.0	0.6	0.9	2.3	14	0.6	41	4	0
386	杏(李子杏)	92	35	89.9	1.0	0.1	1.1	7.5	13	0.0	0.0	0.5	0.0	1.5	3	0.2	41	16	0
387	杏干	25	330	8.8	2.7	0.4	4.4	78.8	102	0.0	0.0	1.2	0.0	40.4	147	0.3	41	0	0
388	杏酱	100	286	28.3	0.2	0.3	0.4	70.5	5	0.1	0.1	0.2	0.3	5.0	6	0.4	41	1	0
389	杏脯	100	329	15.3	0.8	0.6	1.8	80.2	157	0.0	0.1	0.6	0.6	213.3	68	4.8	41	6	0
390	杏脯(李广杏)	100	284	23.7	2.8	0.3	4.6	67.5	80	0.0	0.0	1.5	0.0	146.5	397	12.3	41	8	0

续表

序号	名称	可食部分	能量	水分	蛋白质	脂肪	膳食纤维	碳水化合物	维生素A	维生素B$_1$	维生素B$_2$	烟酸	维生素E	钠	钙	铁	类别	维生素C	胆固醇
391	杏子罐头	100	37	89.2	0.6	0.2	1.4	8.3	72	0.0	0.0	0.0	1.3	22.3	6	2.1	41	0	0
392	杨梅（树梅，山杨梅）	82	28	92.0	0.8	0.2	1.0	5.7	7	0.0	0.1	0.3	0.8	0.7	14	1.0	41	9	0
393	桃（杨桃）	88	29	91.4	0.6	0.2	1.2	6.2	3	0.0	0.0	0.7	0.0	1.4	4	0.4	41	7	0
394	椰子	33	231	51.8	4.0	12.1	4.7	26.6	0	0.0	0.0	0.5	0.0	55.6	2	1.8	41	6	0
395	樱桃（野，白刺）	23	288	18.8	11.4	3.9	7.9	51.9	0	0.1	0.2	3.5	0.0	98.5	59	11.4	41	0	0
396	樱桃	80	46	88.0	1.1	0.2	0.3	9.9	35	0.0	0.0	0.6	2.2	8.0	11	0.4	41	10	0
397	柚（文旦）	69	41	89.0	0.8	0.2	0.4	9.1	2	0.0	0.0	0.3	0.0	3.0	4	0.3	41	23	0
398	余甘子（油甘子）	80	38	86.6	0.3	0.1	3.4	9.0	8	0.0	0.0	0.5	0.0	0.0	6	0.2	41	62	0
399	枣（鲜）	87	122	67.4	1.1	0.3	1.9	28.6	40	0.1	0.0	0.9	0.8	1.2	22	1.2	41	243	0
400	枣（干）	80	264	26.9	3.2	0.5	6.2	61.6	2	0.0	0.2	0.9	3.0	6.2	64	2.3	41	14	0
401	枣（干，大）	88	298	14.5	2.1	0.4	9.5	71.6	0	0.1	0.2	1.6	0.0	8.3	54	2.1	41	7	0
402	枣（金丝小枣）	81	322	19.3	1.2	1.1	0.0	76.7	0	0.0	0.5	0.4	1.3	7.4	23	1.5	41	0	0
403	枣（酒枣）	91	145	61.7	1.6	0.2	1.4	34.3	5	0.1	0.0	0.4	0.0	0.8	75	1.4	41	0	0
404	枣（蜜枣，无核）	100	320	16.6	1.0	0.1	3.0	78.9	5	0.0	0.1	0.4	0.3	15.8	24	2.4	41	104	0
405	枣（蜜枣）	100	321	13.4	1.3	0.2	5.8	78.6	0	0.0	0.1	0.4	0.0	25.1	59	3.5	41	55	0
406	枣（密云小枣）	92	214	38.7	3.9	0.8	7.3	47.9	0	0.1	0.0	0.9	0.0	9.3	80	2.7	41	0	0
407	枣（沙枣）	41	200	30.5	5.9	0.8	18.4	42.4	0	0.0	0.1	0.0	0.0	0.0	0	0.0	41	0	0
408	枣（乌枣）	59	228	32.6	3.7	0.5	9.2	52.2	0	0.1	0.1	1.1	1.2	1.2	42	3.7	41	6	0
409	猕猴桃（中华猕猴桃，羊桃）	83	56	83.4	0.8	0.6	2.6	11.9	22	0.0	0.0	0.3	2.4	10.0	27	1.2	41	62	0
410	白果	100	355	9.9	13.2	1.3	0.0	72.6	0	0.0	0.0	0.0	0.7	17.5	54	0.2	42	0	0
411	白果（干，银杏）	67	355	9.9	13.2	1.3	0.0	72.6	0	0.0	0.1	0.0	24.7	17.5	54	0.2	42	0	0
412	核桃（干，胡桃）	43	627	5.2	14.9	58.8	9.5	9.6	5	0.2	0.1	0.9	43.2	6.4	56	2.7	42	1	0
413	核桃（鲜）	43	327	49.8	12.8	29.9	4.3	1.8	0	0.1	0.1	1.4	41.2	0.0	0	0.0	42	10	0
414	花生（生，落花生，长生果）	53	298	48.3	12.1	25.4	7.7	5.2	2	0.0	0.0	14.1	2.9	3.7	8	3.4	42	14	0
415	花生（炒）	71	589	4.1	21.9	48.0	6.3	17.3	10	0.1	0.1	18.9	12.9	34.8	47	1.5	42	0	0
416	肠（茶肠）	100	329	52.4	9.0	29.6	0.0	6.7	0	0.1	0.1	3.1	0.2	723.2	2	2.1	51	0	72
417	肠（大腊肠）	100	267	54.9	12.9	20.1	0.0	8.6	0	0.7	0.1	10.0	0.0	1099.1	24	1.5	51	0	0
418	肠（大肉肠）	100	272	57.0	12.0	22.9	0.0	4.6	0	0.2	0.1	7.4	0.0	1370.4	67	3.1	51	0	72

续表

序号	名称	可食部分	能量	水分	蛋白质	脂肪	膳食纤维	碳水化合物	维生素A	维生素B₁	维生素B₂	烟酸	维生素E	钠	钙	铁	类别	维生素C	胆固醇
419	肠（蛋清肠）	100	278	55.1	12.5	22.8	0.0	5.8	20	0.6	0.1	10.7	0.0	1143.2	26	2.2	51	0	61
420	肠（儿童肠）	100	290	49.8	13.1	19.6	0.0	15.3	0	0.3	0.1	3.0	1.1	0.0	12	3.2	51	0	61
421	肠（风干肠）	100	283	55.8	12.4	23.3	0.0	5.9	0	0.1	0.1	12.6	0.0	618.0	18	3.5	51	0	47
422	肠（广东香肠）	100	433	33.5	18.0	37.3	0.0	6.4	0	0.4	0.1	5.7	0.0	1477.9	5	2.8	51	0	94
423	肠（红果肠）	100	260	51.4	10.2	15.3	0.0	20.3	5	0.1	0.1	11.3	0.4	781.3	22	4.7	51	0	23
424	肠（火腿肠）	100	212	57.4	14.0	10.4	0.0	15.6	0	0.3	0.4	2.3	0.7	771.2	9	4.5	51	0	57
425	肠（腊肠）	100	584	8.4	22.0	48.3	0.0	15.3	0	0.0	0.1	3.8	0.0	1420.0	24	3.2	51	0	88
426	肠（松江肠）	100	402	30.4	12.3	26.5	0.0	28.5	10	0.2	0.1	3.1	0.1	759.0	5	2.8	51	0	38
427	肠（蒜肠）	100	297	52.5	7.5	25.4	0.0	9.5	5	0.1	0.2	1.0	0.3	561.5	13	1.9	51	0	51
428	肠（午餐肠）	100	261	52.4	2.9	16.6	0.0	24.9	65	0.1	0.7	0.4	0.2	552.8	2	4.7	51	0	47
429	肠（香肠）	100	508	19.2	24.1	40.7	0.0	11.2	0	0.5	0.1	4.4	1.0	2309.2	14	5.8	51	0	82
430	肠（小红肠）	100	280	56.2	11.8	23.2	0.0	6.0	158	0.3	0.1	2.6	0.2	682.2	10	2.2	51	0	72
431	肠（小泥肠）	100	295	56.4	11.3	26.3	0.0	3.2	0	0.2	0.1	13.4	0.0	648.2	20	1.1	51	0	59
432	肠（猪肉香肠，罐头）	100	290	60.7	7.9	28.1	0.0	1.3	0	0.2	0.2	1.9	0.9	874.3	6	0.6	51	0	0
433	叉烧肉	100	279	49.2	23.8	16.9	0.0	7.9	16	0.7	0.2	7.0	0.7	818.8	8	2.6	51	0	68
434	方腿	100	117	73.9	16.2	5.0	0.0	1.9	0	0.5	0.2	17.4	0.2	424.5	1	3.0	51	0	45
435	宫爆肉丁（罐头）	100	336	44.5	17.7	27.6	0.0	4.2	31	0.4	0.1	10.4	1.5	471.9	47	2.0	51	0	62
436	狗肉	80	116	76.0	16.8	4.6	0.0	1.8	157	0.3	0.2	3.5	1.4	47.4	52	2.9	51	0	62
437	火腿后坐（火腿）	100	330	47.9	16.0	27.4	0.0	4.9	46	0.3	0.1	8.6	0.8	1086.7	3	2.2	51	0	120
438	火腿（金华火腿）	100	318	48.7	16.4	28.0	0.0	0.0	20	0.5	0.2	4.8	0.2	233.4	9	2.1	51	0	98
439	火腿（熟）	100	529	24.6	12.4	50.4	0.0	6.4	0	0.2	0.0	0.0	0.0	0.0	0	0.0	51	0	166
440	酱驴肉	100	246	50.7	31.4	11.9	0.0	3.2	11	0.1	0.2	4.4	1.3	869.2	20	4.0	51	0	116
441	酱牛肉	100	246	50.7	31.4	11.9	0.0	3.2	11	0.1	0.2	4.4	1.3	869.2	20	4.0	51	0	76
442	酱羊肉	100	272	45.7	25.4	13.7	0.0	11.8	0	0.1	0.1	8.3	1.3	937.8	43	4.1	51	0	92
443	酱汁肉	96	549	24.0	15.5	50.4	0.0	8.4	4	0.1	0.1	2.5	0.5	257.4	9	1.5	51	0	92
444	腊肉（培根）	100	181	63.1	22.3	9.0	0.0	2.6	0	0.9	0.1	4.5	0.1	51.2	2	2.4	51	0	46
445	腊肉（生）	100	498	31.1	11.8	48.8	0.0	2.9	96	0.0	0.0	0.0	6.2	763.9	22	7.5	51	0	123
446	腊肉（熟）	100	587	10.9	13.2	48.9	0.0	23.6	0	0.2	0.0	0.0	0.0	0.0	0	0.0	51	0	135

续表

序号	名称	可食部分	能量	水分	蛋白质	脂肪	膳食纤维	碳水化合物	维生素A	维生素B₁	维生素B₂	烟酸	维生素E	钠	钙	铁	类别	维生素C	胆固醇
447	腊羊肉	100	246	47.8	26.1	10.6	0.0	11.5	0	0.0	0.5	3.4	7.3	8991.6	14	6.6	51	0	100
448	驴鞭(生)	100	143	60.4	29.7	0.8	0.0	4.3	0	0.0	0.0	0.0	0.6	698.1	51	6.8	51	0	186
449	驴鞭(熟,金钱肉)	100	186	51.8	39.0	2.3	0.0	2.3	0	0.1	0.0	0.0	0.0	0.0	0	0.0	51	0	356
450	骆驼蹄	100	116	72.2	25.6	1.4	0.0	0.2	9	0.0	0.0	0.0	0.0	210.3	36	4.0	51	0	55
451	骆驼掌	100	310	21.9	72.8	2.0	0.0	0.3	26	0.0	0.2	2.5	0.0	170.6	152	0.3	51	0	360
452	驴肉(瘦)	100	116	73.8	21.5	3.2	0.0	0.4	72	0.0	0.1	2.5	2.8	46.9	2	4.3	51	0	74
453	驴肉(熟)	100	251	57.7	32.3	13.5	0.0	0.0	25	0.0	0.1	0.0	0.4	207.4	13	8.3	51	0	0
454	卤猪杂	100	186	57.5	24.6	4.8	0.0	11.0	0	0.1	0.1	2.2	0.0	881.4	14	3.0	51	0	208
455	马肉	100	122	74.1	20.1	4.6	0.0	0.1	28	0.1	0.3	2.2	1.4	115.8	5	5.1	51	0	84
456	马心	100	104	76.3	18.9	2.7	0.0	1.0	32	0.2	0.3	2.9	2.0	66.2	25	11.9	51	0	119
457	牛大肠	100	66	85.9	11.0	2.3	0.0	0.4	0	0.0	0.1	1.2	0.0	28.0	12	2.0	51	0	124
458	牛肚	100	72	83.4	14.5	1.6	0.0	0.0	2	0.0	0.1	2.5	0.5	60.6	40	1.8	51	0	104
459	牛肺	100	94	78.6	16.5	2.5	0.0	1.5	12	0.0	0.2	3.4	0.3	154.8	8	11.7	51	0	306
460	牛肝	100	139	68.7	19.8	3.9	0.0	6.2	20220	0.2	1.3	11.9	0.1	45.0	4	6.6	51	0	297
461	牛脑	100	149	75.1	12.5	11.0	0.0	0.1	0	0.2	0.3	4.0	0.0	185.6	583	4.7	51	0	2447
462	牛肉(肥瘦)	100	190	68.1	18.1	13.4	0.0	0.0	0	0.1	0.1	7.4	0.2	57.4	8	3.2	51	0	84
463	牛肉(五花,肋条)	100	123	75.1	18.6	5.4	0.0	0.0	7	0.1	0.1	3.1	0.4	66.6	19	2.7	51	0	84
464	牛肉(后腿)	100	98	77.1	19.8	2.0	0.0	0.1	2	0.0	0.2	5.7	0.8	30.6	7	2.1	51	0	58
465	牛肉(后键)	94	93	78.1	18.0	1.8	0.0	1.1	3	0.0	0.2	3.7	0.7	70.6	6	2.3	51	0	58
466	牛肉(前健)	95	100	76.6	18.4	2.1	0.0	1.8	2	0.0	0.2	4.1	0.4	61.2	6	3.0	51	0	58
467	牛肉(前腿)	100	95	78.0	15.7	2.4	0.0	2.7	2	0.0	0.2	3.9	0.7	54.6	7	1.6	51	0	58
468	牛肉(前瘦)	100	106	75.2	20.2	2.3	0.0	1.2	6	0.1	0.1	6.3	0.3	53.6	9	2.8	51	0	58
469	牛肉干	100	550	9.3	45.6	40.0	0.0	1.9	0	0.1	0.3	15.2	0.0	412.4	43	15.6	51	0	120
470	牛肉松	100	445	2.7	8.2	15.7	0.0	67.7	90	0.0	0.1	0.9	18.2	1945.7	76	4.6	51	0	169
471	牛舌	100	196	66.7	17.0	13.3	0.0	2.0	8	0.1	0.2	3.6	0.6	58.4	6	3.1	51	0	92
472	牛肾	89	94	78.3	15.6	2.4	0.0	2.6	88	0.2	0.9	7.7	0.2	180.8	8	9.4	51	0	295
473	牛蹄筋	100	151	62.0	38.4	0.5	0.0	0.0	0	0.1	0.1	0.7	0.0	153.6	5	3.2	51	0	0
474	牛蹄筋(熟)	100	147	64.0	35.2	0.6	0.0	0.1	0	0.0	0.0	0.0	0.0	99.3	13	1.7	51	0	51

续表

序号	名称	可食部分	能量	水分	蛋白质	脂肪	膳食纤维	碳水化合物	维生素A	维生素B₁	维生素B₂	烟酸	维生素E	钠	钙	铁	类别	维生素C	胆固醇
475	牛心	100	106	77.2	15.4	3.5	0.0	3.1	17	0.3	0.4	6.8	0.2	47.9	4	5.9	51	0	115
476	牛血	100	52	86.1	12.6	0.0	0.0	0.5	0	0.0	0.0	0.0	0.0	0.0	12	0.0	51	0	71
477	兔肉	100	102	76.2	19.7	2.2	0.0	0.9	212	0.1	0.1	5.8	0.4	45.1	23	2.0	51	0	59
478	兔肉(野)	100	84	80.6	16.6	2.0	0.0	0.0	0	0.2	0.0	0.0	0.0	88.3	66	7.4	51	0	0
479	煨牛肉(罐头)	100	166	70.1	16.7	11.0	0.0	0.1	4	0.0	0.1	6.5	1.2	609.4	36	2.7	51	0	84
480	午餐肚	100	181	50.5	9.3	0.5	0.0	34.7	0	0.0	0.3	0.1	0.3	294.4	57	4.7	51	0	0
481	午餐肉	100	229	59.9	9.4	15.9	0.0	12.0	20	0.2	0.1	11.1	0.0	981.9	10	0.0	51	0	56
482	咸肉	100	385	40.4	16.5	36.0	0.0	0.0	6	0.8	0.2	3.5	0.1	195.6	8	2.6	51	0	72
483	小肚	100	225	57.8	7.2	14.2	0.0	17.2	0	0.1	0.0	0.8	0.2	872.1	25	3.6	51	0	51
484	羊大肠	100	70	84.7	13.4	2.4	0.0	0.0	23	0.0	0.1	1.8	0.0	79.0	38	1.9	51	0	150
485	羊肚	100	87	81.7	12.2	3.4	0.0	1.8	0	0.0	0.2	1.8	0.3	66.0	12	1.4	51	0	124
486	羊肺	100	96	77.7	16.2	2.4	0.0	2.5	0	0.1	0.1	1.1	1.4	146.2	8	7.8	51	0	319
487	羊肝	100	134	69.7	17.9	3.6	0.0	7.4	20972	0.2	1.8	22.1	29.9	123.0	0	7.5	51	0	349
488	羊肝(青羊)	100	143	69.5	23.2	5.0	0.0	1.2	0	0.0	0.0	0.0	0.0	0.0	61	0.0	51	0	349
489	羊脑	100	142	76.3	11.3	10.7	0.0	0.1	0	0.2	0.3	3.5	0.0	151.8	6	0.0	51	0	2004
490	羊肉(肥,瘦)	90	198	66.9	19.0	14.1	0.0	0.0	22	0.1	0.1	4.5	0.3	80.6	9	2.3	51	0	92
491	羊肉(瘦)	90	118	74.2	20.5	3.9	0.0	0.2	11	0.2	0.2	5.2	0.3	69.4	135	3.9	51	0	60
492	羊肉(冻,山羊)	100	293	56.4	8.7	24.5	0.0	9.4	0	0.1	0.1	4.7	0.0	160.6	17	13.7	51	0	148
493	羊肉(冻,绵羊)	100	285	58.4	12.6	24.4	0.0	3.8	0	0.0	0.1	4.4	0.0	122.2	11	5.2	51	0	148
494	羊肉(后腿)	77	102	78.8	15.5	4.0	0.0	0.9	8	0.0	0.3	4.8	0.4	90.6	14	1.7	51	0	60
495	羊肉(里脊)	100	94	78.1	17.1	2.0	0.0	2.0	6	0.1	0.3	5.2	0.5	92.1	15	1.7	51	0	60
496	羊肉(颈,羊脖)	74	109	79.1	20.9	2.8	0.0	0.0	7	0.1	0.3	3.9	0.4	79.1	12	2.1	51	0	71
497	羊肉(前腿)	71	111	78.3	19.7	3.6	0.0	0.0	11	0.1	0.2	4.8	0.5	92.0	9	1.5	51	0	60
498	羊肉(青羊)	100	99	75.3	21.3	1.1	0.0	1.0	0	0.0	0.1	5.6	0.0	41.7	13	4.5	51	0	60
499	羊肉(熟)	100	215	61.7	23.2	13.8	0.0	0.0	18	0.2	0.2	3.7	0.3	408.0	12	1.9	51	0	88
500	羊肉(胸脯,腰窝)	81	109	77.6	17.2	4.5	0.0	0.0	16	0.0	0.2	4.0	0.4	81.9	38	2.3	51	0	60
501	羊肉串(炸)	100	217	57.4	18.3	11.5	0.0	10.0	40	0.0	0.4	4.7	6.6	580.8	52	4.2	51	0	93
502	羊肉串(电烤)	100	234	52.8	26.4	11.6	0.0	6.0	42	0.0	0.3	5.8	1.8	796.3	52	6.7	51	0	109

续表

序号	名称	可食部分	能量	水分	蛋白质	脂肪	膳食纤维	碳水化合物	维生素A	维生素B₁	维生素B₂	烟酸	维生素E	钠	钙	铁	类别	维生素C	胆固醇
503	羊肉干(绵羊)	100	588	9.1	28.2	46.7	0.0	13.7	0	0.1	0.3	10.6	0.0	184.0	77	10.1	51	0	166
504	羊舌	100	225	60.9	19.4	14.2	0.0	4.8	0	0.0	0.2	3.0	0.0	0.0	9	0.0	51	0	148
505	羊肾	100	90	79.2	16.7	2.5	0.0	0.1	152	0.3	1.8	8.8	0.0	195.2	9	5.2	51	0	289
506	羊肾(青羊)	100	166	71.8	15.9	11.3	0.0	0.1	0	0.0	0.0	0.0	0.0	0.0	16	0.0	51	0	289
507	羊蹄筋(生)	100	177	62.8	38.8	2.4	0.0	0.0	0	0.0	0.1	1.2	0.0	149.7	16	3.1	51	0	58
508	羊心	100	113	77.7	13.8	5.5	0.0	2.0	16	0.3	0.4	5.6	1.8	100.8	10	4.0	51	0	104
509	羊心(青羊)	100	86	79.8	17.0	1.9	0.0	0.2	0	0.0	0.0	0.0	0.0	0.0	0	0.0	51	0	104
510	羊血	100	57	85.0	6.8	0.2	0.0	6.9	0	0.0	0.1	0.2	0.0	0.0	0	0.0	51	0	92
511	圆腿	100	138	70.9	18.4	6.5	0.0	1.6	1	0.6	0.1	20.4	0.2	373.4	3	1.4	51	0	54
512	珍珠里脊丝(罐头)	100	215	63.6	6.7	17.3	0.0	8.1	0	0.1	0.0	5.4	0.7	572.3	34	1.4	51	0	120
513	猪大肠	100	191	74.8	6.9	18.7	0.0	0.0	7	0.1	0.1	1.9	0.5	116.3	10	1.0	51	0	137
514	猪胆肝	100	336	16.3	44.2	6.4	0.0	25.3	3582	0.4	2.5	11.0	0.0	3625.0	12	181.3	51	0	1017
515	猪大排	68	264	58.8	18.3	20.4	0.0	1.7	12	0.8	0.2	5.3	0.1	44.5	8	0.8	51	0	165
516	猪肚	96	110	78.2	15.2	5.1	0.0	0.7	3	0.1	0.2	3.7	0.3	75.1	11	2.4	51	0	165
517	猪耳	100	190	69.4	22.5	11.1	0.0	0.0	0	0.1	0.1	3.5	0.9	68.2	6	1.3	51	0	92
518	猪肺	97	84	83.1	12.2	3.9	0.0	0.1	10	0.0	0.2	1.8	0.4	81.4	6	5.3	51	0	290
519	猪肝	99	129	70.7	19.3	3.5	0.0	5.0	4972	0.2	2.1	15.0	0.9	68.6	6	22.6	51	0	288
520	猪肝(卤煮)	100	203	56.4	26.4	8.3	0.0	5.6	37	0.4	0.4	0.0	0.1	674.7	68	2.0	51	0	469
521	猪脑	100	131	78.0	10.8	9.8	0.0	0.0	0	0.2	0.2	2.8	1.0	130.7	30	1.9	51	0	2571
522	猪脾	100	94	79.4	13.2	3.2	0.0	3.1	0	0.1	0.3	0.6	0.3	26.1	1	11.3	51	0	461
523	猪肉(脖子,猪脖)	90	576	35.8	8.0	60.5	0.0	0.0	18	0.2	0.1	1.7	0.6	54.0	4	1.2	51	0	94
524	猪肉(肥)	100	816	8.8	2.4	90.4	0.0	0.0	29	0.1	0.1	0.9	0.2	19.5	3	1.0	51	0	109
525	猪肉(肥,瘦)	100	395	46.8	13.2	37.0	0.0	2.4	0	0.2	0.2	3.5	0.5	59.4	6	1.6	51	0	80
526	猪肉(后臀尖)	97	331	55.1	14.6	30.8	0.0	0.0	16	0.3	0.1	2.8	0.9	57.5	5	1.0	51	0	0
527	猪肉(后肘膀,后肘)	73	320	57.6	17.0	28.0	0.0	0.0	8	0.4	0.2	2.6	0.5	76.8	6	1.0	51	0	79
528	猪肉(脊背,里脊)	100	155	70.3	20.2	7.9	0.0	0.7	5	0.5	0.1	5.2	0.6	43.2	6	1.5	51	0	81
529	猪肉(肋条肉)	96	568	34.0	9.3	59.0	0.0	0.0	10	0.1	0.0	2.4	0.1	80.0	6	1.0	51	0	98
530	猪肉(奶脯,软五花)	85	349	56.8	7.7	35.3	0.0	0.0	39	0.1	0.1	2.0	0.5	36.7	5	0.8	51	0	98

续表

序号	名称	可食部分	能量	水分	蛋白质	脂肪	膳食纤维	碳水化物	维生素A	维生素B$_1$	维生素B$_2$	烟酸	维生素E	钠	钙	铁	类别	维生素C	胆固醇
531	猪肉(奶面,硬五花,猪排骨肉)	79	339	53.0	13.6	30.6	0.0	2.2	10	0.4	0.2	3.1	0.2	52.0	6	1.3	51	0	79
532	猪肉(前蹄膀,前肘)	67	338	54.3	15.1	31.5	0.0	0.0	13	0.2	0.1	2.0	0.7	66.1	5	1.2	51	0	79
533	猪肉(清蒸)	100	118	71.4	18.4	13.8	0.0	0.0	0	0.1	0.1	2.8	0.0	210.6	4	3.4	51	0	62
534	猪肉(腿)	100	190	67.6	17.9	12.8	0.0	0.8	3	0.5	0.2	4.9	0.3	63.0	6	0.9	51	0	79
535	猪肉(瘦)	100	143	71.0	20.3	6.2	0.0	1.5	44	0.5	0.1	5.3	0.3	57.5	6	3.0	51	0	81
536	猪肉松	100	396	9.4	23.4	11.5	0.0	49.7	44	0.0	0.1	3.3	10.0	469.0	41	6.4	51	0	111
537	猪肉松(福建式肉松)	100	493	3.6	25.1	26.0	0.0	39.7	0	0.0	0.2	2.7	0.8	1419.9	3	7.7	51	0	111
538	猪肉松(老年保健肉松)	100	451	5.1	35.8	20.5	0.0	30.9	0	0.2	0.2	3.6	15.1	2301.7	33	3.0	51	0	111
539	猪肉松(太仓肉松)	100	229	24.4	38.6	8.3	0.0	21.6	0	0.1	0.2	2.9	0.4	1880.0	53	8.2	51	0	111
540	猪舌(口条)	94	233	63.7	15.7	18.1	0.0	1.7	15	0.1	0.3	4.6	0.7	79.4	13	2.8	51	0	158
541	猪肾(猪腰子)	93	96	78.8	15.4	3.2	0.0	1.4	41	0.3	1.1	8.0	0.3	134.2	12	6.1	51	0	354
542	猪蹄(爪尖)	60	266	58.2	22.6	20.0	0.0	3.0	0.051	0.1	1.5	0.0	101.0	33.0	1.1	0.0	51	0	192
543	猪蹄(爪尖)	60	266	58.2	22.6	20.0	0.0	3.0	3	0.1	0.1	1.5	0.0	101.0	33	1.1	51	0	192
544	猪蹄(熟,爪尖)	43	260	55.8	23.6	17.0	0.0	3.2	0	0.1	0.0	2.8	0.0	363.2	32	2.4	51	0	86
545	猪蹄筋	100	156	62.4	35.3	1.4	0.0	0.5	0	0.0	0.1	2.9	0.1	178.0	15	2.2	51	0	79
546	猪头皮	100	499	30.6	11.8	44.6	0.0	12.7	6	0.1	0.1	0.0	0.2	72.4	13	1.7	51	0	304
547	猪小肠	100	65	85.4	10.0	2.0	0.0	1.7	5	0.1	0.1	3.1	0.1	204.8	7	2.0	51	0	183
548	猪小排(排骨)	72	278	58.1	16.7	23.1	0.0	0.7	13	0.3	0.2	4.5	0.1	62.6	14	1.4	51	0	146
549	猪心	97	119	76.0	16.6	5.3	0.0	1.1	0	0.2	0.5	6.8	0.7	71.2	12	4.3	51	0	151
550	猪血	100	55	85.8	12.2	0.3	0.0	0.9	0	0.0	0.0	0.3	0.2	56.0	4	8.7	51	0	51
551	猪肘棒	67	248	55.5	16.5	16.0	0.0	9.4	0	0.1	0.1	6.6	0.0	80.0	19	1.5	51	0	65
552	猪肘棒(熟)	72	314	49.5	21.3	24.5	0.0	2.1	0	0.1	0.1	3.8	0.0	753.9	55	1.6	51	0	108
553	鹌鹑	58	110	75.1	20.2	3.1	0.0	0.2	40	0.3	0.3	6.3	0.4	48.4	48	2.3	52	0	157
554	扒鸡	66	215	56.5	29.6	11.0	0.0	0.0	32	0.2	0.2	9.2	0.0	1000.7	31	2.9	52	0	211
555	斑鸠肉(麒麟鸟)	100	171	66.8	21.4	8.5	0.0	2.2	36	0.0	0.0	0.0	0.0	0.0	0	0.0	52	0	125
556	北京烤鸭	80	436	38.2	16.6	38.4	0.0	6.0	42	0.3	0.3	4.5	1.0	83.0	35	2.4	52	0	91
557	鹅	63	245	62.9	17.9	19.9	0.0	0.0	0	0.3	0.2	4.9	0.2	58.8	4	3.8	52	0	74
558	鹅肝	100	129	70.7	15.2	3.4	0.0	9.3	6100	0.3	0.3	0.0	5.3	70.2	2	7.8	52	0	285

续表

序号	名称	可食部分	能量	水分	蛋白质	脂肪	膳食纤维	碳水化合物	维生素A	维生素B_1	维生素B_2	烟酸	维生素E	钠	钙	铁	类别	维生素C	胆固醇
559	鹅肫	100	100	76.3	19.6	1.9	0.0	1.1	51	0.1	0.1	0.0	0.0	58.2	2	4.7	52	0	153
560	鸽	42	201	66.6	16.5	14.2	0.0	1.7	53	0.1	0.2	6.9	1.0	63.6	30	3.8	52	0	99
561	火鸡肝	100	143	69.9	20.0	5.6	0.0	3.1	0	0.1	1.2	43.0	1.1	128.6	3	20.7	52	0	294
562	火鸡腿	100	90	77.8	20.1	1.2	0.0	0.0	0	0.1	0.1	8.3	0.1	168.4	12	5.2	52	0	58
563	火鸡胸脯肉	100	103	73.6	22.4	0.2	0.0	2.8	0	0.0	0.0	16.2	0.3	93.7	39	1.1	52	0	49
564	火鸡胸肫	100	91	76.5	18.9	0.3	0.0	3.1	0	0.0	0.1	7.8	0.3	57.0	44	3.7	52	0	342
565	鸡	66	167	69.0	19.3	9.4	0.0	1.3	48	0.1	0.1	5.6	0.7	63.3	9	1.4	52	0	106
566	鸡（母，一年内肉鸡）	66	256	56.0	20.3	16.8	0.0	5.8	139	0.1	0.1	5.6	0.7	63.3	9	1.4	52	0	106
567	鸡（肉鸡，肥）	74	389	46.1	16.7	35.4	0.0	0.9	226	0.1	0.1	13.1	0.0	47.8	37	1.7	52	0	106
568	鸡（沙鸡）	41	147	70.5	20.0	6.7	0.0	1.6	1	0.4	0.0	5.4	0.0	81.9	0	24.8	52	0	106
569	鸡（土鸡,家养）	58	124	73.5	21.6	4.5	0.0	0.0	64	0.1	0.1	15.7	2.0	74.1	9	2.1	52	0	106
570	鸡（乌骨鸡）	48	111	73.9	22.3	2.3	0.0	0.3	0	0.0	0.2	7.1	1.8	64.0	17	2.3	52	0	106
571	酱鸭	80	266	53.6	18.9	18.4	0.0	6.3	11	0.1	0.2	3.7	0.0	981.3	14	4.1	52	0	107
572	鸡翅	69	194	65.4	17.4	11.8	0.0	4.6	68	0.0	0.1	5.3	0.3	50.8	8	1.3	52	0	113
573	鸡肝	100	121	74.4	16.6	4.8	0.0	2.8	10414	0.3	1.1	11.9	1.9	92.0	7	12.0	52	0	356
574	鸡肝（肉鸡）	100	121	74.0	16.7	4.5	0.0	3.5	2867	0.3	0.6	0.0	0.8	98.2	4	9.6	52	0	476
575	鸡肝（土鸡）	100	118	74.0	17.1	3.6	0.0	4.2	0	0.0	0.0	0.0	0.0	0.0	0	0.0	52	0	385
576	鸡肉松	100	440	4.9	7.2	16.4	0.0	65.8	90	0.0	0.1	1.0	14.6	1687.8	76	7.1	52	0	81
577	鸡腿	69	181	70.2	16.4	13.0	0.0	0.0	44	0.0	0.1	6.0	0.0	64.4	6	1.5	52	0	162
578	鸡心	100	172	70.8	15.9	11.8	0.0	0.6	910	0.5	0.3	11.5	0.0	108.4	54	4.7	52	0	194
579	鸡胸脯肉	100	133	72.0	19.4	5.0	0.0	2.5	16	0.1	0.1	10.8	0.2	34.4	3	0.6	52	0	82
580	鸡血	100	49	87.0	7.8	0.2	0.0	4.1	56	0.0	0.0	0.1	0.2	208.0	10	25.0	52	0	170
581	鸡爪	60	254	56.4	23.9	16.4	0.0	2.7	37	0.0	0.1	2.4	0.3	169.0	36	1.4	52	0	103
582	鸡肫（鸡胗）	100	118	73.1	19.2	2.8	0.0	4.0	36	0.0	0.1	3.4	0.9	74.8	7	4.4	52	0	174
583	烤鸡	73	240	59.0	22.4	16.7	0.0	0.1	37	0.1	0.2	3.5	0.2	472.3	25	1.7	52	0	99
584	卤煮鸡	70	212	54.4	29.4	7.9	0.0	5.8	76	0.1	0.3	0.5	0.9	221.7	71	5.4	52	0	0
585	瓦罐鸡汤（肉）	100	190	63.3	20.9	9.5	0.0	5.2	63	0.0	0.2	0.5	1.1	201.2	16	1.9	52	0	0
586	烧鹅	73	289	52.8	19.7	21.5	0.0	4.2	9	0.1	0.1	3.6	0.1	240.0	91	3.8	52	0	116

续表

序号	名称	可食部分	能量	水分	蛋白质	脂肪	膳食纤维	碳水化物	维生素A	维生素B₁	维生素B₂	烟酸	维生素E	钠	钙	铁	类别	维生素C	胆固醇
587	瓦罐鸡汤(汤)	100	408	0.0	1.3	2.4	0.0	95.2	0	0.0	0.1	0.0	0.2	251.4	2	0.3	52	0	24
588	乌骨鸡肉(老鸡)	100	136	70.7	21.0	4.6	0.0	2.6	0	0.0	0.0	0.0	0.0	0.0	0	0.0	52	0	131
589	喜鹊肉	100	128	71.3	23.2	3.6	0.0	0.8	0	0.0	0.0	0.0	0.0	0.0	0	0.0	52	0	112
590	鸭	68	240	63.9	15.5	19.7	0.0	0.2	52	0.1	0.2	4.2	0.3	69.0	6	2.2	52	0	94
591	鸭(北京填鸭)	75	424	45.0	9.3	41.3	0.0	3.9	30	0.0	0.0	4.2	0.5	45.5	15	1.6	52	0	96
592	鸭(公麻鸭)	63	360	47.9	14.3	30.9	0.0	6.1	238	0.1	0.1	0.0	0.1	61.6	4	3.0	52	0	143
593	鸭(母麻鸭)	75	461	40.2	13.0	44.8	0.0	1.4	476	0.1	0.1	0.0	0.6	48.8	9	2.9	52	0	132
594	鸭肠	53	129	77.0	14.2	7.8	0.0	0.4	0	0.0	0.2	3.1	0.0	32.0	31	2.3	52	0	187
595	鸭翅	67	146	70.6	16.5	6.1	0.0	6.3	0	0.0	0.2	2.4	0.0	53.6	20	2.1	52	0	49
596	鸭肝	100	128	76.3	14.5	7.5	0.0	0.5	1040	0.3	1.0	6.9	1.4	87.2	18	23.1	52	0	341
597	鸭肝(公麻鸭)	100	136	69.8	14.7	4.1	0.0	10.1	0	0.2	0.3	0.0	0.3	99.3	1	35.1	52	0	313
598	鸭肝(母麻鸭)	100	113	73.5	16.8	2.5	0.0	5.9	4675	0.3	0.6	0.0	1.1	107.5	1	50.1	52	0	252
599	盐水鸭(熟)	81	312	51.7	16.6	26.1	0.0	2.8	35	0.1	0.2	2.5	0.4	1557.5	10	0.7	52	0	81
600	鸭皮	100	538	28.1	6.5	50.2	0.0	15.1	21	0.0	0.0	1.0	0.0	26.2	6	3.1	52	0	46
601	鸭肉(胸脯肉)	100	90	78.6	15.0	1.5	0.0	4.0	0	0.0	0.1	4.2	2.0	60.2	6	4.1	52	0	0
602	鸭舌(鸭条)	61	245	62.6	16.6	19.7	0.0	0.4	35	0.0	0.2	1.6	0.2	81.5	13	2.2	52	0	118
603	鸭胗	93	92	77.8	17.9	1.3	0.0	2.1	6	0.1	0.2	4.4	0.2	69.2	12	4.3	52	0	153
604	鸭胗(公麻鸭)	100	112	72.6	19.8	1.2	0.0	5.4	0	0.1	0.1	0.0	0.1	70.1	2	3.9	52	0	291
605	鸭胗(母麻鸭)	100	126	72.9	20.4	4.2	0.0	1.6	102	0.0	0.1	0.0	0.1	69.0	1	4.0	52	0	191
606	鸭心	100	143	74.5	12.8	8.9	0.0	2.9	24	0.1	0.9	8.0	0.8	86.2	20	5.0	52	0	120
607	鸭血(白鸭)	100	58	85.0	13.6	0.4	0.0	0.0	0	0.1	0.1	0.0	0.3	173.6	5	30.5	52	0	95
608	鸭血(公麻鸭)	100	56	85.1	13.2	0.4	0.0	0.0	57	0.1	0.1	0.0	0.1	198.6	3	31.8	52	0	95
609	鸭血(母麻鸭)	100	55	85.6	13.1	0.3	0.0	0.0	110	0.0	0.0	0.0	0.1	175.2	2	39.6	52	0	95
610	鸭胰	97	117	72.6	21.7	2.9	0.0	1.0	6	0.0	0.8	3.2	0.0	55.7	20	1.9	52	0	230
611	鸭掌	59	150	64.7	13.4	1.9	0.0	19.7	11	0.0	0.2	1.1	0.0	61.1	24	1.3	52	0	36
612	炸鸡(肯德基)	70	279	49.4	20.3	17.3	0.0	10.5	23	0.1	0.2	16.7	6.4	755.0	109	2.2	52	0	198
613	白脱(食用,牛油黄油)	100	742	17.7	0.0	82.7	0.0	0.0	534	0.0	0.1	0.1	3.7	18.0	1	1.0	53	0	152
614	冰淇淋粉	100	396	2.5	14.5	3.5	0.0	76.7	62	0.1	0.4	0.3	0.0	180.6	539	1.2	53	0	86

续表

序号	名称	可食部分	能量	水分	蛋白质	脂肪	膳食纤维	碳水化物	维生素A	维生素B$_1$	维生素B$_2$	烟酸	维生素E	钠	钙	铁	类别	维生素C	胆固醇
615	果味奶	100	20	95.5	1.9	0.8	0.0	1.4	0	0.0	0.0	0.0	0.0	37.4	88	0.1	53	0	18
616	黄油	100	892	0.5	1.4	98.8	0.0	0.0	0	0.0	0.0	0.0	0.0	40.3	35	0.8	53	0	296
617	黄油渣	100	599	4.7	11.1	43.8	0.0	40.0	0	0.0	0.5	0.4	0.0	60.2	597	2.6	53	0	150
618	炼乳(罐头,甜)	100	332	26.2	8.0	8.7	0.0	55.4	41	0.0	0.2	0.3	0.3	211.9	242	0.4	53	0	36
619	奶豆腐(鲜)	100	305	31.9	46.2	7.8	0.0	12.5	0	0.0	0.7	0.7	0.0	90.2	597	3.1	53	0	36
620	奶豆腐(脱脂)	100	343	14.7	53.7	2.5	0.0	26.5	0	0.0	0.3	0.4	0.0	55.4	360	12.4	53	0	36
621	奶疙瘩(奶酪干,干酸奶)	100	426	8.9	55.1	15.0	0.0	17.7	0	0.1	0.2	0.8	0.0	79.3	730	18.7	53	0	51
622	奶酪(干酪)	100	328	43.5	25.7	23.5	0.0	3.5	152	0.1	0.9	0.6	0.6	584.6	799	2.4	53	0	11
623	奶片	100	472	3.7	13.3	20.2	0.0	59.3	75	0.1	0.2	1.6	0.1	179.7	269	1.6	53	0	65
624	奶皮子	100	460	36.9	12.2	42.9	0.0	6.3	0	0.0	0.2	0.2	0.0	2.3	818	1.3	53	0	78
625	奶油	100	720	18.0	2.5	78.6	0.0	0.7	1042	0.0	0.1	0.1	66.0	29.6	1	0.7	53	0	168
626	奶油(焦克)	100	447	48.1	3.6	48.3	0.0	0.0	92	0.1	0.2	0.2	0.0	41.1	202	1.0	53	0	92
627	奶油(食用工业)	100	503	43.4	1.1	55.5	0.0	0.0	345	0.0	0.2	0.1	2.2	190.8	20	0.1	53	0	103
628	牛乳(牦牛乳)	100	112	75.3	2.7	3.3	0.0	17.9	0	0.0	0.0	0.0	0.0	0.0	0	0.0	53	0	76
629	牛乳	100	54	89.8	3.0	3.2	0.0	3.4	24	0.0	0.1	0.1	0.2	37.2	104	0.3	53	0	15
630	牛乳(西德牛)	100	60	88.1	3.1	3.0	0.0	5.1	13	0.1	0.2	0.1	0.0	45.8	114	0.1	53	0	32
631	牛乳(强化VA,VD)	100	51	89.0	2.7	2.0	0.0	5.6	66	0.0	0.1	0.1	0.0	42.6	140	0.2	53	0	0
632	牛乳(美国牛)	100	59	88.6	2.9	3.2	0.0	4.6	9	0.1	0.2	0.1	0.0	40.2	108	0.1	53	0	26
633	牛乳(原料奶)	100	50	90.0	4.1	2.5	0.0	2.7	28	0.0	0.1	0.2	0.0	28.8	77	0.7	53	0	9
634	牛乳粉(母乳化奶粉)	100	510	2.9	14.5	27.1	0.0	51.9	303	0.3	1.2	0.5	0.2	168.7	251	8.3	53	0	0
635	牛乳粉(强化维生素,多维奶粉)	100	484	2.8	19.9	22.7	0.0	49.9	77	0.3	6.7	0.5	0.5	567.8	1797	1.4	53	0	68
636	牛乳粉(全脂)	100	478	2.3	20.1	21.2	0.0	51.7	141	0.1	0.7	0.9	0.5	260.1	676	1.2	53	0	110
637	牛乳粉(全脂,速溶)	100	466	2.3	19.9	18.9	0.0	54.0	272	0.1	0.8	0.5	1.3	247.6	659	2.9	53	0	71
638	牛乳粉(婴儿奶粉)	100	443	3.7	19.8	15.1	0.0	57.0	28	0.1	1.3	0.4	3.3	9.4	998	5.2	53	0	91
639	酸酪蛋	100	443	11.2	40.4	20.4	0.0	24.4	0	0.1	0.4	1.0	0.0	130.8	756	20.6	53	0	120
640	酸奶	100	72	84.7	2.5	2.7	0.0	9.3	26	0.0	0.2	0.2	0.1	39.8	118	0.4	53	0	15
641	酸奶(高蛋白)	100	62	86.6	3.2	2.2	0.0	7.3	0	0.0	0.1	0.1	0.0	43.0	161	0.0	53	0	15
642	酸奶(果料酸奶)	100	67	84.4	3.1	1.4	0.0	10.4	19	0.0	0.2	0.1	0.7	32.5	140	0.4	53	0	15

续表

序号	名称	可食部分	能量	水分	蛋白质	脂肪	膳食纤维	碳水化物	维生素A	维生素B₁	维生素B₂	烟酸	维生素E	钠	钙	铁	类别	维生素C	胆固醇
643	酸奶(桔味,脱脂)	100	48	87.6	3.2	0.3	0.0	8.2	1	0.0	0.2	0.1	0.0	2.6	89	0.2	53	0	15
644	酸奶(脱脂酸奶)	100	57	85.5	3.3	0.4	0.0	10.0	0	0.0	0.1	0.1	0.0	27.7	146	0.1	53	0	15
645	酸奶(中脂)	100	64	85.8	2.7	1.9	0.0	9.0	32	0.0	0.1	0.1	0.1	13.0	81	0.0	53	0	15
646	羊乳(鲜)	100	59	88.9	1.5	3.5	0.0	5.4	84	0.0	0.1	2.1	0.2	20.6	82	0.5	53	0	31
647	羊乳粉(全脂)	100	498	1.4	18.8	25.2	0.0	49.0	0	0.1	1.6	0.9	0.2	0.0	0	0.0	53	0	75
648	鹌鹑蛋	86	160	73.0	12.8	11.1	0.0	2.1	337	0.1	0.5	0.1	3.1	106.6	47	3.2	54	0	515
649	鹌鹑蛋(五香罐头)	89	152	74.4	11.6	11.7	0.0	0.0	98	0.1	0.1	0.3	5.3	711.5	157	2.6	54	0	480
650	鹅蛋	87	196	69.3	11.1	15.6	0.0	2.8	192	0.1	0.3	0.4	4.5	90.6	34	4.1	54	0	704
651	鹅蛋白	100	48	87.2	8.9	0.0	0.0	3.2	7	0.0	0.0	0.3	0.3	77.3	4	2.8	54	0	0
652	鹅蛋黄	100	324	50.1	15.5	26.4	0.0	6.2	1977	0.1	0.6	0.6	95.7	24.4	13	2.8	54	0	1696
653	鸡蛋(白皮)	87	138	75.8	12.7	9.0	0.0	1.5	310	0.1	0.3	0.2	1.2	94.7	48	2.0	54	0	585
654	鸡蛋(红皮)	88	156	73.8	12.8	11.1	0.0	1.3	194	0.1	0.3	0.2	2.3	125.7	44	2.3	54	0	585
655	鸡蛋白	100	60	84.4	11.6	0.1	0.0	3.1	0	0.0	0.3	0.2	0.0	79.4	9	1.6	54	0	0
656	鸡蛋白(乌骨鸡)	87	44	88.4	9.8	0.1	0.0	1.0	0	0.0	0.3	0.1	0.0	165.1	9	0.0	54	0	0
657	鸡蛋蛋白粉	100	367	7.2	47.5	4.8	0.0	33.5	0	0.0	0.1	0.0	0.0	0.0	0	0.0	54	0	0
658	鸡蛋粉(全蛋粉)	100	545	2.5	43.4	36.2	0.0	11.3	525	0.3	0.4	0.0	11.6	393.2	954	10.5	54	0	2251
659	鸡蛋黄	100	328	51.5	15.2	28.2	0.0	3.4	438	0.3	0.3	0.1	5.1	54.9	112	6.5	54	0	1510
660	鸡蛋黄(乌骨鸡)	100	263	57.8	15.2	19.9	0.0	5.7	179	0.1	0.4	0.1	7.6	57.2	107	0.5	54	0	2057
661	鸡蛋黄粉(蛋黄粉)	100	644	4.6	31.6	55.1	0.0	5.3	776	0.0	0.3	0.0	14.4	89.8	266	10.6	54	0	2850
662	松花蛋(鸡)	83	178	66.4	14.8	10.6	0.0	5.8	310	0.0	0.1	0.2	1.1	0.0	26	3.9	54	0	595
663	松花蛋(鸭,皮蛋)	90	171	68.4	14.2	10.7	0.0	4.5	215	0.1	0.2	0.1	3.0	542.7	63	3.3	54	0	608
664	鸭蛋	87	180	70.3	12.6	13.0	0.0	3.1	261	0.2	0.3	0.2	5.0	106.0	62	2.9	54	0	565
665	鲍鱼(杂色鲍)	65	84	77.5	12.6	0.8	0.0	6.6	24	0.0	0.2	0.2	2.2	2011.7	266	22.6	62	0	242
666	鲍鱼(干)	100	322	18.3	54.1	5.6	0.0	13.7	28	0.3	0.1	7.2	0.9	2316.2	143	6.8	62	0	0
667	蛏干(蛏子缢,蛏青子)	100	340	12.2	46.5	4.9	0.0	27.4	20	0.1	0.3	5.1	0.4	1175.0	107	88.8	62	0	469
668	蛏子	57	40	88.4	7.3	0.3	0.0	2.1	59	0.0	0.0	1.2	0.6	175.9	134	33.6	62	0	131
669	淡菜(干)	100	355	15.6	47.8	9.3	0.0	20.1	36	0.1	0.3	4.3	7.3	779.0	157	12.5	62	0	493
670	淡菜(鲜)	49	80	79.9	11.4	1.7	0.0	4.7	73	0.1	0.2	1.8	14.0	451.4	63	6.7	62	0	123

续表

序号	名称	可食部分	能量	水分	蛋白质	脂肪	膳食纤维	碳水化合物	维生素A	维生素B₁	维生素B₂	烟酸	维生素E	钠	钙	铁	类别	维生素C	胆固醇
671	干贝	100	264	27.4	55.6	2.4	0.0	5.1	11	0.0	0.2	2.5	1.5	306.4	77	5.6	62	0	348
672	海蛎肉	100	66	85.6	8.4	2.3	0.0	2.9	0	0.0	0.1	1.7	7.7	194.0	167	5.4	62	0	0
673	海参	93	262	18.9	50.2	4.8	0.0	4.5	39	0.0	0.1	1.3	0.0	4967.8	0	9.0	62	0	62
674	海参(水浸)	100	24	93.5	6.0	0.1	0.0	0.0	11	0.0	0.0	0.3	0.0	80.9	240	0.6	62	0	51
675	海参(鲜)	100	71	77.1	16.5	0.2	0.0	0.9	0	0.0	0.0	0.1	3.1	502.9	285	13.2	62	0	51
676	海蜇皮	100	33	76.5	3.7	0.3	0.0	3.8	0	0.0	0.1	0.2	2.1	325.0	150	4.8	62	0	8
677	海蜇头	100	74	69.0	6.0	0.3	0.0	11.8	14	0.1	0.0	0.3	2.8	467.7	120	5.1	62	0	10
678	蛤蜊	45	31	91.0	5.8	0.4	0.0	1.1	19	0.0	0.1	0.5	0.9	317.3	138	2.9	62	0	156
679	蛤蜊(花蛤)	46	45	87.2	7.7	0.6	0.0	2.2	23	0.0	0.1	1.9	0.5	309.0	59	6.1	62	0	63
680	蛤蜊(毛蛤蜊)	25	97	75.6	15.0	1.0	0.0	7.1	0	0.0	0.1	1.4	3.5	363.0	137	15.3	62	0	113
681	蛤蜊(秋)	26	89	76.4	15.6	0.7	0.0	5.0	0	0.0	0.2	1.8	17.9	492.3	177	22.0	62	0	180
682	蛤蜊(沙蛤)	50	56	86.6	8.9	1.9	0.0	0.8	0	0.0	0.0	1.7	2.3	577.7	111	6.5	62	0	74
683	蛤蜊(杂色蛤)	40	53	87.7	7.5	2.2	0.0	0.8	0	0.0	0.2	1.5	3.9	494.6	177	12.7	62	0	106
684	蚶子(银蚶)	27	71	82.7	12.2	1.4	0.0	2.3	0	0.0	0.1	0.9	0.6	280.1	49	7.3	62	0	89
685	河蚌	23	36	89.8	6.8	0.6	0.0	0.8	202	0.0	0.1	1.0	1.4	28.7	306	3.1	62	0	57
686	河蚬(蚬子)	35	47	88.5	7.0	1.4	0.0	1.7	37	0.1	0.1	1.4	0.4	18.4	39	11.4	62	0	257
687	螺(东风螺,黄螺)	43	106	70.7	19.8	1.0	0.0	4.5	2	0.1	1.0	2.1	0.3	129.4	55	3.3	62	0	0
688	螺(红螺)	55	119	68.7	20.2	0.9	0.0	7.6	50	0.0	0.5	0.2	20.7	219.6	539	5.3	62	0	0
689	螺蛳	37	59	83.3	7.5	0.6	0.0	6.0	0	0.0	0.3	2.0	0.4	252.6	156	1.4	62	0	86
690	螺(石螺)	27	91	75.2	12.8	0.7	0.0	8.2	0	0.0	0.2	0.7	1.6	13.0	2458	9.0	62	0	198
691	螺(田螺)	26	60	82.0	11.0	0.2	0.0	3.6	0	0.0	0.2	2.2	0.8	26.0	0	19.7	62	0	154
692	螺(香海螺)	59	163	61.6	22.7	3.5	0.0	10.1	0	0.0	0.0	3.3	7.2	278.9	91	3.2	62	0	195
693	墨鱼	69	82	79.2	15.2	0.9	0.0	3.4	6	0.0	0.0	1.8	1.5	165.5	15	1.0	62	0	226
694	墨鱼(干,曼氏无针乌贼)	82	287	24.8	65.3	1.9	0.0	2.1	0	0.0	0.1	3.6	6.7	1744.0	82	23.9	62	0	316
695	牡蛎	100	73	82.0	5.3	2.1	0.0	8.2	27	0.0	0.1	1.4	0.8	462.1	131	7.1	62	0	100
696	泥蚶(珠蚶,血蚶)	30	71	81.8	10.0	0.8	0.0	6.0	6	0.0	0.1	1.1	0.3	354.9	59	11.4	62	0	124
697	生蚝	100	57	87.1	10.9	1.5	0.0	0.0	0	0.0	0.1	1.5	0.1	270.0	35	5.5	62	0	94
698	乌鱼蛋	73	66	85.3	14.1	1.1	0.0	0.0	0	0.0	0.0	2.0	10.5	126.8	11	0.3	62	0	243

续表

序号	名称	可食部分	能量	水分	蛋白质	脂肪	膳食纤维	碳水化物	维生素A	维生素B₁	维生素B₂	烟酸	维生素E	钠	钙	铁	类别	维生素C	胆固醇
699	乌贼(鲜,枪乌贼,台湾枪乌贼)	97	84	80.4	17.4	1.6	0.0	0.0	35	0.0	0.1	1.6	1.7	110.0	44	0.9	62	0	268
700	鲜贝	100	77	80.3	15.7	0.5	0.0	2.5	0	0.0	0.2	2.5	1.5	120.0	28	0.7	62	0	116
701	鲜赤贝	34	61	84.9	13.9	0.6	0.0	0.0	0	0.0	0.1	0.2	13.2	266.1	35	4.8	62	0	0
702	鲜扇贝	35	60	84.2	11.1	0.6	0.0	2.6	0	0.0	0.1	0.2	11.9	339.0	142	7.2	62	0	0
703	鱿鱼(干,台湾枪乌贼)	98	313	21.8	60.0	4.6	0.0	7.8	0	0.0	0.1	4.9	9.7	965.3	87	4.1	62	0	871
704	鱿鱼(水浸)	98	75	81.4	18.3	0.8	0.0	0.0	16	0.0	0.0	0.0	0.9	134.7	43	0.5	62	0	0
705	章鱼(真蛸)	100	52	86.4	10.6	0.4	0.0	1.4	7	0.1	0.1	1.4	0.2	288.1	22	1.4	62	0	114
706	鳌虾	31	93	80.1	14.8	3.8	0.0	0.0	1	0.0	0.2	2.7	4.3	225.2	85	6.4	63	0	0
707	白米虾(水虾米)	57	81	77.3	17.3	0.4	0.0	2.0	54	0.1	0.0	0.0	3.3	90.7	403	2.1	63	0	103
708	斑节对虾(草虾)	59	103	73.6	17.6	0.8	0.0	5.4	81	0.0	0.0	2.4	1.6	168.8	59	2.0	63	0	148
709	长毛对虾(大虾,白露虾)	65	90	76.4	18.5	0.4	0.0	3.0	79	0.0	0.1	3.1	3.5	208.8	36	2.9	63	0	136
710	刺姑(红大虾)	14	77	83.3	16.0	1.4	0.0	0.0	0	0.0	0.2	3.0	0.0	86.8	0	14.5	63	0	98
711	东方对虾(中国对虾)	67	84	78.0	18.3	0.5	0.0	1.6	87	0.0	0.1	0.9	3.9	133.6	35	1.0	63	0	183
712	对虾	61	93	76.5	18.6	0.8	0.0	2.8	15	0.0	0.1	1.7	0.6	165.2	62	1.5	63	0	193
713	海虾	51	79	79.3	16.8	0.6	0.0	1.5	0	0.0	0.0	1.9	2.8	302.2	146	3.0	63	0	117
714	菠萝豆	100	392	4.1	10.4	2.1	0.1	82.8	0	0.0	0.0	0.1	0.4	30.0	19	9.0	71	0	0
715	蚕豆(烤)	100	372	4.3	27.0	2.0	2.2	61.6	18	0.2	0.1	4.8	5.2	10.9	229	5.3	71	0	0
716	蚕豆(炸,开花豆)	100	446	10.5	26.7	20.0	0.5	39.9	5	0.2	0.1	7.7	5.2	547.9	207	3.6	71	0	0
717	炒肝	100	96	84.8	2.8	8.0	0.0	3.3	150	0.0	0.0	2.1	0.0	259.6	22	2.9	71	0	91
718	茶汤	100	92	75.2	1.5	0.1	0.1	21.4	0	0.1	0.0	0.4	0.3	23.6	17	1.1	71	0	0
719	春卷	100	463	23.5	6.1	33.7	1.0	33.8	0	0.0	0.0	3.0	3.9	485.8	10	1.9	71	0	0
720	蛋糕(蛋清)	100	339	17.8	6.5	2.4	0.0	72.9	55	0.2	0.3	0.0	1.6	49.0	30	1.6	71	0	0
721	蛋糕(老年,烤)	100	383	14.6	13.0	9.6	0.6	61.2	75	0.2	0.2	2.0	3.7	118.5	96	4.4	71	0	0
722	蛋糕(奶油)	100	378	21.9	7.2	13.9	0.6	55.9	175	0.1	0.1	1.4	3.3	80.7	38	2.3	71	0	161
723	蛋糕	100	347	18.6	8.6	5.1	0.4	66.7	86	0.1	0.1	0.8	2.8	67.8	39	2.5	71	0	0
724	蛋糕(蒸,黄蛋糕)	100	320	27.0	9.5	6.0	0.2	56.9	48	0.0	0.0	0.8	3.0	32.0	27	2.2	71	0	0
725	蛋黄酥	100	386	6.3	11.7	3.9	0.8	76.1	33	0.2	0.2	4.2	1.1	100.0	47	3.0	71	0	0
726	蛋麻脆	100	452	5.2	9.0	17.4	1.8	64.9	174	0.0	0.0	4.4	3.1	67.9	59	2.4	71	0	0

续表

序号	名称	可食部分	能量	水分	蛋白质	脂肪	膳食纤维	碳水化合物	维生素A	维生素B$_1$	维生素B$_2$	烟酸	维生素E	钠	钙	铁	类别	维生素C	胆固醇
727	德庆酥	100	456	4.4	5.9	18.7	3.9	66.1	0	0.0	0.0	5.0	0.0	599.0	38	1.0	71	0	50
728	豆腐脑（带卤）	100	47	88.1	2.6	1.8	0.2	5.2	0	0.0	0.0	0.4	0.9	235.6	301	1.7	71	0	0
729	豆汁（生）	100	10	97.4	0.9	0.1	0.1	1.3	0	0.0	0.0	0.1	0.3	6.5	8	0.4	71	0	0
730	鹅油卷	100	461	10.0	8.4	22.7	1.7	55.7	17	0.1	0.3	10.3	2.3	23.8	53	3.2	71	0	0
731	凤尾酥	100	511	3.3	6.6	25.3	0.0	64.2	57	0.0	0.0	0.6	1.5	0.0	40	0.0	71	0	0
732	福米酥	100	465	7.4	6.2	21.4	2.2	62.0	54	0.0	0.0	1.9	1.0	44.6	54	5.0	71	0	0
733	茯苓夹饼	100	332	10.0	4.4	0.4	6.5	77.8	0	0.0	0.1	1.3	4.7	103.4	65	5.7	71	0	0
734	灌肠	100	134	66.1	0.2	0.3	0.3	32.5	0	0.0	0.1	0.1	0.0	12.5	11	5.8	71	0	0
735	黑麻香酥	100	436	6.8	5.6	16.1	3.3	67.3	274	0.0	0.0	0.6	3.7	36.5	89	7.1	71	0	0
736	黑羊酥	100	417	2.3	4.2	12.4	7.5	72.2	0	0.0	0.0	0.0	0.0	3.1	8	6.1	71	0	0
737	核桃薄脆	100	480	3.3	9.8	24.6	6.2	54.9	10	0.1	0.0	5.8	4.3	251.3	54	4.4	71	0	0
738	黄酒肉（羊肉）	100	277	59.6	23.8	20.2	0.0	0.0	0	0.0	0.0	0.0	0.0	0.0	0	0.0	71	0	82
739	混糖糕点	100	453	5.3	7.9	16.3	0.8	68.7	7	0.1	0.2	3.0	6.3	135.2	77	3.9	71	0	0
740	江米条	100	439	4.0	5.7	11.7	0.4	77.7	0	0.2	0.0	2.5	14.3	46.5	33	2.5	71	0	0
741	焦圈	100	544	5.7	6.9	34.9	1.8	50.7	0	0.0	0.0	8.4	1.4	762.2	24	0.0	71	0	0
742	京八件	100	435	8.3	7.2	16.4	3.0	64.6	7	0.1	0.0	4.2	5.5	16.6	15	2.6	71	0	0
743	金钱酥	100	504	1.4	11.4	23.1	0.0	62.4	0	0.1	0.1	2.4	5.6	60.0	508	8.8	71	0	107
744	京武黄酥	100	490	4.1	6.0	21.8	0.3	67.4	17	0.1	0.0	2.2	3.7	52.7	30	1.9	71	0	0
745	鸡腿酥	100	436	7.1	6.2	13.4	0.0	72.7	0	0.0	0.1	0.9	1.5	406.8	19	1.1	71	0	0
746	开口笑（麻团）	100	512	5.3	8.4	30.0	3.1	52.2	12	0.1	0.1	5.9	27.8	68.2	39	4.4	71	0	0
747	空心果	100	451	5.6	6.8	15.2	0.2	71.8	0	0.0	0.0	0.0	1.4	5.8	114	4.9	71	0	27
748	凉粉（带调料）	100	50	87.8	0.3	0.5	0.1	11.2	0	0.0	0.0	0.0	0.0	0.0	9	0.8	71	0	0
749	绿豆糕	100	349	11.5	12.8	1.0	1.2	72.2	47	0.2	0.0	6.1	3.7	11.6	24	7.3	71	0	0
750	栗羊羹	100	301	24.1	3.7	0.6	0.8	70.1	0	0.1	0.1	0.4	0.9	6.1	80	0.9	71	0	0
751	驴打滚	100	194	48.5	8.2	0.2	1.9	39.9	0	0.1	0.1	0.3	2.3	192.4	34	8.6	71	0	0
752	麻烘糕	100	397	4.4	3.8	3.8	0.3	86.9	0	0.0	0.0	2.5	0.3	1.8	59	6.0	71	0	0
753	麻花	100	524	6.0	8.3	31.5	1.5	51.9	0	0.1	0.0	3.2	21.6	99.2	26	0.0	71	0	0
754	麻香糕	100	401	3.5	3.9	3.6	0.5	88.2	0	0.0	0.0	2.4	1.1	2.5	23	1.2	71	0	0

续表

序号	名称	可食部分	能量	水分	蛋白质	脂肪	膳食纤维	碳水化物	维生素A	维生素B₁	维生素B₂	烟酸	维生素E	钠	钙	铁	类别	维生素C	胆固醇
755	美味香酥卷	100	368	10.7	7.5	3.6	0.4	76.3	18	0.1	0.5	1.6	4.5	185.8	0	2.4	71	0	0
756	面包	100	312	27.4	8.3	5.1	0.5	58.1	0	0.0	0.1	1.7	1.7	230.4	49	2.0	71	0	0
757	面包(多维)	100	318	30.9	8.8	8.4	0.0	51.9	0	0.0	0.0	2.6	0.6	652.7	0	2.9	71	0	0
758	面包(法式配餐)	100	282	28.3	10.0	1.2	1.0	57.7	0	0.0	0.0	6.1	1.4	478.4	127	1.9	71	0	0
759	面包(法式牛角)	100	375	21.3	8.4	14.3	1.5	53.1	0	0.1	0.0	5.0	3.8	352.3	83	1.7	71	0	0
760	面包(果料)	100	278	31.2	8.5	2.1	0.8	56.2	0	0.1	0.1	4.6	1.3	210.5	124	2.0	71	0	0
761	面包(麦胚)	100	246	38.0	8.5	1.0	0.1	50.8	0	0.0	0.0	6.2	0.9	457.0	75	1.5	71	0	0
762	面包(麦维)	100	270	37.7	8.3	4.7	0.1	48.5	0	0.3	0.7	5.2	0.0	151.0	35	2.0	71	0	0
763	面包(维生素)	100	279	36.1	8.8	5.6	0.3	48.3	0	0.0	0.6	5.9	0.3	256.4	22	1.6	71	0	0
764	面包(武断羹)	100	273	34.1	9.2	2.8	0.8	52.8	0	0.0	0.1	1.1	0.4	54.9	22	2.1	71	0	0
765	面包(咸)	100	274	34.1	9.2	3.9	0.5	50.5	0	0.0	0.0	4.3	1.1	526.0	89	2.8	71	0	0
766	面包(椰圈)	100	320	25.1	9.5	4.8	0.3	59.6	0	0.0	0.0	0.7	2.3	106.2	0	1.7	71	0	0
767	面窝	100	293	38.1	5.2	10.7	0.0	44.0	0	0.0	0.0	0.7	1.5	154.8	38	0.4	71	0	0
768	蜜麻花(糖耳朵)	100	367	19.4	4.8	11.0	0.9	62.3	0	0.0	0.0	8.6	7.9	361.5	99	4.5	71	0	0
769	年糕	100	154	60.9	3.3	0.6	0.8	33.9	0	0.0	0.0	1.9	1.1	56.4	31	1.6	71	0	0
770	酿皮子	100	132	71.6	1.6	5.1	0.4	19.9	0	0.0	0.0	0.0	0.0	0.0	0	0.0	71	0	0
771	牛杂割	100	156	69.7	22.0	8.0	0.0	0.0	0	0.0	0.0	0.0	0.0	0.0	0	0.0	71	0	163
772	青稞(甜胚子)	100	130	66.9	5.2	0.2	0.4	26.8	0	0.0	0.0	0.0	0.0	0.0	0	0.0	71	0	0
773	起酥	100	499	12.9	8.7	31.7	0.3	44.8	55	0.1	0.1	1.8	5.7	493.9	0	2.5	71	0	0
774	热干面	100	152	63.0	4.2	2.4	0.2	28.5	0	0.0	0.0	0.0	0.3	165.8	67	2.8	71	0	0
775	肉香饼	100	435	7.8	6.2	16.0	1.4	66.5	0	0.0	0.0	3.2	2.2	493.1	29	3.0	71	0	0
776	三刀蜜	100	383	15.5	4.1	10.5	1.4	67.9	0	0.1	0.1	0.0	11.7	20.0	97	4.6	71	0	56
777	三鲜豆皮	100	240	51.2	6.0	10.2	0.0	31.0	74	0.1	0.1	1.1	2.8	207.0	4	1.3	71	0	70
778	烧饼	100	326	27.3	11.5	9.9	2.5	47.6	0	0.0	0.1	0.0	5.2	84.1	40	6.9	71	0	0
779	烧麦	100	238	51.0	9.2	11.0	2.3	25.6	0	0.1	0.1	14.6	0.7	0.0	10	2.1	71	0	0
780	水晶饼	100	436	10.8	0.2	17.4	0.8	68.7	0	0.0	0.1	0.0	0.8	31.5	49	3.6	71	0	51
781	酥皮糕点	100	426	10.7	8.1	15.5	1.4	63.6	12	0.0	0.1	3.2	1.0	55.7	24	2.7	71	0	21
782	汤包	100	238	54.2	8.1	11.6	0.0	25.2	0	0.1	0.1	1.4	0.9	219.0	18	3.5	71	0	21

续表

序号	名称	可食部分	能量	水分	蛋白质	脂肪	膳食纤维	碳水化物	维生素A	维生素B₁	维生素B₂	烟酸	维生素E	钠	钙	铁	类别	维生素C	胆固醇
783	桃酥	100	481	5.4	7.1	21.8	1.1	64.0	0	0.0	0.1	2.3	14.1	7.7	33.9	48.0	71	0	0
784	豌豆黄	100	133	63.7	7.5	0.6	2.2	24.5	5	0.0	0.0	1.7	2.9	151.7	141	5.1	71	0	0
785	碗糕	100	332	22.0	4.8	4.8	0.4	67.4	82	0.2	0.0	4.0	1.1	42.2	41	2.4	71	0	0
786	香油炒面	100	407	1.9	12.4	4.8	1.5	78.6	17	0.3	0.1	2.9	2.8	46.4	16	2.9	71	0	0
787	小豆粥	100	61	84.4	1.2	0.4	0.6	13.1	0	0.0	0.0	0.2	0.2	62.3	13	0.6	71	0	0
788	羊法子	100	61	84.4	1.2	0.4	0.6	13.1	0	0.0	0.0	0.0	0.0	0.0	0	0.0	71	0	240
789	羊面肠	100	152	64.0	2.7	3.5	0.9	27.3	0	0.0	0.1	0.0	0.0	0.0	0	0.0	71	0	38
790	硬皮糕点	100	463	7.3	8.4	20.1	1.3	62.2	40	0.2	0.1	3.1	10.3	97.4	42	1.1	71	0	0
791	油茶	100	94	76.3	2.4	0.9	0.9	19.1	0	0.0	0.1	0.4	0.1	19.6	22	1.1	71	0	0
792	月饼（百寿宴点）	100	428	16.9	5.1	22.1	3.0	52.3	85	0.1	0.0	2.8	0.8	11.1	31	2.1	71	0	0
793	月饼（豆沙）	100	405	11.7	8.2	13.6	3.1	62.5	7	0.1	0.1	1.9	8.1	22.4	64	3.1	71	0	0
794	月饼（奶油果馅）	100	441	9.4	5.7	16.9	1.0	66.6	23	0.1	0.0	2.9	0.2	28.2	12	3.5	71	0	0
795	月饼（奶油松仁）	100	438	12.6	6.4	21.4	4.1	54.9	62	0.3	0.2	3.1	2.1	17.7	26	2.5	71	0	0
796	月饼（唐王贲月）	100	429	15.1	8.0	18.4	0.0	57.8	17	0.1	0.0	2.9	9.8	56.8	29	2.0	71	0	0
797	月饼（五仁）	100	416	11.3	8.0	16.0	3.9	60.1	7	0.0	0.0	4.0	8.8	18.5	54	2.8	71	0	0
798	月饼（香油果馅）	100	449	8.3	6.3	19.7	3.5	61.7	17	0.2	0.0	3.3	2.7	28.2	18	3.0	71	0	0
799	月饼（枣泥）	100	424	11.7	7.1	15.7	1.4	63.5	8	0.1	0.1	2.7	1.5	24.3	66	2.8	71	0	0
800	炸糕	100	280	43.6	6.1	12.3	1.2	36.1	0	0.0	0.0	3.6	3.6	96.6	24	2.4	71	0	0
801	状元饼	100	435	8.0	8.6	14.7	1.0	67.1	13	0.1	0.3	0.8	1.9	13.6	0	4.9	71	0	0
802	宝宝福	100	390	2.1	0.2	0.0	0.0	97.3	0	0.1	1.2	0.2	0.0	22.6	29	12.6	85	31	0
803	冰川可乐	100	45	88.7	0.0	0.0	0.0	11.2	0.2	0.0	0.0	0.0	0.0	11.4	0	0.1	85	0	0
804	冰棍	100	47	88.3	0.8	0.2	0.0	10.5	0	0.0	0.0	0.2	0.1	20.4	31	0.9	85	0	45
805	冰淇淋	100	126	74.4	2.4	5.3	0.0	17.3	48	0.2	0.2	0.2	0.2	54.2	126	0.5	85	0	51
806	冰砖	100	153	69.6	2.9	6.8	0.0	20.0	20	0.1	0.1	0.2	0.7	43.5	140	0.4	85	0	35
807	橙珍（易拉罐）	100	25	93.8	0.1	0.0	0.0	6.1	8	0.1	0.1	1.3	0.0	5.3	8	0.1	85	0	0
808	刺玫汁（纸盒）	100	32	91.9	0.0	0.0	0.0	8.1	0	0.0	0.0	0.0	0.0	4.4	6	0.0	85	0	0
809	红果汁	100	157	61.0	0.0	0.2	0.0	38.7	0	0.2	0.0	0.1	0.0	19.1	5	0.3	85	0	0
810	胡萝卜素王	100	130	67.1	0.1	0.2	0.5	32.0	450	0.0	0.6	1.0	0.0	72.5	7	0.2	85	12	0

续表

序号	名称	可食部分	能量	水分	蛋白质	脂肪	膳食纤维	碳水化合物	维生素A	维生素B$_1$	维生素B$_2$	烟酸	维生素E	钠	钙	铁	类别	维生素C	胆固醇
811	橘子晶	100	390	2.8	0.2	0.4	0.0	96.5	3	0.2	1.5	0.4	0.0	33.0	14	0.7	85	3	0
812	橘汁(浓缩蜜橘)	100	235	41.3	0.8	0.3	0.0	57.3	122	0.0	0.0	0.3	0.0	4.4	21	0.7	85	80	0
813	橘汁(VC蜜橘)	100	95	76.4	0.1	0.2	0.0	23.2	0	0.0	0.0	0.0	0.0	4.4	4	0.3	85	187	0
814	凉薯(番茨地瓜豆薯)	91	55	85.2	0.9	0.1	0.8	12.6	0	0.0	0.0	0.3	0.9	5.5	21	0.6	33	13	0
815	萝卜	94	20	93.9	0.8	0.1	0.6	4.0	3	0.0	0.1	0.6	1.0	60.0	56	0.3	33	18	0
816	萝卜(白,莱菔)	95	20	93.4	0.9	0.1	1.0	4.0	3	0.0	0.0	0.3	0.9	61.8	36	0.5	33	21	0
817	萝卜(红皮萝卜)	94	26	91.6	1.2	0.1	1.2	5.2	3	0.0	0.0	0.6	1.8	68.0	45	0.6	33	24	0
818	萝卜(箩盆子红皮萝卜)	66	19	93.9	1.1	0.2	1.0	3.2	3	0.0	0.0	0.4	0.8	33.5	32	0.4	33	22	0
819	萝卜(红心萝卜)	94	39	88.0	1.2	0.0	1.4	8.4	13	0.0	0.0	0.1	0.0	49.1	86	0.9	33	20	0
820	萝卜(青萝卜)	95	31	91.0	1.3	0.2	0.8	6.0	10	0.0	0.1	0.0	0.2	69.9	40	0.8	33	14	0
821	萝卜(水萝卜,脆萝卜)	93	20	92.9	0.8	0.0	1.4	4.1	42	0.0	0.1	0.0	0.0	9.7	0	0.0	33	45	0
822	萝卜(心里美)	88	21	93.5	0.8	0.2	0.8	4.1	2	0.0	0.0	0.4	0.0	85.4	68	0.5	33	23	0
823	马铃薯(土豆洋芋)	94	76	79.8	2.0	0.2	0.7	16.5	5	0.1	0.0	1.1	0.3	2.7	8	0.8	33	27	0
824	马铃薯粉(土豆粉)	100	337	12.0	7.2	0.5	1.4	76.0	20	0.0	0.0	5.1	0.3	4.7	171	10.7	33	0	0
825	马铃薯片(油炸,油炸土豆片)	100	612	4.1	4.0	48.4	1.9	40.0	8	0.1	0.1	6.4	5.2	60.9	11	1.2	33	0	0
826	马铃薯丁(脱水)	100	337	11.4	5.7	0.5	3.3	77.4	0	0.1	0.0	0.0	0.0	22.6	39	2.4	33	20	0
827	马铃薯丝(脱水)	100	343	10.1	5.2	0.6	3.3	79.2	0	0.1	0.1	1.0	0.0	21.1	41	3.4	33	17	0
828	魔芋精粉(鬼芋粉南星粉)	100	37	12.2	4.6	0.1	74.4	4.4	0	0.1	0.1	0.4	0.0	49.9	45	1.6	33	0	0
829	百莲(去蓝球茎,甘蓝)	61	29	88.0	2.3	0.0	3.6	5.0	5	0.1	0.1	0.6	0.0	0.0	0	0.0	33	13	0
830	藕(莲藕)	88	70	80.5	1.9	0.2	1.2	15.2	3	0.1	0.1	0.3	0.7	44.2	39	1.4	33	44	0
831	藕粉	100	372	6.4	0.2	0.0	0.1	92.9	0	0.0	0.0	0.4	0.0	10.8	8	41.8	33	0	0
832	藕粉(桂花藕粉)	100	344	13.6	0.4	0.1	0.0	85.3	0	0.0	0.0	0.2	0.0	6.5	36	20.8	33	0	0
833	茖蓝(玉蔓菁)	78	30	90.8	1.3	0.2	1.3	5.7	3	0.0	0.0	0.5	0.1	29.8	25	0.3	33	41	0
834	山药(薯蓣)	83	56	84.8	1.9	0.2	0.8	11.6	7	0.0	0.0	0.3	0.2	18.6	16	0.3	33	5	0
835	山药(干)	100	324	15.0	9.4	1.0	1.4	69.4	0	0.3	0.3	0.0	0.4	104.2	62	0.4	33	0	0
836	甜萝卜(甜菜头,糖萝卜)	90	75	74.8	1.0	0.1	5.9	17.6	0	0.1	0.0	0.2	1.9	20.8	56	0.9	33	8	0
837	大白菜(酸,酸菜)	100	14	95.2	1.1	0.2	0.5	1.9	5	0.0	0.0	0.6	0.9	43.1	48	1.6	31	2	0
838	大白菜(小白口)	85	14	95.2	1.3	0.1	0.9	1.9	5	0.0	0.0	0.5	0.2	34.8	45	0.9	31	19	0

续表

序号	名称	可食部分	能量	水分	蛋白质	脂肪	膳食纤维	碳水化合物	维生素A	维生素B_1	维生素B_2	烟酸	维生素E	钠	钙	铁	类别	维生素C	胆固醇
839	大葱(鲜)	82	30	91.0	1.7	0.3	1.3	5.2	10	0.0	0.1	0.5	0.3	4.8	29	0.7	31	17	0
840	大蒜(蒜头)	85	126	66.6	4.5	0.2	1.1	26.5	5	0.0	0.1	0.6	1.1	19.6	39	1.2	31	7	0
841	大蒜(脱水)	100	339	7.3	13.2	0.3	4.5	70.9	0	0.3	0.0	0.0	0.0	36.8	65	6.6	31	79	0
842	大蒜(紫皮)	89	136	63.8	5.2	0.2	1.2	28.4	3	0.3	0.1	0.8	0.7	8.3	10	1.3	31	7	0
843	冬寒菜(冬苋菜,冬葵)	58	30	89.6	3.9	0.4	2.2	2.7	1158	0.2	0.1	0.6	0.0	14.0	82	2.4	31	20	0
844	枸杞菜(枸杞地青)	49	44	87.8	5.6	1.1	1.6	2.9		0.1	0.3	1.3	3.0	29.8	36	2.4	31	58	0
845	观达菜(根达菜,恭菜)	83	14	95.1	1.7	0.3	1.0	1.1	63	0.0	0.1	0.4	0.0	260.0	70	1.0	31	23	0
846	红菜苔	52	29	91.1	2.9	0.0	0.9	4.3	13	0.1	0.1	0.9	0.5	1.5	26	2.5	31	57	0
847	红胡萝卜缨	100	73	82.2	1.7	0.4	0.0	15.7		0.1	0.0	0.0	3.7	74.6	350	8.1	31	41	0
848	红皮葱	68	46	86.2	2.4	0.1	1.3	8.9	162	0.0	0.1	0.5	0.0	3.4	24	0.0	31	8	0
849	茴香菜(小茴香)	86	24	91.2	2.5	0.4	1.6	2.6	8	0.1	0.1	0.8	0.9	186.3	154	1.2	31	26	0
850	麦白(麦芽麦粑)	74	23	92.2	1.2	0.2	1.9	4.0	402	0.0	0.0	0.5	1.0	5.8	4	0.4	31	5	0
851	荠菜(大叶芥菜)	71	14	94.6	1.8	0.4	1.2	0.8	5	0.0	0.1	0.5	0.6	29.0	28	1.0	31	72	0
852	芥蓝(甘蓝菜)	78	19	93.2	2.8	0.4	1.6	1.0	283	0.0	0.1	1.0	1.0	50.5	128	2.0	31	51	0
853	茎用芥菜(青菜头)	92	5	95.4	1.3	0.2	2.8	0.0	575	0.0	0.0	0.3	1.3	41.1	23	0.7	31	76	0
854	芥菜(小叶芥菜)	88	24	92.6	2.5	0.4	1.0	2.6	47	0.1	0.1	0.7	2.1	38.9	80	1.5	31	7	0
855	金针菜(黄花菜)	98	199	40.3	19.4	1.4	7.7	27.2	242	0.1	0.2	3.1	4.9	59.2	301	8.1	31	10	0
856	韭菜	90	26	91.8	2.4	0.4	1.4	3.2	307	0.0	0.1	0.8	1.0	8.1	42	1.6	31	24	0
857	韭芽(韭黄)	88	22	93.2	2.3	0.2	1.2	2.7	235	0.0	0.1	0.7	0.3	6.9	25	1.7	31	15	0
858	蕨菜(脱水)	100	251	7.2	6.6	0.9	25.5	54.2	43	0.0	0.2	2.7	0.5	0.0	851	23.7	31	3	0
859	苦菜(节节花拒马菜)	100	35	85.3	2.8	0.6	5.4	4.6	0	0.1	0.1	0.6	2.9	8.7	66	9.4	31	19	0
860	苦苣菜	100	38	88.2	2.5	0.9	1.8	5.0	90	0.0	0.0	0.0	0.0	0.0	0	0.0	31	62	0
861	萝卜缨(白)	100	14	90.7	2.6	0.3	1.4	0.3	357	0.0	0.0	0.0	0.0	0.0	0	0.0	31	77	0
862	萝卜缨(青)	93	32	87.2	3.1	0.1	2.9	4.7	33	0.0	0.1	0.2	0.5	91.4	110	1.4	31	41	0
863	萝卜缨(小,红)	76	20	92.8	1.6	0.3	1.4	2.7	118	0.0	0.1	0.4	0.9	43.1	238	0.2	31	51	0
864	落葵(木耳菜软浆叶)	90	20	92.8	1.6	0.3	1.5	2.8	337	0.1	0.1	0.6	1.7	47.2	166	3.2	31	34	0
865	芦笋(石刁柏龙须菜)	100	18	93.0	1.4	0.1	1.9	3.0	17	0.0	0.1	0.7	0.0	3.1	10	1.4	31	45	0
866	马兰头(马兰鸡儿肠)	100	25	91.4	2.4	0.4	1.6	3.0	340	0.1	0.1	0.8	0.7	15.2	67	2.4	31	26	0

续表

序号	名称	可食部分	能量	水分	蛋白质	脂肪	膳食纤维	碳水化物	维生素A	维生素B₁	维生素B₂	烟酸	维生素E	钠	钙	铁	类别	维生素C	胆固醇
867	苜蓿(草头,金花菜)	100	60	81.8	3.9	1.0	2.1	8.8	440	0.1	0.7	2.2	0.0	5.8	713	9.7	31	118	0
868	牛俐生菜(油麦菜)	81	15	95.7	1.4	0.4	0.6	1.5	60	0.0	0.1	0.2	0.0	80.0	70	1.2	31	20	0
869	瓢儿白(瓢儿菜)	79	15	94.1	1.7	0.2	1.6	1.6	200	0.0	0.0	0.5	0.0	56.9	59	1.8	31	10	0
870	荞菜(野荠)	65	11	95.6	0.7	0.2	1.2	1.5	48	0.0	0.0	1.8	0.3	109.4	89	1.1	31	5	0
871	茉菜(蓟菜)	88	27	90.6	2.9	0.4	1.7	3.0	432	0.0	0.2	0.6	1.0	31.6	294	5.4	31	43	0
872	芹菜(白茎,旱芹药芹)	66	14	94.2	0.8	0.1	1.4	2.5	10	0.0	0.1	0.4	2.2	73.8	48	0.8	31	12	0
873	芹菜(茎)	67	20	93.1	1.2	0.2	1.2	3.3	57	0.0	0.1	0.4	1.3	159.0	80	1.2	31	8	0
874	芹菜(水芹菜)	60	13	96.2	1.4	0.2	0.9	1.3	63	0.0	0.2	1.0	0.3	40.9	38	6.9	31	5	0
875	芹菜(叶)	100	31	89.4	2.6	0.6	2.2	3.7	488	0.1	0.2	0.9	2.5	83.0	40	0.6	31	22	0
876	青蒜	84	30	90.4	2.4	0.3	1.7	4.5	98	0.1	0.0	0.6	0.8	9.3	24	0.8	31	16	0
877	生菜	94	13	95.8	1.3	0.3	0.7	1.3	298	0.0	0.1	0.4	1.0	32.8	34	0.9	31	13	0
878	蒜(小蒜)	82	30	90.4	1.0	0.4	2.0	5.7	113	0.0	0.1	0.5	0.2	17.2	89	1.2	31	28	0
879	蒜黄(蒜苔)	97	21	93.0	2.5	0.2	1.4	2.4	47	0.1	0.1	0.6	0.5	7.8	24	1.3	31	18	0
880	蒜苗(蒜苔)	82	37	88.9	2.1	0.4	1.8	6.2	47	0.1	0.1	0.5	0.8	5.1	29	1.4	31	35	0
881	汤菜	86	22	93.2	1.8	0.5	0.8	2.6	68	0.1	0.7	0.6	1.5	28.0	131	5.8	31	57	0
882	茼蒿(蓬蒿艾菜)	82	21	93.0	1.9	0.3	1.2	2.7	252	0.0	0.1	0.6	0.9	161.3	73	2.5	31	18	0
883	蕹菜(空心菜)	76	20	92.9	2.2	0.3	1.4	2.2	253	0.0	0.1	0.8	1.1	94.3	99	2.3	31	25	0
884	乌菜(塌菜,塌棵菜)	89	25	91.8	2.6	0.4	1.4	2.8	168	0.1	0.1	1.1	1.2	115.5	186	3.0	31	45	0
885	莴巨笋(莴笋)	62	14	95.5	1.0	0.1	0.6	2.2	25	0.0	0.0	0.5	0.2	36.5	23	0.9	31	4	0
886	莴苣叶(莴笋叶)	89	18	94.2	1.4	0.2	1.0	2.6	147	0.1	0.1	0.4	0.6	39.1	34	1.5	31	13	0
887	苋菜(青,绿苋菜)	74	25	90.2	2.8	0.3	2.2	2.8	352	0.1	0.1	0.8	0.4	32.4	187	5.4	31	47	0
888	苋菜(紫,紫苋菜红苋)	73	31	88.8	2.8	0.4	1.8	4.1	248	0.0	0.1	0.6	1.5	42.3	178	2.9	31	30	0
889	香椿(香椿头)	76	47	85.2	1.7	0.4	1.8	9.1	117	0.1	0.1	0.9	1.0	4.6	96	3.9	31	40	0
890	小白菜(青菜,白菜)	81	15	94.5	1.5	0.3	1.1	1.6	280	0.0	0.1	0.7	0.7	73.5	90	1.9	31	28	0
891	小葱	73	24	92.7	1.6	0.4	1.4	3.5	140	0.1	0.1	0.4	0.6	10.4	72	1.3	31	21	0
892	西兰花(绿菜花)	83	33	90.3	4.1	0.6	1.6	2.7	1202	0.1	0.1	0.9	0.9	18.8	67	1.0	31	51	0
893	西洋菜(豆瓣菜,水田芥)	73	17	94.5	2.9	0.5	1.2	0.3	1592	0.0	0.1	0.3	0.6	61.2	30	1.0	31	52	0
894	雪里蕻(雪菜,雪里红)	94	24	91.5	2.0	0.4	1.6	3.1	52	0.0	0.0	0.5	0.7	30.5	230	3.2	31	31	0

续表

序号	名称	可食部分	能量	水分	蛋白质	脂肪	膳食纤维	碳水化物	维生素A	维生素B₁	维生素B₂	烟酸	维生素E	钠	钙	铁	类别	维生素C	胆固醇
895	油菜	87	23	92.9	1.8	0.5	1.1	2.7	103	0.1	0.1	0.7	0.9	55.8	108	1.2	31	36	0
896	油菜(脱水)	100	299	9.0	7.6	0.6	8.6	65.7	577	0.3	0.0	10.5	7.7	405.3	596	19.3	31	124	0
897	油菜苔	82	20	92.4	3.2	0.4	2.0	1.0	90	0.1	0.1	0.8	0.9	83.2	156	2.8	31	65	0
898	圆白菜(甘蓝,卷心菜)	86	22	93.2	1.5	0.2	1.0	3.6	12	0.0	0.0	0.4	0.5	27.2	49	0.6	31	40	0
899	芫荽(香菜,香荽)	81	31	90.5	1.8	0.4	1.2	5.0	193	0.0	0.1	2.2	0.8	48.5	101	2.9	31	48	0
900	芫荽(脱水)	100	293	9.3	7.4	1.3	8.2	63.0	472	0.2	0.0	6.0	22.1	0.0	1723	22.3	31	0	0
901	榆钱	100	36	85.2	4.8	0.4	4.3	3.3	122	0.0	0.1	0.9	0.5	0.7	62	7.9	31	11	0
902	白瓜	83	10	96.2	0.9	0.0	0.9	1.7	0	0.0	0.0	0.1	0.2	1.0	6	0.1	32	16	0
903	白金瓜	70	24	93.0	0.4	0.0	0.5	5.7	17	0.0	0.1	0.7	17.0	1.6	12	0.4	32	17	0
904	白兰瓜	55	21	93.2	0.6	0.1	0.8	4.5	7	0.0	0.0	0.6	14.0	0.0	0	0.0	32	14	0
905	菜瓜(生瓜,白瓜)	88	18	95.0	0.6	0.2	0.4	3.5	3	0.0	0.0	0.2	0.0	1.6	20	0.5	32	12	0
906	冬瓜	80	11	96.6	0.4	0.2	0.7	1.9	13	0.0	0.0	0.3	0.1	1.8	19	0.2	32	18	0
907	方瓜	82	13	95.8	0.8	0.0	0.6	2.5	23	0.0	0.0	0.6	0.4	4.4	40	0.2	32	2	0
908	佛手瓜(棒瓜,菜肴梨)	100	16	94.3	1.2	0.1	1.2	2.6	3	0.0	0.0	0.1	0.0	1.0	17	0.1	32	8	0
909	哈密瓜	71	34	91.0	0.5	0.1	0.2	7.7	153	0.0	0.0	0.0	0.0	26.7	4	0.0	32	12	0
910	黄瓜(胡瓜)	92	15	95.8	0.8	0.2	0.5	2.4	15	0.0	0.0	0.2	0.5	4.9	24	0.5	32	9	0
911	黄河蜜瓜	56	5	95.0	0.4	0.0	3.2	0.8	30	0.0	0.0	0.5	0.0	0.0	0	0.0	32	15	0
912	葫芦条(干)	100	219	25.4	4.3	1.8	18.1	46.5	0	0.1	0.0	1.4	0.0	36.3	114	8.0	32	0	0
913	葫芦(长瓜,蒲瓜,瓠瓜)	87	14	95.3	0.7	0.1	0.8	2.7	7	0.0	0.0	0.4	0.0	0.6	16	0.4	32	11	0
914	节瓜(毛瓜)	92	12	95.6	0.6	0.1	1.2	2.2	0	0.0	0.0	0.4	0.3	0.2	4	0.1	32	39	0
915	金瓜	82	14	95.6	0.5	0.1	0.7	2.7	10	0.0	0.0	0.6	0.4	0.9	17	0.9	32	2	0
916	金丝瓜(裸瓣瓜)	80	37	91.7	3.3	2.0	0.8	1.4	2	0.0	0.0	0.7	0.0	0.9	25	0.3	32	0	0
917	金塔寺瓜	81	8	96.9	0.6	0.1	0.7	1.3	0	0.0	0.0	0.5	0.0	0.0	0	0.0	32	18	0
918	苦瓜(凉瓜,赖葡萄)	81	19	93.4	1.0	0.1	1.4	3.5	17	0.0	0.0	0.4	0.9	2.5	14	0.7	32	56	0
919	灵蜜瓜	71	6	98.1	1.2	0.1	0.4	0.0	0	0.0	0.0	0.0	0.0	5.2	12	0.5	32	0	0
920	麻醉瓜	66	16	95.2	0.7	0.1	0.4	3.2	0	0.0	0.0	0.4	0.0	0.0	4	0.0	32	17	0
921	面西胡瓜	88	10	97.0	0.8	0.0	0.0	1.8	97	0.0	0.0	0.1	0.0	0.6	14	0.8	32	0	0
922	木瓜	86	27	92.2	0.4	0.1	0.8	6.2	145	0.0	0.0	0.3	0.3	28.0	17	0.2	32	43	0

续表

序号	名称	可食部分	能量	水分	蛋白质	脂肪	膳食纤维	碳水化物	维生素A	维生素B$_1$	维生素B$_2$	烟酸	维生素E	钠	钙	铁	类别	维生素C	胆固醇
923	南瓜(饭瓜番瓜,倭瓜)	85	22	93.5	0.7	0.1	0.8	4.5	148	0.0	0.0	0.4	0.4	0.8	16	0.4	32	8	0
924	蛇瓜(蛇豆,大豆角)	89	15	94.1	1.5	0.1	2.0	1.7	3	0.1	0.0	0.1	0.0	2.2	191	1.2	32	4	0
925	丝瓜	83	20	94.3	1.0	0.2	0.6	3.6	15	0.0	0.0	0.4	0.2	2.6	14	0.4	32	5	0
926	笋瓜(生瓜)	91	12	96.1	0.5	0.0	0.7	2.4	17	0.0	0.0	0.0	0.3	0.0	14	0.6	32	5	0
927	甜瓜(香瓜)	78	26	92.9	0.4	0.1	0.4	5.8	5	0.0	0.0	0.3	0.5	8.8	14	0.7	32	15	0
928	小西胡瓜	79	22	94.4	0.7	0.0	0.0	4.8	0	0.0	0.0	0.0	0.0	1.7	5	0.2	32	0	0
929	西瓜(寒瓜)	56	25	93.3	0.6	0.1	0.3	5.5	75	0.0	0.0	0.2	0.1	3.2	8	0.3	32	6	0
930	西瓜(忠子6号,黑皮)	64	32	92.3	0.5	0.5	0.1	6.4	38	0.0	0.0	0.2	0.2	0.0	0	0.0	32	6	0
931	西瓜(京欣1号)	59	34	91.2	0.5	0.0	0.2	7.9	13	0.0	0.0	0.4	0.0	4.2	10	0.5	32	7	0
932	西瓜(郑州3号)	59	25	93.4	0.6	0.1	0.2	5.5	35	0.0	0.0	0.3	0.1	2.4	4	0.2	32	4	0
933	西葫芦	73	18	94.9	0.8	0.2	0.6	3.2	5	0.0	0.0	0.2	0.3	5.0	15	0.3	32	6	0
934	籽瓜	46	4	98.7	0.2	0.3	0.5	0.1		0.0	0.0	0.1	0.3	0.0	0	0.0	32	10	0
935	茄子(长)	96	19	93.1	1.0	0.1	1.9	3.5	30	0.0	0.0	0.6	0.2	6.4	55	0.4	31	7	0
936	青椒(灯笼椒,柿子椒,大椒)	82	22	93.0	1.0	0.2	1.4	4.0	57	0.0	0.0	0.9	0.6	3.3	14	0.8	31	72	0
937	番茄(西红柿,番柿)	97	19	94.4	0.9	0.2	0.5	3.5	92	0.0	0.0	0.6	0.6	5.0	10	0.4	31	19	0
938	番茄(整,罐头)	100	21	93.5	2.0	0.6	0.8	1.8	192	0.0	0.0	0.8	1.7	246.9	31	0.4	31	5	0
939	番茄酱(罐头)	100	81	75.8	4.9	0.2	2.1	14.8	0	0.0	0.0	5.6	4.4	37.1	28	1.1	31	0	0
940	葫子(茄科)	85	27	92.2	0.7	0.1	0.9	5.9	163	0.0	0.1	0.7	1.1	1.2	49	0.0	31	29	0
941	辣椒(红尖,干)	88	212	14.6	15.0	12.0	41.7	11.0	0	0.5	0.2	1.2	8.8	1.8	12	6.0	31	0	0
942	辣椒(红小)	80	32	88.8	1.3	0.4	3.2	5.7	232	0.0	0.1	0.8	0.4	2.6	37	1.4	31	144	0
943	辣椒(尖,青)	84	23	91.9	1.4	0.3	2.1	3.7	57	0.0	0.0	0.5	0.9	2.2	15	0.7	31	62	0
944	奶柿子西红柿	100	13	95.6	0.6	0.1	0.8	2.4	88	0.1	0.0	1.0	1.2	0.0	15	0.4	31	8	0
945	茄子	93	21	93.4	1.1	0.2	1.3	3.6	8	0.0	0.0	0.6	1.1	5.4	24	0.5	31	5	0
946	茄子(绿皮)	90	25	92.8	1.0	0.6	1.2	4.0	20	0.0	0.2	0.6	0.6	6.8	12	0.1	31	7	0
947	秋葵(黄秋葵,羊角豆)	88	37	86.2	2.0	0.1	3.9	7.1	52	0.1	0.1	1.0	1.0	3.9	45	0.1	31	4	0
948	甜椒(脱水)	100	307	10.5	7.6	0.4	8.3	68.3	2818	0.2	0.2	4.0	6.1	126.0	130	7.4	31	846	0
949	八宝菜(酱)	100	72	72.3	4.6	1.4	3.2	10.2	0	0.0	0.2	0.2	1.1	2843.2	110	4.8	84	0	0
950	菜干(芥菜)	100	141	24.9	13.3	0.8	27.4	20.1	150	0.0	0.4	0.6	0.0	3333.0	0	0.0	84	0	0

续表

序号	名称	可食部分	能量	水分	蛋白质	脂肪	膳食纤维	碳水化物	维生素A	维生素B₁	维生素B₂	烟酸	维生素E	钠	钙	铁	类别	维生素C	胆固醇
951	大头菜(酱)	100	36	74.8	2.4	0.3	2.4	6.0	0	0.0	0.1	0.8	0.2	4623.7	77	6.7	84	5	0
952	大头菜(桂花,佛手疙瘩)	100	51	65.3	3.2	0.4	1.8	8.6	0	0.0	0.1	0.8	0.0	6060.6	257	7.5	84	0	0
953	大头菜(五香)	100	48	72.0	4.6	0.2	4.5	7.0	10	0.1	0.0	0.0	0.0	0.0	0	0.0	84	0	0
954	洋姜(咸,地姜,鬼子姜)	100	34	74.0	2.6	0.0	1.0	5.8	0	0.2	0.1	1.4	0.0	5443.3	244	6.8	84	0	0
955	冬菜	100	46	68.4	3.5	0.3	2.8	7.3	12	0.0	0.1	0.9	0.8	7228.6	135	11.4	84	5	0
956	甘露(酱腌,甘露子,地蚕)	100	37	75.6	2.2	0.3	1.9	6.3	0	0.0	0.1	0.7	0.2	2839.0	54	6.4	84	0	0
957	狗牙菜	100	22	81.3	1.3	0.1	2.4	4.1	0	0.1	0.0	0.0	1.0	2777.4	125	4.4	84	0	0
958	合锦菜	100	75	68.3	6.0	0.0	3.9	12.8	3	0.1	0.0	2.0	0.0	3977.3	102	2.6	84	0	0
959	黄瓜(甜辣黄瓜)	100	99	62.7	2.8	0.2	1.2	21.6	0	0.1	0.0	0.4	0.0	0.0	96	4.1	84	0	0
960	黄瓜(酱黄瓜)	100	24	76.2	3.0	0.3	1.2	2.2	30	0.1	0.0	0.9	0.0	3769.5	52	3.7	84	0	0
961	姜(糟)	100	27	67.7	1.6	0.8	1.4	3.4	0	0.0	0.1	0.8	1.9	9686.0	39	4.4	84	0	0
962	酱包瓜	100	107	59.2	4.7	0.0	2.8	22.0	0	0.0	0.1	0.6	0.9	2523.2	15	4.2	84	0	0
963	芥菜(酸)	100	25	90.3	1.2	0.1	0.0	4.9	0	0.0	0.0	0.6	0.0	1164.0	51	1.4	84	0	0
964	芥菜头(腌,水菜,水疙瘩)	100	38	70.5	2.8	0.1	2.7	6.6	0	0.1	0.0	0.8	0.0	7250.7	87	2.9	84	0	0
965	芥菜头(腌煮,煮菜,煮疙瘩)	100	26	70.7	2.1	0.2	2.0	3.9	2	0.0	0.0	0.7	1.0	6834.5	174	5.8	84	0	0
966	金钱萝卜	100	41	73.5	1.6	0.3	2.1	8.0	43	0.0	0.0	0.3	0.0	3232.5	158	0.0	84	0	0
967	韭菜花(腌)	100	17	79.6	1.3	0.3	1.1	2.2	25	0.0	0.1	0.6	0.0	5030.8	84	6.5	84	0	0
968	蕨菜(腌)	100	22	89.9	2.5	0.3	2.2	2.2	53	0.0	0.1	1.6	0.0	990.6	115	4.5	84	0	0
969	龙须菜(腌制)	100	75	67.7	1.4	0.0	0.0	17.3	0	0.0	0.0	0.4	0.9	1103.0	8	6.4	84	0	0
970	萝卜(酱)	100	30	76.1	3.5	0.4	1.3	3.2	0	0.1	0.1	0.8	0.0	6880.8	102	3.8	84	0	0
971	萝卜干	100	60	67.7	3.3	0.2	3.4	11.2	17	0.0	0.1	0.9	0.0	4203.0	53	3.4	84	0	0
972	萝卜条(辣)	100	37	77.8	1.4	0.5	1.8	6.7	0	0.0	0.2	0.5	1.8	2650.9	118	3.3	84	17	0
973	蘑菇(酱)	100	121	59.0	5.4	0.2	0.7	24.3	0	0.2	0.1	2.0	0.2	400.0	30	1.8	84	0	0
974	苤蓝丝(酱)	100	39	73.4	5.5	0.0	1.5	4.2	0	0.1	0.0	0.9	0.2	4981.3	38	2.7	84	0	0
975	乳黄瓜(腌,嫩黄瓜)	100	32	81.3	1.7	0.3	1.8	5.6	0	0.0	0.0	0.3	0.2	3087.1	44	3.1	84	7	0
976	什锦菜	100	34	78.9	2.9	0.5	1.6	4.6	0	0.0	0.1	0.0	0.2	4092.7	21	4.5	84	0	0
977	蒜头(糖)	74	114	66.1	2.1	0.2	1.7	25.9	0	0.0	0.0	0.2	0.7	692.2	38	1.3	84	0	0
978	蒜头(酱)	73	104	67.2	4.4	0.1	2.6	21.3	0	0.0	0.1	0.0	0.5	3503.1	6	3.6	84	0	0

续表

序号	名称	可食部分	能量	水分	蛋白质	脂肪	膳食纤维	碳水化合物	维生素A	维生素B₁	维生素B₂	烟酸	维生素E	钠	钙	铁	类别	维生素C	胆固醇
979	甜酸蕌头	100	97	73.7	0.5	0.5	0.4	22.6	0	0.0	0.0	0.4	0.0	809.0	68	4.2	84	0	0
980	藠笋(酱)	100	23	83.0	2.3	0.2	1.0	3.1	0	0.1	0.1	0.6	0.0	4665.1	28	3.1	84	0	0
981	咸沙葱(蒙古生)	100	25	88.2	2.4	0.8	1.8	2.0	0	0.1	0.2	0.4	0.0	1712.4	457	0.0	84	0	0
982	雪里蕻(腌,腌雪里红)	100	25	77.1	2.4	0.2	2.1	3.3	8	0.1	0.1	0.7	0.2	3304.2	294	5.5	84	4	0
983	花生仁(生)	100	563	6.9	25.0	44.3	5.5	16.0	5	0.7	0.1	17.9	18.1	3.6	39	2.1	42	2	0
984	花生仁(炒)	100	581	1.8	24.1	44.4	4.3	21.2	5	0.1	0.1	18.9	15.0	445.1	284	6.9	42	0	0
985	葵花子(生)	50	597	2.4	23.9	49.9	6.1	13.0	5	0.4	0.2	4.8	34.5	5.5	72	5.7	42	0	0
986	葵花子(炒)	52	616	2.0	22.6	52.8	4.8	12.5	5	0.4	0.3	4.8	26.5	1322.0	72	6.1	42	0	0
987	葵花子仁	100	606	7.8	19.1	53.4	4.5	12.2	0	1.8	0.2	4.5	79.1	50.0	1	2.9	42	0	0
988	莲子(糖水)	100	201	49.2	2.8	0.5	0.7	46.2	0	0.0	0.1	1.5	0.0	8.7	24	0.0	42	0	0
989	莲子(干)	100	344	9.5	17.2	2.0	3.0	64.2	0	0.2	0.1	4.2	2.7	5.1	97	3.6	42	5	0
990	栗子(鲜,板栗)	73	345	13.4	5.3	1.7	1.2	77.2	5	0.1	0.2	0.8	11.4	8.5	0	1.2	42	25	0
991	栗子(干)	80	185	52.0	4.2	0.7	1.7	40.5	32	0.1	0.2	0.8	4.6	13.9	17	1.1	42	24	0
992	毛栗子(鲜)	38	174	57.6	12.0	6.7	5.4	16.3	0	0.1	0.1	1.5	0.0	0.0	0	0.0	42	40	0
993	南瓜子(炒,白瓜子)	68	574	4.1	36.0	46.1	4.1	3.8	0	0.1	0.2	3.3	27.3	15.8	37	6.5	42	0	0
994	南瓜子仁	100	566	9.2	33.2	48.1	4.9	0.0	0	0.2	0.1	1.8	13.3	20.6	16	1.5	42	0	0
995	芡实米(鸡头米)	100	351	11.4	8.3	0.3	0.9	78.7	0	0.3	0.1	0.4	0.0	28.4	37	0.5	42	0	0
996	山核桃(熟,小核桃)	30	596	2.2	7.9	50.8	7.8	26.8	0	0.0	0.1	1.0	14.1	430.3	133	5.4	42	0	0
997	山核桃(干)	24	601	2.2	18.0	50.4	7.4	18.8	5	0.2	0.1	0.5	65.6	250.7	57	6.8	42	0	0
998	松子(炒)	31	619	3.6	14.1	58.5	12.4	9.0	5	0.0	0.1	3.8	25.2	3.0	161	5.2	42	0	0
999	松子(生)	32	640	3.0	12.6	62.6	12.4	8.6	7	0.4	0.1	3.8	34.5	0.0	3	5.9	42	0	0
1000	松子仁	100	698	0.8	13.4	70.6	10.0	2.2	2	0.2	0.3	4.0	32.8	10.1	78	4.3	42	0	0
1001	西瓜子(话梅)	38	541	5.0	30.3	46.5	13.2	2.2	0	0.0	0.1	3.2	2.7	133.7	392	4.4	42	0	0
1002	西瓜子(炒)	43	573	4.3	32.7	44.8	4.5	9.7	0	0.0	0.1	3.4	1.2	187.7	28	8.2	42	0	0
1003	西瓜子仁	100	555	9.2	32.4	45.9	5.4	3.2	0	0.2	0.1	1.4	27.4	9.4	0	4.7	42	0	0
1004	杏仁	100	514	5.6	24.7	44.8	19.2	2.9	0	0.1	1.3	0.0	18.5	7.1	71	1.3	42	26	0
1005	榛子(干)	27	542	7.4	20.0	44.8	9.6	14.7	8	0.6	0.1	2.5	36.4	4.7	104	6.4	42	0	0
1006	榛子(炒)	21	594	2.3	30.5	50.3	8.2	4.9	12	0.2	0.2	9.8	25.2	153.0	815	5.1	42	0	0

续表

序号	名称	可食部分	能量	水分	蛋白质	脂肪	膳食纤维	碳水化物	维生素A	维生素B₁	维生素B₂	烟酸	维生素E	钠	钙	铁	类别	维生素C	胆固醇
1007	鸭蛋(咸)	88	190	61.3	12.7	12.7	0.0	6.3	134	0.2	0.3	0.1	6.3	2706.1	118	3.6	54	0	647
1008	鸭蛋白	100	47	87.7	9.9	0.0	0.0	1.8	23	0.0	0.1	0.1	0.2	71.2	18	0.1	54	0	0
1009	鸭蛋黄	100	378	44.9	14.5	33.8	0.0	4.0	1980	0.3	0.6	0.0	12.7	30.1	123	4.9	54	0	1576
1010	白姑鱼(白米子鱼)	67	150	71.5	19.1	8.2	0.0	0.0	0	0.0	0.1	3.3	1.5	152.7	23	0.3	61	0	0
1011	鲅鱼(马鲛鱼,燕鲅鱼,巴鱼)	80	122	72.5	21.2	3.1	0.0	2.2	19	0.0	0.0	2.1	0.7	74.2	35	0.8	61	0	75
1012	鲅鱼(咸,威马鲛)	67	157	52.8	23.3	1.6	0.0	12.4	0	0.0	0.0	2.7	4.6	5350.0	0	6.2	61	0	0
1013	八爪鱼(八角鱼)	78	135	65.4	18.9	0.4	0.0	14.0	0	0.0	0.1	5.4	1.3	65.4	21	0.6	61	0	0
1014	鳊鱼(鲂鱼,武昌鱼)	59	135	73.1	18.3	6.3	0.0	1.2	28	0.0	0.1	1.7	0.5	41.1	89	0.7	61	0	94
1015	餐条鱼	78	165	72.7	18.3	10.2	0.0	0.0	0	0.1	0.0	0.0	0.0	0.0	0	0.0	61	0	103
1016	草鱼(白鲩,草包鱼)	58	112	77.3	16.6	5.2	0.0	0.0	11	0.0	0.1	2.8	2.0	46.0	38	0.8	61	0	86
1017	鲳鱼(平鱼,银鲳,刺鲳)	70	142	72.8	18.5	7.8	0.0	0.0	24	0.0	0.1	2.1	1.3	62.5	46	1.1	61	0	77
1018	赤眼鳟(金目鱼)	59	114	76.5	18.1	5.0	0.0	0.0	12	0.0	0.1	4.7	1.7	87.0	59	6.4	61	0	121
1019	大黄鱼(大黄花鱼)	66	96	77.7	17.7	2.5	0.0	0.8	10	0.0	0.1	1.9	1.1	120.3	53	0.7	61	0	86
1020	带鱼(白带鱼,刀鱼)	76	127	73.3	17.7	4.9	0.0	3.1	29	0.0	0.1	2.8	0.8	150.1	28	1.2	61	0	76
1021	大嫲哈鱼(大马哈鱼)	72	143	74.1	17.2	8.6	0.0	0.0	45	0.1	0.2	4.4	0.8		13	0.3	61	0	101
1022	鲷鱼(黑鲷,铜盆鱼,大目鱼)	65	106	75.2	17.9	2.6	0.0	2.7	12	0.0	0.1	3.5	1.1	103.9	186	2.3	61	0	65
1023	鲽(比目鱼,凸眼鱼)	72	107	74.6	21.1	2.3	0.0	0.5	117	0.0	0.0	1.5	2.3	150.4	107	0.4	61	0	73
1024	丁香鱼(干)	100	196	36.3	37.5	3.1	0.0	4.6	119	0.1	0.2	2.0	0.3	4375.0	590	4.3	61	0	379
1025	堤鱼(海河乌江)	64	191	66.9	17.6	12.8	0.0	1.3	5	0.2	0.1	6.5	0.3	65.0	15	2.2	61	0	0
1026	颌针鱼(针量鱼)	75	180	66.5	20.2	10.4	0.0	1.4	0	0.0	0.0	0.0	3.4	73.3	58	1.2	61	0	101
1027	狗母鱼(大头狗母鱼)	67	100	76.5	16.7	2.3	0.0	3.0	11	0.1	0.1	3.7	0.1	156.3	95	2.2	61	0	71
1028	鳜鱼(桂鱼)	61	117	74.5	19.9	4.2	0.0	0.0	12	0.0	0.1	5.9	0.9	68.6	63	1.0	61	0	124
1029	海鲫鱼(九九鱼)	60	206	64.3	17.0	13.7	0.0	3.6	0	0.0	0.0	4.3	1.1	15.8	69	1.9	61	0	70
1030	海鳗(海鳗鱼,鲡勾)	67	122	74.6	18.8	5.0	0.0	0.5	22	0.1	0.1	3.0	1.7	95.8	28	0.7	61	0	71
1031	红娘鱼(黄红娘鱼)	55	105	76.1	18.0	2.8	0.0	1.9	6	0.0	0.1	4.9	0.7	163.9	160	1.2	61	0	120
1032	黄姑鱼(黄婆鸡鱼)	63	133	74.0	18.4	7.0	0.0	0.0	12	0.0	0.1	3.6	1.1	101.9	94	0.9	61	0	166
1033	黄颡鱼(戈牙鱼,黄鲿鱼)	52	124	71.6	17.8	2.7	0.0	7.1	0	0.1	0.1	3.7	1.5	250.4	59	6.4	61	0	90
1034	黄鳍鱼(鳍鱼)	67	89	78.0	18.0	1.4	0.0	1.2	50	0.0	1.0	3.7	1.3	70.2	42	2.5	61	0	126

续表

序号	名称	可食部分	能量	水分	蛋白质	脂肪	膳食纤维	碳水化物	维生素A	维生素B₁	维生素B₂	烟酸	维生素E	钠	钙	铁	类别	维生素C	胆固醇
1035	黄鳍(鳍丝)	88	61	85.2	15.4	0.8	0.0	0.0	0	0.0	2.1	1.8	1.1	131.0	57	2.8	61	0	0
1036	胡子鲇(塘虱鱼)	50	146	72.6	15.4	8.0	0.0	3.1	8	0.1	0.1	4.3	0.1	45.5	18	0.6	61	0	53
1037	尖嘴白	80	137	68.6	22.7	3.3	0.0	4.1	0	0.1	0.0	0.0	0.3	48.3	27	0.6	61	0	73
1038	鲐花	63	117	79.9	15.6	6.1	0.0	0.0	0	0.0	0.3	0.9	2.5	0.0	0	0.0	61	0	34
1039	静鱼	80	126	73.9	19.5	6.0	0.0	0.0	0	0.0	0.0	0.0	0.0	0.0	0	0.0	61	0	0
1040	金线鱼(红三鱼)	40	100	77.1	18.6	2.9	0.0	0.0	20	0.0	0.0	4.8	0.6	118.0	102	1.4	61	0	54
1041	鲦鱼(大凤尾鱼)	79	106	77.5	13.2	5.5	0.0	0.8	15	0.0	0.1	1.0	0.8	53.1	114	1.7	61	0	93
1042	鲦鱼(小凤尾鱼)	90	124	72.7	15.5	5.1	0.0	4.0	14	0.1	0.1	0.9	0.7	38.5	78	1.6	61	0	0
1043	鲫鱼(喜头鱼,海鲋鱼)	54	108	75.4	17.1	2.7	0.0	3.8	17	0.0	0.1	2.5	0.7	41.2	79	1.3	61	0	130
1044	口头鱼	56	134	70.3	19.6	4.2	0.0	4.5	0	0.0	0.0	2.4	0.0	47.7	103	2.0	61	0	0
1045	鲫鱼(快鱼,力鱼)	71	159	71.9	20.7	8.5	0.0	0.0	0	0.0	0.0	0.0	1.8	47.8	39	1.3	61	0	76
1046	鲢鱼(白鲢,胖子,连子鱼)	61	102	77.8	17.8	3.6	0.0	0.0	20	0.0	0.1	2.5	1.2	57.5	53	1.4	61	0	99
1047	鲮鱼(雪鲮)	57	95	77.7	18.4	2.1	0.0	0.7	125	0.0	0.0	3.0	1.5	40.1	31	0.9	61	0	86
1048	鲮鱼(罐头)	100	399	27.0	30.7	26.9	0.0	8.5	0	0.0	0.1	2.3	5.6	2310.0	598	6.1	61	0	162
1049	鲤鱼(鲤拐子)	54	109	76.7	17.6	4.1	0.0	0.5	25	0.0	0.1	2.7	1.3	53.7	50	1.0	61	0	84
1050	罗非鱼(越南鱼,非洲黑鲫鱼)	53	77	80.9	16.0	1.0	0.0	1.0	7	0.0	0.3	2.5	0.1	66.8	24	1.1	61	0	54
1051	罗非鱼	55	98	76.0	18.4	1.5	0.0	2.8	0	0.1	0.0	3.3	1.9	19.8	12	0.9	61	0	78
1052	鲈鱼(鲈花)	58	100	77.7	18.6	3.4	0.0	0.0	19	0.0	0.2	3.1	0.8	144.1	138	2.0	61	0	86
1053	鳗鲡(鳗鱼,河鳗)	84	181	67.1	18.6	10.8	0.0	2.3	0	0.0	0.0	3.8	3.6	58.8	42	1.5	61	0	177
1054	梅童鱼(大头仔鱼,丁珠鱼)	63	113	76.7	18.9	5.0	0.0	0.0	25	0.0	0.0	2.1	0.8	106.1	34	1.8	61	0	88
1055	鲅鱼(鳘鱼)	76	82	79.3	20.2	0.9	0.0	0.0	33	0.0	0.1	3.0	0.0	54.8	21	1.1	61	0	62
1056	鲇鱼(胡子鲇,鲶胡,旺虾)	65	102	78.0	17.3	3.7	0.0	0.0	0	0.1	0.1	2.5	0.5	49.6	42	2.1	61	0	163
1057	泥鳅	60	96	76.6	17.9	2.0	0.0	1.7	14	0.1	0.3	6.2	0.8	74.8	299	2.9	61	0	136
1058	鲆(片口鱼,比目鱼)	68	105	75.9	20.8	3.2	0.0	0.0	0	0.0	0.1	4.5	0.5	66.7	55	1.0	61	0	0
1059	青鱼(青皮鱼,青鳞鱼,青混)	63	116	73.9	20.1	4.2	0.0	0.2	42	0.0	0.1	2.9	0.8	47.4	31	0.9	61	0	108
1060	鲨鱼(青鲨,白斑角鲨)	56	110	75.1	22.2	3.2	0.0	0.0	21	0.0	0.1	3.1	0.6	102.2	41	0.9	61	0	70
1061	舌鳎(花纹舌头,舌头鱼)	68	83	79.8	17.7	1.4	0.0	0.1	6	0.0	0.1	2.1	0.6	138.8	57	1.5	61	0	82
1062	蛇鲻(沙丁鱼,沙鲴)	67	88	78.0	19.8	1.1	0.0	0.1	0	0.0	0.1	2.0	0.3	91.5	184	1.4	61	0	86

续表

序号	名称	可食部分	能量	水分	蛋白质	脂肪	膳食纤维	碳水化物	维生素A	维生素B₁	维生素B₂	烟酸	维生素E	钠	钙	铁	类别	维生素C	胆固醇
1063	蛇鲻(沙梭鱼)	72	122	73.5	20.8	4.2	0.0	0.4	0	0.0	0.1	2.0	0.9	118.4	117	0.3	61	0	86
1064	鲐鱼(青鲇鱼,鲐巴鱼,青砖鱼)	66	155	69.1	19.9	7.4	0.0	2.2	38	0.1	0.1	8.8	0.6	87.7	50	1.5	61	0	77
1065	鲩(绿鳍马面鲀,面包鱼)	52	83	78.9	18.1	0.6	0.0	1.2	15	0.0	0.1	3.0	1.0	80.5	5.5	0.9	61	0	45
1066	乌鳢(黑鱼,石斑鱼,生鱼)	57	85	78.7	19.5	1.2	0.0	0.0	26	0.0	0.1	2.5	1.0	48.8	152	0.7	61	0	91
1067	小黄鱼(小黄花鱼)	63	99	77.9	17.9	3.0	0.0	0.1	0	0.0	0.0	2.3	1.2	103.0	78	0.9	61	0	74
1068	鳕鱼(鳕狭,明太鱼)	45	88	77.4	20.4	0.5	0.0	0.5	14	0.0	0.1	2.7	0.0	130.3	42	0.5	61	0	114
1069	鳊鱼(夫鱼)	59	90	81.1	20.8	0.7	0.0	0.0	27	0.0	0.1	3.6	0.8	130.0	22	0.6	61	0	48
1070	银鱼(面条鱼)	100	119	76.2	17.2	5.6	0.0	0.0	0	0.0	0.1	0.2	1.9	8.6	46	0.9	61	0	361
1071	鲱鱼(胖头鱼,摆佳鱼,花鲢鱼)	61	100	76.5	15.3	2.2	0.0	4.7	34	0.0	0.1	2.8	2.7	60.6	82	0.8	61	0	112
1072	鱼片干	100	303	20.2	46.1	3.4	0.0	22.0	0	0.1	0.4	5.0	0.9	2320.6	106	4.4	61	0	307
1073	鱼子酱(大麻哈鱼)	100	252	49.4	10.9	16.8	0.0	14.4	111	0.3	0.2	0.5	12.3	0.0	23	2.8	61	0	486
1074	鲴鱼(白眼梭鱼)	57	118	75.3	18.9	4.8	0.0	0.0	99	0.0	0.1	2.3	3.3	71.4	19	0.5	61	0	99
1075	鳟鱼(红鳟鱼)	57	99	77.0	18.6	2.6	0.0	0.2	206	0.1	0.0	0.0	3.5	110.0	34	0.0	61	0	102
1076	蚌肉	63	71	80.8	15.0	0.9	0.0	0.8	283	0.0	0.2	0.4	0.0	6.1	190	50.0	62	0	148
1077	河虾	86	84	78.1	16.4	2.4	0.0	0.0	48	0.0	0.0	0.0	5.3	138.8	325	4.0	63	0	240
1078	江虾(沼虾)	100	87	77.0	10.3	0.9	0.0	9.3	102	0.0	0.1	2.2	11.3	0.0	78	8.8	63	0	116
1079	基围虾	60	101	75.2	18.2	1.4	0.0	3.9	0	0.0	0.1	2.9	1.7	172.0	83	2.0	63	0	181
1080	龙虾	46	90	77.6	18.9	1.1	0.0	1.0	0	0.0	0.0	4.3	3.6	190.0	21	1.3	63	0	121
1081	明虾	57	85	79.8	13.4	1.8	0.0	3.8	0	0.0	0.0	4.0	1.5	119.0	75	0.6	63	0	273
1082	塘水虾(草虾)	57	96	74.0	21.2	1.2	0.0	0.0	44	0.0	0.1	0.0	4.8	109.0	403	3.4	63	0	264
1083	虾虎(琵琶虾)	32	81	80.6	11.6	1.7	0.0	4.8	0	0.0	0.0	0.0	3.2	136.6	22	1.7	63	0	177
1084	虾米(海米)	100	195	37.4	43.7	2.6	0.0	0.0	21	0.0	0.1	5.0	1.5	4891.9	555	11.0	63	0	525
1085	虾脑酱	100	100	58.4	15.2	4.3	0.0	0.0	0	0.0	0.3	3.8	1.8	1790.0	667	8.7	63	0	249
1086	虾皮	100	153	42.4	30.7	2.2	0.0	2.5	19	0.0	0.1	3.1	0.9	5057.7	991	6.7	63	0	428
1087	蟹(海蟹)	55	95	77.1	13.8	2.3	0.0	4.7	30	0.0	0.1	2.5	3.0	260.0	208	1.6	63	0	125
1088	蟹(河蟹)	42	103	75.8	17.5	2.6	0.0	2.3	389	0.1	0.3	1.7	6.1	193.5	126	2.9	63	0	267
1089	蟹(瞻缘青蟹,青蟹)	43	80	79.8	14.6	1.6	0.0	1.7	402	0.0	0.4	2.3	2.8	192.9	228	0.9	63	0	119
1090	蟹(梭子蟹)	49	95	77.5	15.9	3.1	0.0	0.9	121	0.0	0.3	1.9	4.6	481.4	280	2.5	63	0	142

续表

序号	名称	可食部分	能量	水分	蛋白质	脂肪	膳食纤维	碳水化合物	维生素A	维生素B_1	维生素B_2	烟酸	维生素E	钠	钙	铁	类别	维生素C	胆固醇
1091	蟹肉	100	62	84.4	11.6	1.2	0.0	1.1	0	0.0	0.1	4.3	2.9	270.0	231	1.8	63	0	65
1092	菜籽油	100	899	0.1	0.0	99.9	0.0	0.0	0	0.0	0.0	0.0	60.9	7.0	9	3.7	81	0	0
1093	茶油	100	899	0.1	0.0	99.9	0.0	0.0	0	0.0	0.0	0.0	27.9	0.7	5	1.1	81	0	0
1094	大麻油	100	897	0.3	0.0	99.9	0.0	0.0	0	0.0	0.0	0.0	8.6	1.5	15	3.1	81	0	0
1095	豆油	100	899	0.1	0.0	99.9	0.0	0.0	0	0.0	0.0	0.0	93.1	4.9	13	2.0	81	0	0
1096	花生油	100	899	0.1	0.0	99.9	0.0	0.0	0	0.0	0.0	0.0	42.1	3.5	12	2.9	81	0	0
1097	胡麻油	100	900	0.0	0.0	100.0	0.0	0.0	0	0.0	0.0	0.0	389.9	0.6	3	0.2	81	0	0
1098	混合油(菜+棕)	100	895	0.1	0.0	99.9	0.0	1.0	0	0.0	0.1	0.1	12.1	10.5	75	4.1	81	0	0
1099	葵花籽油	100	899	0.1	0.0	99.9	0.0	0.0	0	0.0	0.0	0.0	54.6	2.8	2	1.0	81	0	0
1100	辣椒油	100	900	0.0	0.0	100.0	0.0	0.0	0	0.0	0.0	0.0	87.2	0.0	0	0.0	81	0	0
1101	棉籽油	100	899	0.1	0.0	99.8	0.0	0.1	0	0.0	0.0	0.0	86.4	4.5	17	2.0	81	0	0
1102	牛油(炼)	100	898	0.2	0.0	99.7	0.0	0.1	89	0.0	0.0	0.2	4.6	0.0	0	0.0	81	0	135
1103	牛油	100	835	6.2	0.0	92.0	0.0	1.8	54	0.0	0.0	0.0	0.0	9.4	9	3.0	81	0	0
1104	色拉油	100	898	0.2	0.0	99.8	0.0	0.0	0	0.0	0.0	0.0	24.0	5.1	18	1.7	81	0	0
1105	鸭油(炼)	100	897	0.3	0.0	99.7	0.0	0.0	71	0.0	0.0	0.0	0.0	0.0	0	0.0	81	0	83
1106	羊油	100	824	4.0	0.0	88.0	0.0	8.0	33	0.0	0.0	0.0	1.1	13.2	0	1.0	81	0	107
1107	羊油(炼)	100	895	0.1	0.0	99.0	0.0	0.9	0	0.0	0.0	0.0	0.0	0.0	0	0.0	81	0	107
1108	玉米油	100	895	0.2	0.0	99.2	0.0	0.5	0	0.0	0.0	0.0	51.9	1.4	1	1.4	81	0	0
1109	芝麻油(香油)	100	898	0.1	0.0	99.7	0.0	0.2	89	0.0	0.0	0.0	68.5	1.1	9	2.2	81	0	0
1110	猪油(未炼)	100	827	4.0	0.0	88.7	0.0	7.2	27	0.0	0.0	0.0	21.8	138.5	0	2.1	81	0	0
1111	猪油(炼,大油)	100	897	0.2	0.0	99.6	0.0	0.2	0	0.0	0.0	0.0	5.2	0.0	0	0.0	81	0	93
1112	棕榈油	100	900	0.0	0.0	100.0	0.0	0.0	0	0.0	0.0	0.6	15.2	1.3	0	3.1	81	0	0
1113	艾窝窝	100	190	52.1	4.3	0.0	0.3	43.1	0	0.0	0.0	0.6	0.2	1.7	19	0.5	71	0	0
1114	白水羊头	100	193	61.9	22.4	11.0	0.0	1.2	13	0.0	0.3	1.4	0.9	899.4	41	5.4	71	0	591
1115	板油酥饼	100	362	27.4	7.6	14.9	0.0	49.4	40	0.1	0.2	0.6	2.2	324.0	14	2.2	71	0	49
1116	饼干(VC饼干)	100	572	5.5	10.8	39.7	0.3	42.9	0	0.1	0.0	1.6	4.3	113.5	0	1.9	71	0	81
1117	饼干(奶油)	100	429	6.5	8.5	13.1	1.0	69.2	95	0.1	0.0	3.6	7.2	196.4	49	2.1	71	0	81
1118	饼干	100	433	5.7	9.0	12.7	1.1	70.6	37	0.1	0.0	4.7	4.6	204.1	73	1.9	71	0	81

续表

序号	名称	可食部分	能量	水分	蛋白质	脂肪	膳食纤维	碳水化合物	维生素A	维生素B_1	维生素B_2	烟酸	维生素E	钠	钙	铁	类别	维生素C	胆固醇
1119	饼干(补血饼干)	100	452	4.1	11.8	14.7	0.4	68.0	0	0.0	0.0	0.0	0.0	177.4	76	9.6	71	0	81
1120	饼干(高蛋白饼干)	100	448	5.6	11.0	16.2	1.5	64.5	77	0.1	0.1	5.5	6.8	104.7	111	3.7	71	0	81
1121	饼干(强化锌,富锌饼干)	100	444	3.3	11.0	13.3	1.1	70.1	13	0.1	0.0	1.7	8.5	231.1	144	2.2	71	0	81
1122	饼干(曲奇饼)	100	546	1.9	6.5	31.6	0.2	58.9	0	0.1	0.1	1.3	6.0	174.6	45	1.9	71	0	81
1123	饼干(军用压缩)	100	457	5.4	7.9	17.8	1.2	66.4	0	0.1	0.0	5.1	0.6	320.1	149	3.9	71	0	81
1124	饼干(儿童营养饼干)	100	446	3.9	10.8	12.9	0.3	71.8	0	0.0	0.0	0.0	0.0	107.4	136	5.4	71	0	81
1125	饼干(钙奶饼干)	100	444	3.3	8.4	13.2	0.9	73.0	0	0.1	0.0	1.1	1.7	112.2	115	3.5	71	0	81
1126	饼干(苏打)	100	408	5.7	8.4	7.7	0.0	76.2	0	0.0	0.0	0.4	1.0	12.2	0	1.6	71	0	81
1127	饼干(维夫饼干)	100	528	10.3	5.4	35.2	0.5	47.5	0	0.2	0.2	1.4	0.7	281.8	58	2.4	71	0	81
1128	桔子饮料(固体)	100	391	2.2	0.2	0.0	0.0	97.5	2	0.1	0.1	0.8	0.0	10.7	54	0.2	85	63	0
1129	橘子汁	100	119	70.1	0.0	0.1	0.0	29.6	2	0.0	0.0	0.0	0.0	18.6	4	0.1	85	2	0
1130	可可粉	100	320	7.5	24.6	8.4	14.3	36.5	22	0.1	0.2	1.4	6.3	23.0	74	1.0	85	0	0
1131	麦乳精	100	429	2.0	8.5	9.7	0.0	77.0	113	0.1	0.3	0.7	0.4	177.8	145	4.1	85	0	0
1132	猕猴桃精	100	390	2.2	0.4	0.0	0.0	97.1	0	0.1	0.1	0.5	0.0	2.2	28	1.6	85	0	0
1133	巧克力豆奶	100	39	90.4	2.9	0.5	0.0	5.9	0	0.0	0.0	0.2	6.0	25.4	17	0.4	85	0	0
1134	汽水(橙汁汽水)	100	20	94.9	0.0	0.0	0.0	0.0	10	0.0	0.0	0.0	0.0	8.1	10	0.1	85	0	0
1135	汽水(柠檬汽水)	100	38	90.5	0.0	0.0	0.0	9.5	0	0.0	0.0	0.0	0.0	3.3	9	0.0	85	0	0
1136	汽水(特制)	100	42	89.5	0.0	0.0	0.0	10.5	7	0.0	0.0	0.7	0.0	5.8	8	0.1	85	0	0
1137	汽水(特制柠檬汽水)	100	50	87.5	0.0	0.0	0.0	12.5	0	0.2	0.0	0.0	0.0	4.4	8	0.1	85	0	0
1138	沙棘果汁	100	44	87.5	0.9	0.5	1.7	8.9	0	0.0	0.0	0.0	0.0	5.4	10	15.2	85	8	0
1139	山楂晶	100	386	3.6	0.1	0.2	0.0	95.9	0	0.3	1.3	0.6	0.0	57.7	37	1.7	85	0	0
1140	神力宝	100	68	83.4	0.8	0.6	0.0	14.9	50	0.2	0.0	0.3	0.0	10.7	42	0.0	85	0	0
1141	酸梅晶	100	394	1.2	0.2	0.0	0.0	98.4	0	0.2	0.7	0.2	0.0	11.5	29	6.8	85	5	0
1142	维尔康运动饮料	100	45	88.9	0.0	0.1	0.0	11.0	0	0.0	0.0	0.0	0.0	5.0	6	0.0	85	0	0
1143	鲜桔晶	100	385	3.7	0.3	0.0	0.0	95.9	0	0.1	0.1	0.3	0.0	6.2	24	0.5	85	18	0
1144	鲜橘汁(纸盒)	100	30	92.5	0.1	0.0	0.0	7.4	3	0.0	0.0	0.0	0.0	4.2	7	0.1	85	0	0
1145	喜得乐	100	60	85.8	2.9	0.8	0.0	10.2	31	0.0	0.0	0.3	0.0	24.8	36	0.0	85	0	0
1146	喜乐(乳酸饮料)	100	53	86.8	0.9	0.2	0.0	11.8	2	0.0	0.0	0.0	2.8	53.8	14	0.1	85	0	0

续表

序号	名称	可食部分	能量	水分	蛋白质	脂肪	膳食纤维	碳水化物	维生素A	维生素B₁	维生素B₂	烟酸	维生素E	钠	钙	铁	类别	维生素C	胆固醇
1147	杏仁露	100	46	89.7	0.9	1.1	0.0	8.1	0	0.0	0.0	0.0	0.0	9.2	4	0.0	85	1	0
1148	雪糕（双棒）	100	137	69.7	2.3	3.6	0.0	23.9	45	0.0	0.0	0.1	0.8	51.1	100	0.8	85	0	38
1149	紫雪糕	100	228	59.4	2.6	13.7	0.0	23.6	26	0.0	0.0	0.2	4.5	65.9	168	0.8	85	0	52
1150	白砂糖	100	400	0.0	0.0	0.0	0.0	99.9	0	0.0	0.0	0.0	0.0	0.4	20	0.6	83	0	0
1151	白糖（绵白糖）	100	396	0.9	0.1	0.0	0.0	98.9	0	0.0	0.0	0.2	0.0	2.0	6	0.2	83	0	0
1152	冰糖	100	397	0.6	0.0	0.0	0.0	99.3	0	0.0	0.0	0.0	0.0	2.7	23	1.4	83	0	0
1153	彩球糖	100	396	1.0	0.0	0.0	0.0	99.0	0	0.0	0.1	0.1	0.0	9.7	12	0.8	83	0	0
1154	蜂蜜	100	321	22.0	0.4	1.9	0.0	75.6	0	0.0	0.1	0.1	0.0	0.3	4	1.0	83	3	0
1155	红糖	100	389	1.9	0.7	0.0	0.0	96.6	0	0.0	0.0	0.3	0.0	18.3	157	2.2	83	0	0
1156	胶姆糖	69	368	7.7	0.1	0.0	0.0	91.9	0	0.0	0.1	0.5	0.0	0.0	22	0.0	83	0	0
1157	廖花糖	100	392	7.0	7.2	14.0	11.5	59.3	0	0.1	0.1	1.9	4.3	36.5	243	0.0	83	0	0
1158	马蹄软糖	100	359	10.1	0.1	0.0	0.0	89.6	0	0.0	0.0	0.2	0.0	0.0	26	1.1	83	0	0
1159	棉花糖	100	321	19.5	4.9	0.0	0.0	75.3	0	0.0	0.0	0.3	0.0	94.6	19	0.0	83	0	0
1160	米花糖	100	384	7.3	3.1	3.3	0.3	85.5	0	0.1	0.1	2.5	2.2	43.4	144	5.4	83	0	0
1161	奶糖	100	407	5.6	2.5	6.6	0.0	84.5	0	0.1	0.2	0.6	0.0	222.5	50	3.4	83	0	0
1162	泡泡糖	68	360	9.7	0.2	0.0	0.0	89.8	0	0.0	0.1	0.5	0.0	20.6	6	0.0	83	0	0
1163	巧克力	100	586	1.0	4.3	40.1	1.5	51.9	0	0.1	0.1	1.4	1.6	111.8	111	1.7	83	0	0
1164	巧克力（酒芯）	100	400	13.8	1.3	12.0	0.4	71.8	0	0.1	0.3	0.2	2.6	35.6	128	2.3	83	0	0
1165	巧克力（维夫，朱古力威化）	100	572	2.1	8.2	38.4	1.2	48.5	0	0.1	0.1	0.4	11.7	111.2	61	5.5	83	0	0
1166	山楂球	100	369	6.6	0.5	0.0	0.9	91.7	0	0.0	0.0	0.7	0.0	160.4	58	2.3	83	0	0
1167	水晶糖	100	395	1.0	0.2	0.2	0.5	98.1	0	0.0	0.0	0.0	0.0	107.8	0	3.0	83	0	0
1168	酸三色糖	100	397	0.7	0.0	0.4	1.4	98.4	0	0.0	0.0	0.1	0.0	154.7	10	2.3	83	0	0
1169	酥糖	100	436	3.3	6.0	13.9	4.0	71.6	0	0.1	0.0	3.5	4.8	45.0	186	6.0	83	0	0
1170	鲜桃果汁糖	100	397	0.4	0.0	0.2	0.0	98.8	32	0.0	0.1	2.3	0.0	172.1	14	1.9	83	0	0
1171	芝麻南糖	100	538	4.2	4.8	35.6	4.7	49.7	0	0.1	0.1	2.1	4.4	33.5	0	10.3	83	0	0
1172	淀粉（蚕豆，大豆淀粉）	100	341	14.1	0.5	0.0	0.5	84.8	0	0.0	0.0	0.0	0.0	18.2	36	2.3	11	0	0
1173	马铃薯粉（土豆粉）	100	337	12.0	1.2	0.5	1.4	82.0	0	0.0	0.0	1.1	0.0	4.7	11	10.7	11	0	0
1174	淀粉（团粉，菱粉）	100	346	12.6	1.5	0.0	0.8	85.0	9.0	0.0	0.0	0.2	0.0	13.3	34	3.6	11	0	0

续表

序号	名称	可食部分	能量	水分	蛋白质	脂肪	膳食纤维	碳水化合物	维生素A	维生素B₁	维生素B₂	烟酸	维生素E	钠	钙	铁	类别	维生素C	胆固醇
1175	淀粉(玉米)	100	345	13.5	1.2	0.1	0.1	84.9	0	0.0	0.0	1.1	0.0	6.3	18	4.0	11	0	0
1176	粉皮	100	64	84.3	0.2	0.3	0.0	15.0	0	0.0	0.0	0.0	0.0	3.9	5	0.5	11	0	0
1177	粉丝	100	335	15.0	0.8	0.2	1.1	82.6	0	0.0	0.0	0.4	0.0	9.3	31	6.4	11	0	0
1178	粉条	100	337	14.3	0.5	0.1	0.6	83.6	0	0.0	0.0	0.1	0.0	9.6	35	5.2	11	0	0
1179	凉粉	100	37	90.5	0.2	0.3	0.6	8.3	0	0.0	0.0	0.2	0.0	2.8	9	1.3	71	0	0
1180	醋	100	31	90.6	2.1	0.3	0.0	4.9	0	0.0	0.1	1.4	0.0	262.1	17	6.0	82	0	0
1181	豆瓣酱(辣油豆瓣酱)	100	184	47.9	7.9	5.9	2.2	24.8	0	0.0	0.3	1.3	18.2	2201.5	66	9.9	82	0	0
1182	豆瓣酱	100	178	46.6	13.6	6.8	1.5	15.6	0	0.1	0.5	2.4	0.6	6012.0	53	16.4	82	0	0
1183	豆豉(五香)	100	244	22.7	24.1	0.0	5.9	36.8	0	0.1	0.1	0.6	40.7	263.8	29	3.7	82	0	0
1184	黄酱(大酱)	100	131	50.6	12.1	1.2	3.4	17.9	13	0.1	0.3	2.4	14.1	3606.1	70	7.0	82	0	0
1185	花生酱	100	594	0.5	6.9	53.0	3.0	22.3	0	0.0	0.2	2.0	2.1	2340.0	67	7.2	82	0	0
1186	酱油	100	63	67.3	5.6	0.1	0.2	9.9	0	0.1	0.1	1.7	0.0	5757.0	66	8.6	82	0	0
1187	酱油(冬菇)	100	38	75.2	3.5	0.1	0.0	5.9	0	0.0	0.2	1.1	0.0	2057.0	18	1.3	82	0	0
1188	酱油(多味)	100	86	58.2	7.8	0.4	0.0	12.9	0	0.0	0.0	1.5	0.0	4050.0	79	4.5	82	0	0
1189	酱油(高级)	100	71	67.5	8.4	0.2	0.0	9.0	0	0.0	0.1	1.5	0.0	4056.0	30	3.0	82	0	0
1190	酱油(三鲜)	100	41	74.3	3.4	0.1	0.0	6.6	0	0.0	0.2	0.8	0.0	2462.0	58	1.7	82	0	0
1191	酱油(三级)	100	40	74.2	6.8	0.4	0.0	2.4	0	0.0	0.0	0.0	0.0	1903.0	14	2.0	82	0	0
1192	酱油(晒制)	100	71	64.6	9.4	0.6	0.1	6.8	0	0.1	0.0	2.2	0.0	3836.3	47	7.0	82	0	0
1193	酱油(特母)	100	55	70.8	6.7	0.0	0.0	7.1	0	0.0	0.1	0.0	0.0	4580.0	33	3.9	82	0	0
1194	酱油(味精)	100	51	71.6	6.9	0.1	0.0	5.7	0	0.0	0.1	3.8	0.0	5843.2	589	3.8	82	0	0
1195	酱油(一级)	100	66	64.8	8.3	0.6	0.0	6.9	0	0.0	0.3	1.7	0.0	4861.1	27	7.0	82	0	0
1196	酱油(油膏)	100	99	54.7	13.0	0.7	0.0	10.2	0	0.1	0.2	2.3	0.0	7700.0	46	8.6	82	0	0
1197	芥末	100	476	7.2	23.6	29.9	7.2	28.1	32	0.2	0.4	4.8	9.8	7.8	656	17.2	82	0	0
1198	韭菜花(腌)	100	15	79.0	1.3	0.3	1.0	1.8	28	0.0	0.1	0.7	0.3	5184.0	76	5.3	82	0	0
1199	辣酱(豆瓣辣酱)	100	59	64.5	3.6	2.4	7.2	5.7	417	0.0	0.2	1.5	13.6	1268.7	207	5.3	82	0	0
1200	辣酱(麻)	100	135	52.3	5.8	5.1	5.0	16.4	37	0.0	0.2	2.0	1.0	3222.5	186	13.0	82	0	0
1201	辣酱(牛肉辣酱)	100	127	59.0	9.7	6.1	1.1	8.3	99	0.0	0.3	3.1	2.9	3037.5	65	8.5	82	0	0
1202	辣酱(郫县辣酱)	100	89	51.4	4.0	1.0	8.9	15.9	173	0.0	0.2	2.1	8.3	5658.1	106	11.8	82	0	0

续表

序号	名称	可食部分	能量	水分	蛋白质	脂肪	膳食纤维	碳水化合物	维生素A	维生素B₁	维生素B₂	烟酸	维生素E	钠	钙	铁	类别	维生素C	胆固醇
1203	辣酱(蒜酱)	100	88	59.2	4.8	0.6	3.7	15.9	162	0.0	0.1	0.9	16.3	3236.3	71	11.0	82	0	0
1204	辣酱(香油辣酱)	100	54	71.3	2.1	3.6	6.4	3.4	350	0.0	0.2	1.5	2.6	1491.9	10	12.8	82	0	0
1205	辣椒酱(辣椒糊)	100	31	71.2	0.8	2.8	2.6	0.6	132	0.0	0.1	1.1	2.9	8027.6	117	3.8	82	0	0
1206	甜面酱	100	136	53.9	5.5	0.6	1.4	27.1	5	0.0	0.1	2.0	2.2	2097.2	29	3.6	82	0	0
1207	味精	100	268	0.2	40.1	0.2	0.0	26.5	0	0.1	0.0	0.3	0.0	21053.0	100	1.2	82	0	0
1208	盐	100	0	0.1	0.0	0.0	0.0	0.0	0	0.0	0.0	0.0	0.0	25127.2	22	1.0	82	0	0
1209	芝麻酱	100	618	0.3	19.2	52.7	5.9	16.8	17	0.2	0.2	5.8	35.1	0.0	1170	9.8	82	0	155
1210	蚕蛹	100	230	57.5	21.5	13.0	0.0	6.7	0	0.1	2.2	2.2	9.9	140.2	81	2.6	62	0	101
1211	甲鱼	70	118	75.0	17.8	4.3	0.0	2.1	139	0.1	0.1	3.3	1.9	96.9	70	2.8	62	0	75
1212	老鼠肉	100	131	79.1	17.2	6.9	0.0	0.0	10	0.0	0.1	6.7	2.8	71.8	8	2.4	62	0	80
1213	蛇(水蛇)	22	90	77.7	14.4	1.0	0.0	5.9	32	0.1	0.3	9.1	0.5	85.8	57	1.5	62	0	50
1214	蛇(三索线蛇)	27	81	80.3	20.1	0.1	0.0	0.0	0	0.0	0.1	3.9	0.6	104.4	41	2.2	62	0	80
1215	蛇(饭铲头蛇)	23	97	77.2	17.2	0.4	0.0	4.0	0	0.0	0.1	5.6	0.8	105.2	13	8.0	62	0	57
1216	蛇(过树榕蛇)	31	81	80.6	19.7	0.2	0.0	0.0	0	0.0	0.1	7.2	0.3	90.6	16	0.9	62	0	80
1217	蛇	78	91	78.5	15.7	1.7	0.0	3.3	23	0.1	0.4	3.5	0.9	98.6	49	8.9	62	0	40
1218	田鸡(青蛙)	37	93	79.4	20.5	1.2	0.0	0.0	7	0.3	0.3	9.0	0.6	11.8	127	1.5	62	0	84
1219	田鸡腿(青蛙腿)	35	79	81.7	11.8	1.4	0.0	4.7	0	0.0	0.1	6.6	0.6	215.2	121	1.7	62	0	207
1220	蝎子	100	177	48.4	26.2	4.7	0.0	7.5	0	1.1	1.1	1.7	7.6	115.7	120	30.8	62	0	0
1221	芝麻(白)	100	517	5.3	18.4	39.6	9.8	21.7	0	0.4	0.3	3.8	38.3	32.2	620	14.1	82	0	0
1222	芝麻(黑)	100	531	5.7	19.1	46.1	14.0	10.0	0	0.7	0.3	5.9	50.4	8.3	780	22.7	82	0	160
1223	中国鳖	68	63	84.1	10.3	1.5	0.0	2.1	4	0.1	0.5	1.9	2.3	0.0	38	1.8	63	0	0
1224	碧绿酒(41.0度)	100	239	0.0	0.0	0.0	0.0	0.0	0	0.0	0.0	0.0	0.0	1.3	5	0.0	86	0	0
1225	崇明老白酒	100	0	0.0	1.0	0.0	0.0	0.0	0	0.0	0.0	0.3	0.0	7.6	1	0.3	86	0	0
1226	二锅头(58度)	100	352	0.0	0.0	0.0	0.0	0.0	0	0.0	0.1	0.0	0.0	0.5	1	0.1	86	0	0
1227	甘州大曲(52.3度)	100	312	0.0	0.0	0.0	0.0	0.0	0	0.0	0.0	0.0	0.0	0.0	0	0.0	86	0	0
1228	汉口小麦酒(40.0度)	100	237	0.0	0.0	0.0	0.0	0.0	0	0.0	0.0	0.0	0.0	0.7	0	0.0	86	0	0
1229	汉口白酒(49.6度)	100	295	0.0	0.0	0.0	0.0	0.0	0	0.0	0.0	0.0	0.0	0.1	2	0.0	86	0	0
1230	黄鹤楼酒(39度)	100	227	0.0	0.0	0.0	0.0	0.0	0	0.0	0.0	0.0	0.0	0.0	0	0.0	86	0	0

续表

序号	名称	可食部分	能量	水分	蛋白质	脂肪	膳食纤维	碳水化物	维生素A	维生素B₁	维生素B₂	烟酸	维生素E	钠	钙	铁	类别	维生素C	胆固醇
1231	景泰大曲(53.9度)		323	0.0	0.0	0.0	0.0	0.0	0	0.0	0.0	0.0	0.0	0.0	0	0.0	86	0	0
1232	景泰二曲(53.9度)		303	0.0	0.0	0.0	0.0	0.0	0	0.0	0.0	0.0	0.0	0.0	0	0.0	86	0	0
1233	酒泉泉酒(56.9度)		343	0.0	0.0	0.0	0.0	0.0	0	0.0	0.0	0.0	0.0	0.0	10	0.9	86	0	0
1234	精制小麦酒(40.8度)		238	0.0	0.0	0.0	0.0	0.0	0	0.0	0.0	0.0	0.0	0.8	0	0.0	86	0	0
1235	凉州曲酒(52.8度)		315	0.0	0.0	0.0	0.0	0.0	0	0.0	0.0	0.0	0.0	0.4	2	0.1	86	0	0
1236	宁河大曲(52.5度)		314	0.0	0.0	0.0	0.0	0.0	0	0.0	0.0	0.0	0.0	0.0	0	0.0	86	0	0
1237	宁河二曲(52.6度)		314	0.0	0.0	0.0	0.0	0.0	0	0.0	0.0	0.0	0.0	0.0	0	0.0	86	0	0
1238	曲酒(55度)		330	0.0	0.0	0.0	0.0	0.0	0	0.0	0.0	0.0	0.0	0.0	0	0.0	86	0	0
1239	三粮小麦(55度)		330	0.0	0.0	0.0	0.0	0.0	0	0.0	0.0	0.0	0.0	0.1	4	0.0	86	0	0
1240	丝路春酒(52.8度)		315	0.0	0.0	0.0	0.0	0.0	0	0.0	0.0	0.0	0.0	0.0	0	0.0	86	0	0
1241	低度汉酒(37.2度)		216	0.0	0.0	0.0	0.0	0.0	0	0.0	0.0	0.0	0.0	0.0	0	0.0	86	0	0
1242	特制汉酒(59.9度)		364	0.0	0.0	0.0	0.0	0.0	0	0.0	0.0	0.0	0.0	0.2	0	0.0	86	0	0
1243	特制三粮酒(56.2度)		339	0.0	0.0	0.0	0.0	0.0	0	0.0	0.0	0.0	0.0	0.0	0	0.0	86	0	0
1244	乌林春酒(青稞酒,57.5度)		347	0.0	0.0	0.0	0.0	0.0	0	0.0	0.0	0.0	0.0	0.4	5	0.1	86	0	0
1245	五酿春(44.4度)		260	0.0	0.0	0.0	0.0	0.0	0	0.0	0.0	0.0	0.0	0.1	2	0.0	86	0	0
1246	小麦酒(50度)		297	0.0	0.0	0.0	0.0	0.0	0	0.0	0.0	0.0	0.0	0.3	0	0.0	86	0	0
1247	小麦酒(48度)		284	0.0	0.0	0.0	0.0	0.0	0	0.0	0.0	0.0	0.0	0.6	0	0.0	86	0	0
1248	燕岭春(57度)		344	0.0	0.0	0.0	0.0	0.0	0	0.0	0.0	0.0	0.0	0.0	0	0.0	86	0	0
1249	醉流霞(57度)		344	0.0	0.0	0.0	0.0	0.0	0	0.1	0.0	0.0	0.0	0.8	3	0.1	86	0	0
1250	白葡萄酒(11度)		62	0.0	0.1	0.0	0.0	0.0	0	0.0	0.0	0.0	0.0	2.8	23	0.0	86	0	0
1251	白葡萄酒(14.2度)		80	0.0	0.0	0.0	0.0	0.0	0	0.0	0.0	0.0	0.0	0.0	0	2.0	86	0	0
1252	白葡萄酒(10.4度)		58	0.0	0.0	0.0	0.0	0.0	0	0.0	0.0	0.0	0.0	0.4	13	0.0	86	0	0
1253	红葡萄酒(11.6度)		65	0.0	0.1	0.0	0.0	0.0	0	0.0	0.0	0.0	0.0	0.7	0	0.2	86	0	0
1254	红葡萄酒(12度)		68	0.0	0.1	0.0	0.0	0.0	0	0.0	0.0	0.0	0.0	2.6	12	0.2	86	0	0
1255	玫瑰香葡萄酒(15度)		85	0.0	0.1	0.0	0.0	0.0	0	0.0	0.0	0.0	0.0	1.1	31	0.3	86	0	0
1256	中国红葡萄酒(16度)		91	0.0	0.0	0.0	0.0	0.0	0	0.0	0.0	0.0	0.0	1.8	27	0.3	86	0	0
1257	贡米佳酿(14度)		80	0.0	0.0	0.0	0.0	0.0	0	0.0	0.0	0.0	0.0	0.0	90	0.3	86	0	0
1258	黄酒(5.5度)		31	0.0	0.0	0.0	0.0	0.0	0	0.0	0.0	0.0	0.0	0.0	0	0.0	86	0	0

续表

序号	名称	可食部分	能量	水分	蛋白质	脂肪	膳食纤维	碳水化物	维生素A	维生素B$_1$	维生素B$_2$	烟酸	维生素E	钠	钙	铁	类别	维生素C	胆固醇
1259	黄酒（绍兴15,15度）	85	0.0	0.0	0.0	0.0	0.0	0	0.0	0.0	0.0	0.0	4.2	15	1.3	86	0	0
1260	黄酒（13度）	78	0.0	1.2	0.0	0.0	0.0	0	0.0	0.0	0.0	0.0	8.7	0	1.1	86	0	0
1261	黄酒（状元红）	0	0.0	1.3	0.0	0.0	0.0	0	0.1	0.0	0.0	0.0	1.7	17	0.1	86	0	0
1262	黄酒（加饭）	0	0.0	1.6	0.0	0.0	0.0	0	0.1	0.0	0.0	0.0	1.5	12	0.1	86	0	0
1263	黄酒	0	0.0	1.4	0.0	0.0	0.0	0	0.2	0.1	0.5	0.0	19.0	104	0.5	86	0	0
1264	酒酿原汁（江米酒）	0	0.0	1.6	0.0	0.0	0.0	0	0.0	0.0	0.0	0.0	1.0	16	0.1	86	0	0
1265	糯香酒（6.4度）	36	0.0	0.0	0.0	0.0	0.0	0	0.0	0.0	1.0	0.0	1.3	9	0.0	86	0	0
1266	善酿酒	0	0.0	2.0	0.0	0.0	0.0	0	0.1	0.0	0.0	0.0	0.4	0	0.0	86	0	0
1267	蜜酒（14.9度）	84	0.0	0.0	0.0	0.0	0.0	0	0.0	0.0	0.0	0.0	0.0	0	0.0	86	0	0
1268	双喜沙嗪酒（14.1度）	80	0.0	0.0	0.0	0.0	0.0	0	0.0	0.0	0.0	0.0	1.4	25	0.1	86	0	0
1269	香雪酒	0	0.0	1.5	0.0	0.0	0.0	0	0.0	0.1	0.0	0.0	0.0	0	0.0	86	0	0
1270	中华沙嗪酒（10度）	56	0.0	0.4	0.0	0.0	0.0	0	0.0	0.0	0.0	0.0	0.0	0	0.0	86	0	0
1271	北京啤酒（5.4度）	33	0.0	0.4	0.0	0.0	0.0	0	0.2	0.0	0.0	0.0	2.5	0	0.0	86	0	0
1272	北京特制啤酒（6度）	35	0.0	0.4	0.0	0.0	0.0	0	0.3	0.1	0.0	0.0	2.6	6	0.0	86	0	0
1273	楚天啤酒（2.6度）	15	0.0	0.0	0.0	0.0	0.0	0	0.0	0.0	0.0	0.0	0.0	0	0.0	86	0	0
1274	酒泉啤酒（4.6度）	26	0.0	0.5	0.0	0.0	0.0	0	0.0	0.1	1.0	0.0	0.0	11	0.0	86	0	0
1275	麦饭石啤酒（4.2度）	26	0.0	0.5	0.0	0.0	0.0	0	0.0	0.0	0.0	0.0	44.9	67	0.0	86	0	0
1276	美雪啤酒（5.8度）	34	0.0	0.4	0.0	0.0	0.0	0	0.0	0.0	0.0	0.0	14.2	0	0.0	86	0	0
1277	啤酒（5.5度）	31	0.0	0.0	0.0	0.0	0.0	0	0.0	0.1	1.2	0.0	8.3	4	0.1	86	0	0
1278	秦海啤酒（6度）	36	0.0	0.5	0.0	0.0	0.0	0	0.0	0.0	0.0	0.0	24.9	0	0.0	86	0	0
1279	清爽型啤酒（6度）	35	0.0	0.4	0.0	0.0	0.0	0	0.2	0.0	0.0	0.0	4.3	4	0.0	86	0	0
1280	特制啤酒（5度）	30	0.0	0.4	0.0	0.0	0.0	0	0.2	0.0	0.0	0.0	4.3	4	0.0	86	0	0
1281	VC啤酒（11度）	77	0.0	0.3	0.0	0.0	0.0	0	0.0	0.0	0.0	0.0	1.7	2	0.6	86	0	0
1282	五星啤酒（5.5度）	34	0.0	0.3	0.0	0.0	0.0	0	0.0	0.0	0.0	0.0	25.0	0	0.0	86	0	0
1283	武汉啤酒（3.2度）	18	0.0	0.0	0.0	0.0	0.0	0	0.0	0.1	0.0	0.0	0.9	7	0.0	86	0	0
1284	行吟阁啤酒（3.2度）	18	0.0	0.0	0.0	0.0	0.0	0	0.0	0.1	0.0	0.0	4.2	0	0.0	86	0	0